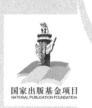

国家出版基金项目
NATIONAL PUBLICATION FOUNDATION

新中国
地方中草药
文献研究
（1949—1979年）

「十三五」国家重点出版物出版规划项目
国家出版基金资助项目

土单验方卷 7（下）

U0242865

张瑞贤 张 卫
刘更生 蒋力生

主编

SPM
南方出版传媒 广东科技出版社
北京科学技术出版社

目 录

浙江金华地区常用中草药单方验方选编

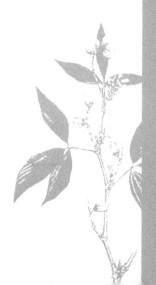

提　要

金华地区政工组卫生办公室、杭州大学生物系编。

1971 年 2 月第 1 版第 1 次印刷。64 开本。定价 0.91 元。共 805 页，其中前言、编写说明、目录共 19 页，正文 746 页，插页 3 页，附录（包含索引）37 页。药物黑白绘图 322 幅。精装本，红色塑料套封。

　　编者和金华地区各县卫生部门一起组成了中草药调查组，对当地中草药进行了实地调查研究，并将收集的中草药单方、验方进行整理，选编成册。在选编过程中，征求了部分"赤脚医生"和医务人员的意见，并邀请各县具有一定实践经验的"赤脚医生"、老药农、中医师和有一定中草药知识的西医师共同讨论。

　　本书正文分两部分。第一部分收集金华地区治疗农村常见病的中草药单方、验方 600 个，涉及疾病 120 多种，有传染病、内科疾病、小儿科疾病、外科疾病、产科及妇科疾病、五官科疾病、伤科、中毒处理、蛇虫咬伤共 9 大类。每种疾病下列有验方若干。其中方剂前标有"试用方"者，为该方治愈病例不多或是向外地取经所得，未经实践，仅供试用。

　　第二部分收载常用中草药 322 种，按植物科属分类。凡种属相近、外形相似、民间应用相同的植物，一般只记述其中一种，其余的作为近似种，附带说明其区别。对于常见的植物如南瓜、萝卜等，本书不予收载。每药下有地方名、形态特征、生长环境及采集期、性味、功能、应用、用量等内容，并附有药物绘图及拉丁学名。地方名均标明其所出县名。其中性味、功能、应用 3 项系金华地区民间经验的记述，同时参考了部分有关资料。

　　书末附有植物形态名词简释、植物名索引、拉丁学名索引。

　　本书药物计量单位采用旧市制，即 1 斤等于 16 两。

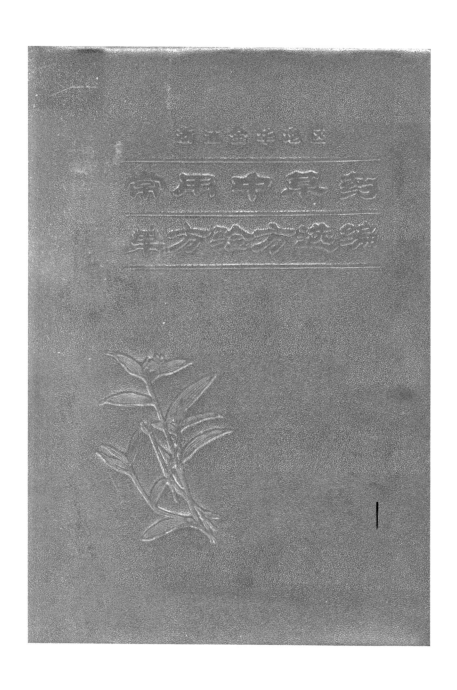

浙江金华地区

常用中草药

单方验方选录

目　　录

第一部分　常见疾病的防治

1

1949

新 中 国
地方中草药
文 献 研 究
(1949—1979年)

1979

2

1949

新 中 国
地 方 中 草 药
文 献 研 究

(1949—1979年)

1979

4

1949
新 中 国
地 方 中 草 药
文 献 研 究
(1949—1979年)
1979

6

1949
新中国
地方中草药
文献研究
(1949—1979年)
1979

8

9

1949

新 中 国
地 方 中 草 药
文 献 研 究
(1949—1979年)

1979

10

11

1949
新 中 国
地 方 中 草 药
文 献 研 究
(1949—1979年)
1979

12

13

1949
新 中 国
地方中草药
文 献 研 究
(1949—1979年)
1979

14

15

1949

新 中 国
地 方 中 草 药
文 献 研 究
(1949—1979年)

1979

第 一 部 分

常 见 疾 病 的 防 治

一、传 染 病

流行性感冒

预防：

1.贯众三钱，煎服，连服数天。

2.夏枯草、冬桑叶、松针各三钱，紫苏二钱，水煎代茶服。

治疗：

1.忍冬、白英、一枝黄花、野菊花、桑叶各三钱，任选二至三种，煎服。

2.仙鹤草一两，煎服。

麻 疹

预防：

胎盘或脐带焙干研末，每次二至三钱，开水调服。

治疗：

1

1949

新 中 国
地 方 中 草 药
文 献 研 究
(1949—1979年)

1979

麻疹不透：

1．稻搓菜二两，煎服。另取适量药汁薰蒸。

2．元宝草或紫背浮萍一至三钱，煎服。

麻疹并发支气管炎、哮喘：

1．鱼腥草二至四两，加盐少许，捣汁一酒杯，分二次服。

2．截叶铁扫帚根一两，煎服。

百 日 咳

1．石胡荽三钱，煎汤冲红糖服。

2．紫背天葵根五分至一钱，捣碎煎服。

3．匍伏堇五钱至一两，冰糖适量，煎服。

白 喉

预防：

1．牛膝根五钱至一两，煎服；也可以加鲜苦蕺一至二钱，鲜凤尾蕨一两，煎服。

2．牛膝一斤，板蓝根* 半斤，玉米叶四

2

两,加水煎成二十五斤;每人每天服半斤, 分三次服,连服三日。

治疗:早期轻症白喉,可酌情选用下方

1.牛膝三两至半斤,煎服;小儿酌减。

2.硃砂根根三钱, 牛膝、一枝黄花各五钱, 煎服。

流行性腮腺炎

预防:

1.马兰根、车前各一至二两,煎服。

2.板蓝根* 四钱,忍冬花(金银花)、夏枯草各三钱,甘草* 二钱,煎服。

治疗:

1.鸭跖草一两,煎服;渣外敷。也可加野菊花一钱,忍冬、犁头草各三钱,煎服。

2.鲜乌蔹莓叶,捣汁外擦。或乌蔹莓、苍耳子各三钱,煎服。

3.苍耳子三钱, 煎服。或加板蓝根* 三钱,生甘草* 一钱,同煎服。

3

1949
新 中 国
地 方 中 草 药
文 献 研 究
(1949—1979年)
1979

4.海金砂一两；或鲜大蓟根一两，煎服。

5.苧麻根，捣烂外敷。

6.明矾* 适量，研末，加蛋清调匀，外涂患处，一日数次。

注：流行性腮腺炎，民间称"猪头风"。

结 核 病

肺结核：

1.鸭跖草半斤至一斤，煮鸡蛋，吃蛋和汤，经常服。

2.白芨三钱，野蚊子草根五钱，煎服。

肺结核咯血：

1.榧木根二两，盐肤木根、仙鹤草各一两，煎服。

2.地榆根一至二两，鸡蛋三只，煮后吃蛋和汤。

3.白芨、仙鹤草各三钱，卷柏、元宝草各四钱，煎服；也可用白芨、白茅根各五钱，煎服。

4

4. 鲜藕节或黄堇，捣汁二两，一次服。

5. 紫茉莉（开白花的）根去外皮五钱，煮精肉吃。

肺结核潮热：

葎草花研末，每服一钱五分，调蜂蜜开水冲服，一日三次。

传染性肝炎

急性黄疸型肝炎：

1. 乌韭、摩来卷柏各一至二两，煎服。或单味煎服；也可酌加阴行草、海金砂、白英、六月雪根、夏枯草各三钱至一两，煎服。

2. 鲜山蚂蟥根四两，水煎加白糖分二次服。

3. 凤尾蕨、酢浆草、天胡荽各一两，煎服；也有用酢浆草、单叶鼠尾草、羊蹄根各五钱，煎服。

4. 过路黄、紫花地黄各一两，煎服。

5. 山栀根一两，茜草根五钱，煎服。

5

1949

新 中 国
地 方 中 草 药
文 献 研 究
(1949—1979年)

1979

6.阴行草、摩来卷柏各一两，尿少者加地茄一两，水煎加冰糖服。

7.马蹄金二两，糯稻根一两，红枣五、六个，煎服。

8.香茶菜根三至四两，山栀根一两，藤胡颓子根二两，鸡蛋二只，煎服。

9.苦爹菜根五钱至一两，猪肝或鸡肝适量，煮服，以红糖为引。

10.鲜黄牛粪一斤，焙干加水二斤，煎成一斤，过滤取汁，加甘草流浸膏50毫升、陈皮糖浆100毫升，每服50至100毫升。

急性肝炎外治疗法：

毛茛根或全草加食盐少许，捣烂敷内关穴或列缺穴，也有敷上臂内侧正中部位；敷三、四小时后局部起泡，用消毒针刺破流出黄水后揩净包扎。

慢性肝炎：

六月雪根二两，虎刺根五钱，精肉二两，煎服。有黄疸者加阴行草一两；尿黄者加灯

6

心草五钱；轻度腹水者加石胡荽一至二两。

无黄疸型肝炎。

摩来卷柏、马兰根、蛇根草、六月雪根各三钱，虎杖根、湖南连翘各五钱，陈皮* 一钱，煎服。胃口不开加焦术* 二钱，神曲* 三钱。

急、慢性肝炎引起的下列症状，可试用以下方剂：

肝区痛：

山栀根、茵陈蒿、灯心草根、白茅根各一至二两，木防己根二钱，煎服。

肝肿：

1.兰香草四两煮夹心肉服，每日一剂。

2.茵陈蒿三钱，阴行草二钱，黄毛耳草、爵床各五钱，过路黄四钱，煎服。肝肿伴腹水者，甘遂* 研末，每服五分，吞服。

痢　疾

1.斑地锦五钱至三两， 铁苋菜五钱至一两，马齿苋一至三两，一包针三两， 元宝草三

7

1949

新 中 国
地 方 中 草 药
文 献 研 究
(1949—1979年)

1979

钱至一两,水蓼根、鲜金樱子根、枫香叶、凤尾蕨各一至二两,菝葜根、白茅根、凤轮菜、中华胡枝子各一两, 任选一至数种, 煎服。忌食油、酒和辣味。

2.翻白草三钱,爵床五钱,白茅根二钱,煎服。

3.臭椿根或枝、苦爹菜根各一两,煎服。

疟 疾

外治法（控制症状）：

1.鲜毛茛二至四株或威灵仙根三钱,小儿减半,用纸包裹,于发病当天早晨放入内衣袋；也可捣烂外贴太渊穴或大椎穴,夏秋季贴四小时,冬春季贴八小时。

2.天胡荽三钱,白糖一钱五分,捣烂于发作前二小时敷于桡动脉搏动点(切脉处), 十二小时后取下,每日敷一次。

3.桃树叶嫩头四个,捣烂,于发作前四小

8

时包敷脐上。

4.鳢肠适量，加盐捣烂，于发作前敷双侧内关穴。

内服法：

1.马棘根白皮二至三钱，发作前四小时煎服；亦可用马棘根白皮，晒干研末，发作前四小时吞服三至五分。

2.鲜马鞭草、石胡荽各一两，发作前五至六小时煎服或日服三次。

流行性脑脊髓膜炎（脑膜炎）

预防：

1.萝卜、大蒜生食。

2.荠菜半斤或紫花地丁（犁头草亦可）三至五钱，煎服。

3.忍冬三钱，煎服。

4.松针一斤，甘草* 二两，加水煎成二十五斤药汁，每人每天服半斤，分三次服完。

9

1949

新 中 国
地 方 中 草 药
文 献 研 究
(1949—1979年)

1979

流行性乙型脑炎（乙脑）

预防：

牛筋草二至四两，煎汤代茶，连服三至五天。

治疗（试用方）：

1.三叶青块根、单叶铁线莲根、括楼根、石藓各五分，龙胆根八分，抱石莲五分至三钱，牛膝（红根较好）三分，煎服。

2.凤尾蕨三钱，白花蛇舌草一至三钱，野蔷薇根、柳叶白前根、白茅根各二钱，棕榈树根、灯心草根各一钱，鱼腥草五钱至一两，荔枝核五个，煎服。抽筋加钩藤五分至一钱；腹胀加炒萝卜子（捣碎）一至二钱；高热不退加三叶青根五分，磨汁冲服。

3.板蓝根*一斤，切碎加水煎成1000毫升，成人每隔二、三小时服20至25毫升，四岁以下儿童每隔二、三小时服10至15毫升，其他年龄儿童按成人量酌减。

10

蛔 虫 病

1.苦楝鲜根白皮一 两，煎 服。小 儿 酌减，五岁以下慎用。

2.芝麻杆二两,水煎服,连服三天，空腹时服。

蛲 虫 病

1.百部、天名精、贯众各二至三钱（五至十岁儿童剂量），煎服。

2.百部捣汁或煎汁于临睡前 擦 肛 门 周围。

3.雷丸* 一两六钱，黑丑*、白丑* 各八钱,大黄* 一两二钱,共研末，成人每服五分,五至八岁儿童每服一分,九至十二岁服一分五厘,早上用冷开水吞服,一星期服一次,连服三次。四岁以下不宜服用。

注：此药遇热失效,必须用冷开水吞服。服药后有轻微短暂腹痛或大便稀薄，若腹泻

1949

新 中 国
地 方 中 草 药
文 献 研 究
(1949—1979年)

1979

次数多者可喝些热开水。

钩 虫 病

榧子*、槟榔*、大血藤根各一两,贯众五钱,煎汁分二次服,服时随吃生大蒜二至三瓣,连服三天。

钩虫性皮炎:

1.鲜石胡荽搓患处。

2.鲜杠板归四两或柿树叶半斤,煎汤熏洗患处。

3.博落回根一两,鳖甲一钱,炒焦,加枯矾*、雄黄*、闹羊花根各三钱,共研末,外敷患处。

钩虫病贫血:

紫金牛一两,猪肝二至四两,煮服。驱虫后,连服五至七剂。

丝虫病乳糜尿

糯稻根二两或荠菜四两(鲜的一斤),

12

煎服，连服一至三个月。

血吸虫病

急性血吸虫病：

生南瓜子去壳研末，每服二至五钱，一天三次，连服七至十四天，儿童减半。

血防"846"治疗反应：

1.安神汤：柏子仁* 二钱，瓜子金、川芎* 各一钱五分，白茅根一两，甘草* 一钱五分，加淘米水煎服。

2.消化汤：野山楂、谷芽、麦芽各二钱，白茅根一两，甘草* 一钱五分，煎服。

3.止咳汤：枇杷叶、桔梗各三钱，紫苏茎、陈皮* 各一钱，甘草* 一钱五分，煎服。

服法：

凡接受治疗的病人均普遍可服安神汤，一天二至三次，每次50毫升。消化道和呼吸道出现阳性体症时，可服消化汤和止咳汤，每日三次，每次50至100毫升。

13

1949

新 中 国
地 方 中 草 药
文 献 研 究
(1949—1979年)

1979

饮水消毒

贯众二两，雄黄＊三钱，明矾＊八钱，置布袋或有孔竹筒中，放入水缸内，七天换一次。

除　害

驱蚊　水蓼、黄花蒿、烟杆或艾，任选一至二种，烟熏。

灭苍蝇　枸骨皮捣烂，水洗至粘稠，加糖少许，诱杀。

灭孑孓或蛆　水蓼、桃叶、毛茛、闹羊花茎叶和花、博落回，任选一种，捣碎投入污水或粪坑中。

灭臭虫　闹羊花茎叶和花或臭牡丹铺在席子下；也可用杠板归茎叶烟熏。

灭头虱　百部一两，切细，加水二斤，煮沸半小时，取汁备用。先用米醋将头发涂湿，使虱卵容易脱落，再用竹篦把头发上的虱卵梳

14

净，然后用药汁擦头发，并用毛巾把头发包
起来，过一夜把头发洗干净。

15

1949

新 中 国
地 方 中 草 药
文 献 研 究
(1949—1979年)

1979

二、内科疾病

感 冒

1.一枝黄花、白英各一两,再任选下列药物一至二种:沙氏鹿茸草八钱,枇杷叶五钱,鼠曲草三钱,萩子梢花二钱,煎服。

2.忍冬五钱,野菊花、桑叶各三钱,煎服。

3.葱白二至三个捣碎,生姜二至三片,开水泡服。高热不退者加飞来鹤根一钱。

4.一枝黄花一两,白英五钱至一两,忍冬、牛蒡子、连翘*、杏仁* 各三钱,薄荷二钱,煎服。

5.鲜枇杷叶一斤,香泡壳半斤,加水煎汁一斤半,早晚各服一次,分七次服完。

6.沙氏鹿茸草、玉米须、夏枯草各三钱,钩藤五钱,水芹菜四两,煎服。

16

7.腐婢叶三钱，车前草五钱，杜衡根五分，煎服。

8.制草乌、细辛各三至五分，茶叶一撮，煎服。

9.细辛、川芎* 各一钱，煎服或研粉吹鼻。

注：6至9四方适用于感冒头痛患者。

支气管炎

1.一枝黄花一两，白英五钱，桑白皮*、款冬花* 各三钱，甘草* 一钱，煎服。咽痛声嘶加木蝴蝶* 一钱，南天竺子一钱，马勃* 一钱。

2.枇杷叶十余张或枇杷花五钱，加冰糖煎服。

3.轮叶沙参根三钱，多花黄精根、鼠曲草各四钱，煎服。

4.望江南子三至四钱，炒焦，捣烂煎服。

5.硃砂根根四两，枇杷叶十两，南天竺

17

1949

新 中 国
地 方 中 草 药
文 献 研 究
(1949—1979年)

1979

叶、白花前胡根各一两五钱,薄荷、甘草*各一两,安息香酸钠(防腐剂)二克,水煎至二斤,每次服30毫升。

6.六棱菊一至三两,煎服。

7.云雾草一钱,盐肤木根三两,煎服。

8.石蕨、石韦各三至四钱,柳叶白前根、兰香草各五钱,白芨一两,南天竺子五分至一钱,枇杷叶或花适量,煎服。

哮　喘

试用方:

1.天胡荽、酢浆草各五钱至一两,节节草二钱,煎服。

2.一枝黄花、野山楂根各一两,白英、桔梗、冬瓜子各五钱,杏仁*、望江南子各三钱,甘草* 一钱,芦苇根四钱,煎服。高热加生石膏* 八分,淡竹叶三钱。

3.金樱子果二两,捣碎去种子,加冰糖一两,煎服;每天服二至三次。

18

4.沙氏鹿茸草一至二两，加冰糖适量煎服。

5.胡颓子叶、枇杷叶各一至二两，煎汤代茶。

6.茶叶子、百合等量烘干研末，每次服一食匙，每日二至三次。

肺脓疡（肺痈）

1.鱼腥草一两，桔梗三钱，甘草* 一钱五分，煎服。

2.鱼腥草一两，牛膝三钱，木芙蓉叶二钱，石豆兰五钱，煎服。

3.羊乳根一至三两，煎服。

4.一枝黄花、忍冬花(金银花)、大青叶、连翘* 各五钱，炒葶苈子* 二钱，桔梗、贝母* 各三钱，芦苇根、冬瓜子各一两，川谷子（米仁）四钱，甘草* 一钱，煎服。

5.杉树白皮二两，截叶铁扫帚根、山合欢根皮各一两，加冰糖或白糖一两，煎服。忌

19

1949
新中国
地方中草药
文献研究
(1949—1979年)
1979

腥、辣等刺激性食物。

急性胃肠炎

1.马齿苋、斑地锦各三钱，叶下珠、仙鹤草各五钱，煎服。

2.酢浆草三至五钱，枫香嫩头五钱至一两，煎服；发热加马兰一两。

3.水杨梅（轻泻用花果，重泻用根）三钱至一两，煎服。

4.抱石莲、黄瓜叶、长萼鸡眼草、王瓜（瓜蒌）各三至五钱，煎服。

5.虎杖根一两，煎服。

6.杠板归适量，捣汁开水冲服。

胃　痛（包括溃疡病）

1.长梗南五味子根、马兜铃根、木防己根各五钱，乌药根一两，共研末，每服五钱，若寒痛者加高良姜* 二钱，热痛者去木防己加犁头草二钱。

20

2.竹叶椒根皮研末，每次服五分至一钱，一天二次。也可用山鸡椒根、楤木根皮各等量研末，每服一钱，一天二至三次。

3.烟子二两，红糖一两，共研末，每服二至三钱，一天三次，服药前先吃一片生姜。

4.鲜台湾莴苣根一两，切碎捣烂，吞服。亦可用楤木根四两至半斤，煎服。

5.泽兰根、香茶菜根各一两，水煎加红糖服。

6.南天竺果一钱，木防己根三钱，白茅根五钱，醉鱼草子或嫩头二至三钱，煎服。

7.臭牡丹、甘草*各一钱，杏香兔耳风三钱，陈皮*、瓦楞子*各五分，共研末，每服五分至一钱，一天三次，空腹服。

注：治疗过程中应注意饮食，忌生、冷、酸、辣、酒等刺激性食物。

溃疡病出血（呕血或大便柏油样）

1.地榆根一至二两，煎服。

21

1949

新 中 国
地 方 中 草 药
文 献 研 究
(1949—1979年)

1979

2.卷柏一两，椪木根二两，乌韭五钱，煎服。

3.头花千金藤根三至五分，研末吞服或切片煎服。

4.陈棕（棕片）一两，烧炭，研末吞服。

腹　　痛

系指一般性腹痛，选用下列处方时，应注意排除急腹症。

1.蓬虆嫩头七、八个，搓成丸，温开水吞服。

2.南瓜藤卷须数条，搓细吞服。

3.马兜铃根二至三分研末，开水吞服，或取一至二钱，煎服。

胆石症胆囊炎

1.茵陈蒿、海金砂、车前各二两，连钱草四两，煎服。

2.连钱草、积雪草各二两，煎服；亦可加

22

玉米须二两,同煎服。

3.鲜山栀根二两;用米酒炒透后煎服。

4.芦苇根、茵陈蒿、黄花蒿各一两,玉米须、姜黄*、郁金*各五钱,煎服。

再生障碍性贫血

丹参根、泽兰、香附子各五钱,短茎紫金牛根一两,茜草根、紫金牛各三钱,煎服。

此方仅治愈二例,供试用。

高 血 压

1.钩藤根、野菊花各三钱,车前、夏枯草各五钱,煎服。

2.青柿捣汁,每日服二钱。

3.多穗石柯叶,开水冲泡,经常代茶服。

4.筋骨草二至三两,捣汁服或煎服。

5.芭蕉根二钱煎服,或加猪蹄四两燉服。

6.棕榈叶一两,槐花三钱,煎汁经常代茶服。

23

1949

新 中 国
地 方 中 草 药
文 献 研 究
(1949—1979年)

1979

肾　炎

急性肾炎：

1．一枝黄花、白茅根、陈葫芦壳、车前各一两，煎服。

2．酢浆草一至二两，红花*、桃仁*、牛膝各三钱，煎服。

3．一枝黄花根、凤尾蕨各一至二两，石菖蒲三至五钱，煎服。腹胀加苦爹菜三钱。

4．一枝黄花、黄毛耳草、车前、益母草各三钱，煎服。

5．马兰根、白茅根各一两，小麦二两，红枣十枚，煎服。

6．鲜香附子三至四两，煎浓汁加白酒服。

7．海金砂、六月雪根、地茄、连钱草、马兰各一两，白茅根五钱，煎服。

慢性肾炎：

1．金樱子根皮四两，猪蹄一只，燉服。

24

2.野山楂根、胡颓子根各一两,丝瓜络五钱,葫芦壳三钱,地枯楼(萝卜种根)四个,煎服;小便不利加石蟾蜍根五钱。

3.水肿退后可用锦鸡儿根三至五钱,红枣五至十枚,煎服,连服一至二个月。

急慢性肾炎外治法:

1.水蓼嫩叶适量,加食盐少许,酒药半个,共捣烂贴脐部稍下方,二十四小时后去药。

2.蓖麻子仁三十至五十粒,石蒜一个,共捣烂贴两脚底心,外加包扎,十二小时换药一次,至尿多肿退为止。

注:肾炎民间称"白浮丹"。有水肿的较顽固,治疗中饮食宜淡。

泌尿道炎症

1.一包针一至二两,煎服。

2.海金砂根、一枝黄花根各一两,或萹蓄、一枝黄花各一两,煎服。

3.瞿麦一两,水煎冲黄酒服。

25

1949
新中国
地方中草药
文献研究
(1949—1979年)
1979

4.胡颓子根五钱至一两,煎汁燉猪脚服。

5.车前、海金砂、三叶木通或木通、灯心草各三钱,煎服;小便热痛,伴有脓血者加马兰一至三两。

6.地茄、车前各一两,海金砂或淡竹叶根五钱,煎服。

7.海金砂三至五钱,马兰根、车前、凤尾蕨各一两,白茅根二两,向日葵杆心(髓质)五钱,煎服。此方可治慢性尿路感染。

尿路结石

1.天青地白一至二两,煎服。

2.灯心草五两,煎服。

3.鲜连钱草八两,水煎代茶服,每天一剂。

偏 头 痛

1.丝瓜根二至三两,白芷* 一分,鸭蛋三只,煎熟后去蛋壳再煎片刻,服蛋与汤。

26

2．向日葵蒲二至四两，煎服。

3．硃砂根根研末，每服五分至一钱，开水泡服。

4．大青根一两，鸭蛋一只，水煎，服蛋与汤。

5．仙鹤草一两，夹心肉适量燉服。

失　　眠

1．花生叶四两或铁马鞭根四两，煎服。

2．截叶铁扫帚根二两，夹心肉 四 两，燉服。

3．合欢花五分至一钱，或合欢皮五钱至一两，煎服。

4．何首乌藤五钱至一两，煎服。

5．生半夏（整个）二两，煎透，服汁。

中　　暑

预防中暑：

1．六月霜一两五钱，加水煎至一斤备用，

27

1949

新 中 国
地 方 中 草 药
文 献 研 究
(1949—1979年)

1979

每服30至50毫升。

2.华荠苧、夏枯草各五钱，黄花蒿三两，任选一种，煎服或泡服。

3.石胡荽一两，开水泡服。

4.鲜丝瓜叶二两，捣烂，取汁服。

5.忍冬花、薄荷适量，煮开水代茶饮。

中暑腹痛：

1.徐长卿根一至三分，嚼服。

2.东凤菜根五分，切细，开水吞服。（量过大常发生呕吐）

3.南瓜藤嫩头五至七个，绞汁服。

4.牡荆、樟树、黄花蒿、菝葜，任选一种嫩头五至七个，搓细吞服。

5.明矾* 二分，吞服。

癫　痫

1.生毛芋（去毛）切片，晒干研末，一日三次，每次一食匙，饭前服，半个月为一疗程。

2.黄牛的羊膜（刚生下的，包在初生小

28

牛外面的胞衣）和小牛蹄下的脚垫，焙干研末，每日一次，每次一食匙，加冰糖适量，睡前用温热黄酒冲药末服。

3.卷柏四两，置鸡腹内煮熟，去药渣吃鸡和汤。

注：癫痫民间称"羊癫疯"。

面神经麻痹（口眼歪斜）

1.一枝黄花二两，煎服。

2.红枣（去核）五只，蓖麻子仁一粒，加食盐少许捣烂，用布包裹塞鼻，右斜塞左鼻，左斜塞右鼻。

3.青娘*、红娘*、斑蝥*各一对，葱头六至七个，共捣烂，贴患侧（右斜贴左，左斜贴右）太阳穴。口、眼歪斜纠正后立即除去。（上药剧毒，不可入口）

坐骨神经痛

1.截叶铁扫帚根一至二两，煎服。

29

1949

新 中 国
地方中草药
文 献 研 究
(1949—1979年)

1979

2.高粱泡叶二两,捣汁服或煎服。

精 神 病

醉鱼草叶三钱,薄荷、甘草* 各二钱,生石膏* 一钱,煎服。忌吃酒、牛肉和狗肉。（仅试用于轻症）

盗 汗

1.桑叶五钱或糯稻根三两,煎服。

2.野燕麦子五钱,红枣五只,煎服。

3.毛芋梗二寸,切片开水泡服;或取毛芋花一至二朵,蒸服。

4.浮小麦* 、六月雪、黑大豆 各 二 两 煮熟,服豆和汤。

5.取鸡蛋数只,与狗肉同煮熟,服蛋。

阳 萎

箭叶淫羊藿一两,短茎紫金牛根、虎刺根各五钱,煎服。

30

遗　精

1.金樱子根二两，石榴树根白皮一两，煎服。

2.杉木脂（干）、肉桂* 各等量研粉混合，每日二次，每服三分，开水送服。

3.珍珠菜根五钱至一两，切细，加糯米适量煮粥服。

4.五味子* 炒焦研末，每次二钱，加白糖调服，一日二次。

劳伤脱力

1.元宝草一至二两，水煎 去 渣，加 入 鸡蛋、红糖煮食。

2.一包针、并头草、仙鹤草，任选一种，一至二两，煎服，也可加红枣同煎。

3.六月雪根、野山楂根、胡颓子根 各 一两，铁马鞭根五钱，煎服。

31

1949

新 中 国
地 方 中 草 药
文 献 研 究
(1949—1979年)

1979

蚕 豆 黄

蚕豆黄是由于吃了青蚕豆而引起的过敏性溶血性黄疸,除黄疸外,还有畏寒、发热、贫血、酱色尿等症状。

牡荆(春用嫩头,秋冬用根)、海金砂各一两,煎服。

癌 肿

本地区民间试治于癌肿的草药有:猕猴桃根、白英、白花蛇舌草、沙氏鹿茸草、飞来鹤根、龙葵、黄独块根、野苎麻根、半边莲、并头草、爵床、水杨梅根、蛇葡萄根、刺葡萄根、凤尾蕨、白茅根等,剂量一般一至三两,可单用或几种配合应用,对改善症状有一定作用,有待进一步探讨。

32

三、小儿科疾病

消化不良

1.大青鲜根五钱,茅莓鲜根一两,煎服。

2.大青根、六月雪根各一至二两,煎服。此方也可用于成人消化不良症。

腹 泻

1.枫香嫩叶三至五钱,煎服,每日二次。

2.桐子叶二张,车前五钱至一两,煎服。

高热惊厥

1.鲜鸭跖草二至三两,捣汁服;或鸭跖草、仙鹤草各一两煎服。

2.阴地蕨三至十株煎服。

3.三叶青根一粒研末,阴地蕨二株煎汁,吞服。

33

1949

新 中 国
地 方 中 草 药
文 献 研 究
(1949—1979年)

1979

4.毛茛、野蚊子草根、一枝黄花、大蓟、芫花叶白前各二钱，野菰三钱，煎服。

5.三叶翻白草根，半粒至一粒，煎服。

6.钩藤根五钱至一两，煎服。

7.龙胆根、半边莲、水芹菜各一钱，煎服。

8.石豆兰或麦斛五钱，煎服。

夏季热（暑热症）

1.斑叶兰三至五株，煎服。

2.叶下珠一两，猪肝二两，煎后吃汤与猪肝。

3.天胡荽一至二两，煎服或捣汁服。

肺　　炎

试用方：

1.鲜四叶葎根二两，捣汁服；若同时用阴地蕨一至二株，天名精五钱煎服，疗效更佳。

2.马蹄金、瓜子金各二钱，乌药根、沿阶草块根各一钱，煎服。

34

3.醉鱼草花或嫩叶三至五分，煎服。

疳 积

1.截叶铁扫帚根一两,煎服。

2.木芙蓉叶二至三钱研末，猪肝一至二两,切开纳入药末和少量食盐,用鲜南瓜叶包裹煨熟吃。

3.六月雪根二两,腐婢叶或根五钱,马兰、白茅根各一两,煎服。

4.鳢肠、马兰、合萌、野山楂根或果、麦芽等量,加白玉簪花少许共研末;猪肝一至二两,切开纳入药末三钱,用竹箬包裹煨熟吃。

5.爵床一至二两,煮鸡肝或青蛙肝吃。

遗 尿

五倍子* 适量,焙干研末,用开水调敷脐部。

1949

新 中 国
地 方 中 草 药
文 献 研 究
(1949—1979年)

1979

鹅 口 疮

1.杏香兔耳风一至五钱,蜈蚣兰五分,仙鹤草根五钱,蛇莓根三钱,天青地白五至六钱,任选一种或数种,煎服。

2.金鸡脚二钱,硝黄*（做纸炮用）一钱,凤凰衣（孵小鸡后的蛋壳内膜）二钱,研末,敷于患处。已溃者,金鸡脚加少量冰片,研末外敷。

口 腔 炎

1.水蜈蚣一至二两,苦爹菜根五钱,蜈蚣兰五分至一钱,鲜肺筋草根五钱至一两,任选一种或数种,煎服。

2.杏香兔耳风、翻白草各一两,严重者加石豆兰二两,煎服。

3.马兰根、夏枯草、一枝黄花、薛荔藤各三钱,煎服;若口腔连片发白,加六月雪根三钱,煎服。

36

4.高粱泡叶一把，捣汁搽洗口疮。

5.沙氏鹿茸草、一枝黄花、并头草各三钱，煎服。

6.截叶铁扫帚五分，薄荷二分。发热者加仙鹤草、连钱草各三钱。胃口不好加鸭跖草五钱，煎服（扁桃腺炎亦有效）。

7.楤木根白皮二钱，桑白皮*一钱，煎后加蜂蜜调服（扁桃体炎亦有效）。

溃疡性口腔炎

1.斑叶兰二株，斑叶蔓龙胆一株，煎服。

2.爵床二钱，积雪草一钱，珍珠菜三钱。腹泻加兰香草二钱，煎服；亦可单用珍珠菜一两，煎服或捣汁洗口腔。

走马牙疳

1.猪肝半斤，红枣数个，冰片*四钱，人中白*一两；先将枣去核，装入冰片二钱，再将枣扣人中白塞入猪肝中，外包湿泥，置炭火中煨

37

1949

新 中 国
地 方 中 草 药
文 献 研 究
(1949—1979年)

1979

至小裂缝无烟冒出为度（如有大裂缝，应随时用湿泥修补）。然后去泥再加冰片二钱，研末备用，每四小时外敷一次。

2.毛叶冬青叶烧炭存性，麻油或青油调敷。

流 口 水

试用方：

忍冬花、光叶菝葜根各二钱，腐婢叶一钱，煎服。

38

四、外科疾病

疖 和 痈

外治法：

1.筋骨草、野菊花、千里光、犁头草或地鳖虫，任选一种，加糖适量，捣烂外敷。

2.木芙蓉、野菊花、忍冬花或叶，等量研末，以凡士林适量制成10％软膏，外敷。

3.苍耳杆内的虫（浸麻油中备用），外敷。

4.蛇莓根或叶，加白糖或食盐少许，捣烂外敷；如果脓多，可加浓茶适量共捣烂外敷。

5.桃树嫩叶（冬天用枝嫩头），捣烂成饼，烘热外敷（适用于"对口"疮）。

6.黄独块根，研末调青油外敷。

7.石豆兰捣烂，调米醋外敷。

内服法：

1949

新 中 国
地 方 中 草 药
文 献 研 究
(1949—1979年)

1979

1.鸭跖草二至四两,一包针一至二两,煎服;亦可单味使用。

2.一枝黄花一两,野菊花、忍冬各五钱,煎服。

以上两方适用于热疖。

3.野菊花、紫花地丁各一两;或千里光一至二两,煎服。

4.水杨梅根或鲜黄檀根白皮一至二两,煎服。

5.灯心草根一两,煎服。

6.臭牡丹根一两,煎汤冲黄酒服。

7.连钱草一两,加醋或白糖捣汁服;其渣于睡前外敷。

8.黄蜡一两,白矾五钱,泡开水喝汤。（6至8方适用于面部疖子）

9.蓬蘽根四两,煎服;同时用鲜蓬蘽叶、含羞草叶、黄檀叶等量,捣烂外敷。

10.蛇壳三钱,切碎,加鸡蛋三至四个,用油烤熟吃。

40

11.七叶一枝花五分至一钱，吞服，每日三次。（适用于多发性疖肿）

化脓性指头炎

1.蛇含、半边莲、乌蔹莓叶、七叶一枝花、浙玄参根，任选一至二种，捣烂外敷。

2.猪胆连汁套患指。

3.清水螺蛳数只，加鸡蛋清捣烂拌匀，纳入鸡蛋壳，然后将患指插入，固定浸泡一夜。

痊（或瘑）

据民间介绍，"痊"常发于指、趾关节处，患处痒、肿、痛，以至组织坏死，骨节脱落，故民间又称"锯节痊"。

1.紫萁根（去粗皮），适量，加水捣烂，调成胶糊状，外敷。

2.蛇葡萄根，加酒酿，捣烂外敷。

3.清风藤根切片，加鸡蛋一只，水煎薰洗患处。

41

1949

新 中 国
地 方 中 草 药
文 献 研 究
(1949—1979年)

1979

4.木荷根白皮，捣烂冲开水，薰洗患处。

脓　肿

外治法：

1.鲜豨莶叶、鲜乌蔹莓叶、蓖麻子等量，加白花曼陀罗子、樟脑粉少许，捣烂外敷。

2.榔榆根皮适量，射干三钱，捣烂外敷。

3.一枝黄花根或糯稻根适量，捣烂外敷。

4.一枝黄花根三两，鸡蛋一只，水煎，取一半内服，另一半趁热薰洗患处；同时以鸡蛋趁热滚动患处。（3、4方适用于足底脓肿）

内服法：

1.崖花子根五钱，酒炒煎服。

2.水杨梅根一至四两，牛膝根一两，加酒煎服或煎后冲酒服。

3.马棘根、云实根各一两，煎服（不可用

42

铜器煎）；如脓头不出，加服黄蜡一两。孕妇忌用。

4.鲜忍冬、鲜野菊花各一两，紫花地丁三钱，白茅根二钱，煎服；同时用鳖甲粉炒黄，调烧酒作外敷。（3、4方适用于腰部脓肿）

5.鲜八角枫侧根一至三分，煎服。（适用足底脓肿）

蜂窝组织炎

1.野山药根磨成糊状（干的可加醋或水调）涂患处，一日数次。

2.崖花子根三两，酒炒透，鲜碟砂根根一两，刺茎楤木根四钱，煎后加酒冲服。

3.细叶艾，烟薰至局部黄水渗出，再以并头草、犁头草等量捣烂外敷。

无名肿毒

1.野菊花、忍冬、紫花地丁、蒲公英、紫背

43

1949

新 中 国
地方中草药
文 献 研 究
(1949—1979年)

1979

天葵各五钱,煎服。

2.木芙蓉根、万年青根、醉鱼草叶,加盐、酒,捣烂外敷。

3.石苇一两,煎汤冲酒服。此方适用于突然发病,局部发热发胀,漫肿无头,麻木痛的无名肿毒。

下肢慢性溃疡

1.梧桐树根白皮,捣烂外敷。

2.鲜白芨根,或加桂圆肉等量,捣烂外敷。

3.白蔹根研末,冰片*少许,混和撒创口。

4.扛香藤叶,忍冬叶,研末外敷或煎洗;若溃疡较深,可用腹水草研末外敷。

5.蓬蘽叶研末或水龙骨根、乳香*、没药*等量研末,撒创口。

6.夏枯草一撮,白糖少许,捣烂外敷(亦可用于指头溃疡)。

44

急性淋巴管炎

1.兰香草、薜荔藤各一两，水煎加白酒冲服；溃疡者用鳖甲烧炭研末，调青油外搽。

2.珍珠菜二两，煎服。

3.全蝎*五至八分，分二次用黄酒吞服。

注：急性淋巴管炎，民间也称"流火"。

急性淋巴结炎

1.鲜茜草根五钱至一两，煎服。孕妇忌用。

2.匍蟠根一两，水煎加白糖，冲黄酒服，服后卧床休息。

3.山胡椒根、白茅根、紫花地黄根各一两至一两五钱，煎服；或单用箭叶淫羊藿适量，煎服。

45

1949

新 中 国
地方中草药
文 献 研 究
(1949—1979年)

1979

4.单叶鼠尾草、夏枯草、犁头草、蛇含各用鲜草适量，捣烂外敷。（1至4方适用于腹股沟淋巴结炎）

5.三白草半斤，水煎，分二次服，渣外敷。亦可用鲜草捣烂外敷。

6.乌蔹莓根皮，鸭蛋一个，捣烂调匀外敷。

7.合萌、牛尾菜各三钱煎服，另取鲜草捣烂外敷；或取干草研末，调烧酒外敷。（5至7方适用于腋下淋巴结炎）

骨 髓 炎

1.大叶马兜铃（黄色老茎为好）五钱至一两，煎服。

2.滴水珠二粒吞服，同时用七叶一枝花、山荷叶根、醋磨外搽。

3.牯岭勾儿茶根三两，崖花子根一两酒炒，刺茎楤木根五钱，水龙骨根、五加各三钱，大叶马兜铃（黄色老茎为好）一钱，煎

46

服。患在上肢加桑寄生* 或桑枝三钱；患在下肢加牛膝三钱。若脓毒腐肉已尽而不收口者，可用三叶青块根研末撒创口。创口愈后再用：仙鹤草、鼠麴草、海金砂、水龙骨根、茜草根各三钱，煎服，以助通经活络。

4.药线疗法：

方剂组成：蝼蛄50%，苍耳根20%，紫箕根20%，黄升丹* 5%，冰片* 5%。

制法：先将苍耳根、紫箕根烘干研末，然后与蝼蛄共捣烂，再加黄升丹*、冰片*调和，制成药线。

用法：将药线插入漏管，每日换一次，直至痊愈。

5.中草药联合分段疗法：

第一阶段：紫花地丁或犁头草、半边莲、椰榆根皮共捣烂外敷，并保持药物湿润和创口通畅，待一周后加下方内服。

第二阶段：蕲蛇末三分至一钱五分，全蝎* 一至八分，蜈蚣* 二分至一钱，黄柏*

47

1949
新中国
地方中草药
文献研究
(1949—1979年)
1979

一至四钱，石楠叶二至三钱；下肢加牛膝一至三钱，上肢加续断*一至三钱，煎服，每日一剂。

第三阶段(创口愈合阶段)：停服上药，改用当归*、黄芪*、生地*、党参*各三至五钱煎服。若创口久不愈合，可酌加壁虎(现捕的)焙干研末外撒创口，并用络石嫩叶捣烂外敷创口周围。

淋巴结核（瘰疬）

内服法：

1.光叶菝葜根二两或鲜羊乳根一两五钱，煎服。

2.猕猴桃根二两，马棘根、芒根各五钱，蓬藟根三钱，煮夹心肉吃，隔日一剂。

3.单叶鼠尾草二两，煎汁，加夹心肉适量，老酒一两燉服，隔日一剂，连服一个月。

4.天名精一两，夹心肉四两，煮后去渣，服汤和肉。

48

外治法：

1.光叶菝葜根烘干研末，调凡士林制成20％软膏，外敷。

2.轻粉*、樟脑各一钱，阔叶十大功劳根五分，猪胆一只，黄蜡、青油各一酒杯，制成膏药外敷。本方适用于已溃烂者。

3.半夏、异叶天南星、七叶一枝花、山荷叶、黄独、羊乳（以上都取根）和广丹*各等量，研末备用，灸火排脓后外敷。

天 疱 疮

1.蚕豆壳烧炭存性，加枯矾*少许，混合研末，用菜油调涂。

2.酢浆草烧炭存性，青油调涂。

3.鲜苦蘵、鲜丝瓜叶，捣汁调痱子粉外敷，一日数次。

带状疱疹

1.白英、杠板归、黄毛耳草，任选一种

1949

新 中 国
地 方 中 草 药
文 献 研 究
(1949—1979年)

1979

鲜叶，捣烂外敷。

2.石松烧炭研末，加冰片* 少许，青油或麻油调成糊状外搽，一日数次。

3.蛇壳烧炭，调青油外搽。

烧伤、烫伤

1.地榆炭、生大黄* 等量研末，调麻油外搽。

2.虎杖根切碎煎浓汁，冷却后外搽；或晒干研末，调青油或浓茶外搽。

3.乌药树皮或根皮捣烂，放入冷开水中搅拌，待成胶状去渣取汁外搽；或用叶晒干研末，调青油外搽。

4.鲜冬青根白皮加少量冷开水或茶捣烂，过滤，待成胶状后外搽。搽前，伤面应先涂麻油。

5.大蓟根焙干研末，或苞蔷薇根烧炭研末，调青油或麻油外搽。

6.白颈蚯蚓数条洗净，加白糖适量，待溶

50

化成糊状后外搽。

7.桐子仁、石灰各半，烘干研末，用鸡蛋一只，茶油适量调成糊状外搽。

8.牛膝根（红根的较好）一两，生大黄*三钱研末，再加黄蜡（溶化）一两、青油一斤调匀外搽。

9.油粉混合疗法：

材料：①南瓜瓤、桐子花各一斤，青油一斤半，甲鱼蛋5至6只。②檵木花或叶十份，生肌拔毒散*（中药成药）一份。

油粉配制法：①药油制备：将南瓜瓤和桐子花泡浸在青油内（瓤与花可同时浸入，也可先后浸入），每隔五至十天用木棒搅动一次，使瓤与花完全溶化，待半月至二个月后方可应用。甲鱼蛋浸泡在青油中。用时，取甲鱼蛋去壳打匀，加入含有瓤与花的青油内即可。制成品也可叫做药油。②药粉制备：将檵木花或叶洗净，晒干研末，过筛后按比例拌以生肌拔毒散*，即成药粉。

1949
新 中 国
地 方 中 草 药
文 献 研 究
(1949—1979年)
1979

使用方法：用药油外搽创面，以保持创面经常湿润为度，一般每日约搽七次。如创面感染，则药油照常应用外，再加用拌有生肌拔毒散*的椪木花药粉，一天一次，并从次日起必须逐日清除脓痂（不易剥离的可不清除），药油药粉合用至痊愈。

癣

1.黄栌根皮加白糖或鲜酸模根加食盐，捣烂外敷。

2.陈葫芦壳烧炭研末，加鲜刺柏果实共捣烂，外敷。

3.硫磺*、红辣椒蒂研末，加青油或凡士林，调成软膏，外搽。

4.羊蹄根、槲蕨根切碎，用95％酒精泡浸二天，制成10％酊剂，外搽。

5.雄黄* 一钱，枯矾* 二钱研末，外搽患处至发热。（冷开水调搽，亦可用于各种皮炎）

52

6.白芷* 、蛇床子各三分,长梗南五味子根皮二钱,虎杖根、斑蝥* 、生南星* 各五分,蜈蚣* 半条;混和浸白酒二天,过滤去渣,取汁外搽患处(搽后要起泡,可用消毒针挑破搽紫药水以防感染)。

7.硫磺* 二至三两,川椒* 、樟脑、白胡椒* 或黑胡椒* 各一钱,研末,加青油或凡士林调成软膏,外搽。

白 斑 病

试用方:

沙苑蒺藜* 二两,炒焦研末,猪肝一斤,煮熟蘸药末吃,当天吃完。连服三剂。

注:白斑病,民间称"白癜疯"。

湿 疹

1.嫩梅树叶四两,牯岭勾儿茶根、长叶冻绿根各一两,煎洗。

2.吴茱萸* 末一钱, 凡士林九钱, 制成

53

1949

新　中　国
地 方 中 草 药
文 献 研 究
(1949—1979年)

1979

10%软膏,外搽。

3.先用防风* 五钱,雄黄* 一钱,水煎薰洗患处;继用生大黄* 、生黄柏* 、生苍术* 、寒水石* 各五钱,冰片* 二钱,研末外搽。

4.蒴藋、杠板归、松针各适量或茶子饼半斤,水煎薰洗。

5.一枝黄花、威灵仙、湖南连翘、忍冬各五钱,白英、海金砂、天名精各三钱,煎服。

阴囊湿疹

1.鲜紫花地黄,水煎熏洗。

2.枫香果五至十只, 烘干研末撒患处或煎汤洗。

3.枫香树脂适量,菜油一食匙,文火熬后外搽。

漆过敏（漆疮）

1.韭菜根与酒酿捣烂外搽; 或天胡荽捣烂绞汁外搽。

54

2.雪见草或黄毛耳草煎洗。

3.松树叶、杉树皮(去表皮)各二两,煎服或外洗。

4.一点红一两,煎服,渣外敷。

荨 麻 疹

1.鲜臭牡丹根四至八两煎汤, 加鸡蛋三只煮吃,连服数剂。

2.蒟蒻捣汁外搽或煎洗。

3.积雪草一两,切碎煮鸡蛋吃。

过敏性皮炎

紫花地黄、蛇床子等量煎洗。

稻田皮炎

1.密陀僧* 调麻油外搽。

2.石菖蒲根或菖蒲根、半边莲、杠板归,选一至二种,煎洗。

3.鲜鱼腥草搓揉外搽。

1949

新中国
地方中草药
文献研究
(1949—1979年)

1979

4.博落回根一分,酒精或烧酒九分,浸泡后外搽。

狐　臭

1.密陀僧*、寒水石* 等量,研末外搽腋下除臭,每周一次。

2.马兜铃煎薰腋下或捣烂外敷。

皮肤皲裂

1.枸骨根白皮捣烂外敷。

2.桐子仁煨炭研末,加白糖少许,调熟猪油外搽。

冻　疮

1.红辣椒数只切碎, 用开水泡洗患处。溃破者忌用。

2.香泡皮煎汤,反复泡洗患处。

3.熟狗油或煤油搽患处。

4.红花*、当归尾* 各四钱,樟脑一至三

56

分，75％酒精一至二斤，混合浸泡 一 周 后 备
用，外搽。

疣

1.鲜桐子切开皮， 取汁外搽。搽时应先
将疣基部用针挑破。

2.白芝麻花擦患处。

3.薜荔果(木莲蒲)切开，取汁外搽。

4.苦参子去壳捣烂，将疣挑破外敷。

注：疣，民间称"老鼠奶奶"。

鸡 眼

1.补骨脂* 20克，用95％酒精180毫升泡
浸一周后备用。用时先将患处用温水浸泡片
刻， 并剪去硬皮， 然后用棉花球蘸药液敷患
处。

2.鲜荸荠(野生的更好)切一片， 睡前贴
患处。

3.鲜石胡荽适量 （果多者为佳）捣烂外

1949

新 中 国
地 方 中 草 药
文 献 研 究
(1949—1979年)

1979

敷，三天换一次。用时先将患处温水浸泡片刻，剪去硬皮。

痔　疮

1.槐花米五钱，纱布包裹塞入猪直肠，煮熟后吃肠和汤。

2.三白草根、石菖蒲根或菖蒲根、水杨梅根等量，水煎熏洗。

3.鱼腥草或博落回根，水煎熏洗。

4.桐油熬热调入适量松香末，使成胶状，外搽。

5.乌柏树上的青苔烧炭，加冰片* 适量，研末外搽。

脱　肛

1.茜草根二钱，石榴皮半只至一只，苎麻根五至六寸，煎汤(忌用铁器煎)冲黄酒服。

2.茜草根、紫金牛各三钱，黄毛耳草、卷柏各二钱，煎服。

58

3．枳壳＊三钱，金樱子果二十至二十五个，槐树根一至二两，任选一种，煎服。

4．鱼腥草，水煎熏洗。

5．黄芪＊一两，防风＊三钱，煎服。（此方适用于体虚脱肛）

疝　气

1．牡蒿根一两，淘米水煎，冲甜酒或黄酒服，三剂为一疗程。

2．荭草根一至二两，煎服。

3．南天竺根、苦蘵根各二钱，马兜铃、万年青根各一钱，煎服。

4．先吃荔枝肉数颗，再用鲜酢浆草根一两，小茴香五钱，煎服。

5．阔叶十大功劳根、白茅根各五钱，胡颓子根、忍冬根各一两，白栎蒲（虫瘿）二只，荔枝数个，煎服。

注：疝气，民间称"小肠气"。上述4至5方适用于儿童疝气。

1949

新 中 国
地 方 中 草 药
文 献 研 究
(1949—1979年)

1979

急性阑尾炎

1.大血藤根、苞蔷薇根、金樱子根各三两或加犁头草二两，水煎服。便秘加枳壳* 二钱,大黄* 一钱五分,共煎服。

2.鲜筋骨草一两，水煎服，每日一至二次;同时用鲜草捣烂外敷阑尾部位。

败　血　症

1.紫花地丁、野菊花、生石膏* 、牛筋草、台湾莴苣各一两，一枝黄花二两，半边莲、忍冬花、连翘* 各五钱,川连* 一钱, 黄芩* 三钱,煎服。

2.生地*、瓜子金、蒲公英、连翘*各一两,忍冬花五钱,浙玄参四钱,赤芍* 、黄芩* 、黄柏* 各三钱,丹皮* 、川连* 、甘草* 各二钱,煎服。

3.板蓝根* 、瓜子金、一枝黄花、野菊花、忍冬花、白花蛇舌草各一两,浙玄参、匍伏堇、蒲公英、硃砂根根、金鸡脚各三钱,煎服。

60

五、产科及妇科病

流　产

习惯性流产：

1.紫金牛四两，水煎，鸡汤冲服。

2.苎麻或野苎麻、大蓟、小蓟各用鲜根一两，煎服。

先兆流产：

1.紫金牛一两，丹参五钱，煎服。

2.蚕丝五分，烧炭存性，吞服。服后可能有呕吐反应，不需要处理。

3.苎麻根一两，鸡蛋一个，煎后服蛋和汤；亦可加萱草根三钱共煎。

4.陈玉米须一至二两，煎服。

滞　产

1.高粱根五钱，烧炭存性，加醋适量，开

61

1949

新 中 国
地 方 中 草 药
文 献 研 究
(1949—1979年)

1979

水冲服。

2.鹿蹄草一两,煎服。

妇女产后病

预防产后风痛,子宫收缩痛:

1.丹参三钱,益母草五钱,煎服。

2.马兰根一两或兰香草一至三两,煎汤,用红糖冲服。

3.琴叶榕根、野荞麦根、益母草、高粱泡根各五钱,煎服。

4.板栗树皮二两,烧炭存性研末,加红糖冲酒服。

产后受风,发微热,面黄浮肿,心悸无力:

箭叶淫羊藿、鹿蹄草、醉鱼草叶、玉桂子* 各三钱,棉花子(炒熟)一两,天名精、薄荷各二钱,水煎加红糖服。

产后感染:

硃砂根五钱,羊乳根五钱至一两,煎服。

产后恶露不净,子宫下垂,发热体虚等症:

62

1.牡荆、算盘子、金樱子根、白茅根、六月雪、高粱泡、醉鱼草各用鲜根五钱至一两，煎服。随症加减：体强者总剂量为七两，体弱者总剂量减半；出血多者高粱泡增至一两五钱；发热者六月雪增至一两五钱；体虚者金樱子根增至一两五钱；头昏眼花者醉鱼草增至一两五钱；劳伤重者牡荆增至一两五钱。

2.高粱泡顶梢入水（土）后生出的不定根一两，加红糖煎服。

3.香榧壳五钱，水煎加酒二两冲服。

注：2至3方用于产后恶露不净，少量出血者。

产后虚弱症：

华紫珠根、川谷根各一两，水煎冲红糖服。

乳汁不足

1.羊乳根、三白草根各一两，枫香果十只，任选一、二种加猪蹄煎服。

2.蒲公英、莲须、紫金牛、丹参各一两，白

1949

新 中 国
地 方 中 草 药
文 献 研 究
(1949—1979年)

1979

茅根、白花前胡各三钱,煎服。

3.秦氏莓根四两,煎汤去渣,再加猪蹄同煮,吃汤和肉。

4.黄芪* 五钱, 白芷* 三钱, 通草* 八分, 当归* 五钱,加猪蹄煎服。

急性乳腺炎

1.蒲公英、珍珠菜或半边莲各一至二两煎服,渣捣烂外敷。

2.一枝黄花一两,鲜大蓟根五钱至一两,煎汤,冲酒服,渣外敷。

3.紫花地丁二两,水煎,冲蜂蜜服, 渣外敷。

4.白英一两,并头草五钱,蒲公英五钱至一两,水煎冲黄酒服。

5.蛇葡萄根皮、天青地白、络石嫩叶, 任选一种,加酒酿捣烂外敷。也可用黄独根、木芙蓉（花或叶）等量捣烂,醋调外敷。

注：急性乳腺炎,民间称"乳痈"。

64

月经不调

1.茜草根一两，煎服。

2.单叶鼠尾草根一两，煮夹心肉，加红糖服。

3.元宝草或小连翘一两，煎服。

4.高粱泡根四钱，野荞麦根三钱，琴叶榕根五钱，木槿（白花）枝四钱，水煎冲红糖、米酒服。

5.女贞子＊ 一斤，当归＊ 半斤，加水十二斤，煎至六斤，每次服五十毫升，一天三次。

痛　经

琴叶榕根、野荞麦根各五钱至一两，高粱泡根、木槿（白花）根各三至五钱，煎服。白带多者加三白草根三至五钱。

白带过多

1.仙鹤草根、葨芝根各二钱，牛尾菜根五

65

1949

新 中 国
地 方 中 草 药
文 献 研 究
(1949—1979年)

1979

钱，沿阶草一钱，煎服。

2．高粱泡根一两，棕榈须根四至五条，煎服。

3．木槿花（白花）一两，精肉二至四两，煎服。

4．并头草一两或白英五钱，水煎冲红糖服。

5．白鸡冠花二钱，棉萆薢* 三钱，臭椿根皮二钱，煎服。也可用白鸡冠花、芡实子* 各三钱，煎汤代茶。

6．轮叶沙参根、夏枯草、酢浆草各一两，煎服。

7．向日葵蒲、白扁豆花、白茅根、地榆根各五钱，忍冬一两，失眠者加何首乌藤二两，煎服。

滴虫性阴道炎

1．明矾、火硝* 、雄黄* 、芒硝* 各三钱，共研末；小枣七个煮烂取肉，并合上药为丸，

66

共分七丸, 晒干备用。每天一丸, 塞入阴道深处。

2.明矾一钱, 蛇床子五钱, 地肤子* 五钱, 苦参六钱, 忍冬花四钱, 水煎熏洗。

子宫脱垂

1.金樱子根二至四两或高粱泡叶三钱, 煎服。

2.蓬蘽根一两, 忍冬根三钱, 煎服。

3.红杆蓖麻根二至四两, 鸡(一斤左右)一只, 加红糖煮服; 同时用蓖麻子仁捣烂敷"百会"穴。

4.南瓜蒂、毛芋花等量, 烘干研末, 每服五钱, 黄酒吞服, 每天二次, 睡前和清晨空腹服, 连服七天, 体虚者加服中药"补中益气汤"。

妇女败血(包括崩漏)

1.高粱泡顶梢入水(土)后生长的不定

67

1949

新中国
地方中草药
文献研究
(1949—1979年)

1979

根一两, 炒焦, 也可加陈棕炭三钱, 煎服。

2. 胡颓子根、刺茎楤木根各二至四两, 大蓟根、黄毛耳草各二两, 苋子梢根六两, 加精肉四两, 煎服。

3. 珍珠菜、仙鹤草各三至五钱, 益母草、荠菜各五钱, 煎服。

4. 牡蒿、侧柏叶各一两, 煎服。

注: 在治疗妇女败血时, 应注意排除生殖系肿瘤。

68

六、五官科疾病

急性结膜炎

1.中华常春藤或一枝黄花一至二两，煎服。

2.鲜蒲公英二两，野菊花（或白菊花）五钱，煎服。

3.茅膏菜根一粒，捣碎，置胶布上贴"太阳"穴，过一至二小时后取下。

4.龙胆根、黄连根各二钱，加菜油、人乳各适量，蒸后取油点眼，一日数次。

角 膜 炎

1.蛇莓三至五株，洗净捣汁，加菜油一食匙，蒸后，取油点眼。一日三至四次，每次一至二滴。

2.鲜牛膝根加人乳或开水，捣汁过滤点

69

1949

新 中 国
地 方 中 草 药
文 献 研 究
(1949—1979年)

1979

眼。

3.三白草根一两，加夹心肉煮服。

4.苦爹菜根五钱至一两，煎服；亦可加六月雪根一两，煎服。

5.匍伏堇一至二两，煎服。

6.威灵仙叶、珍珠菜根、苦爹菜根、匍伏堇、一枝黄花，任选一种鲜品捣烂贴"太阳"穴；亦可取鲜威灵仙根或苦爹菜根适量，捣烂用布包裹塞患眼对侧鼻孔。

注：角膜炎，民间称"眼生星翳"。

夜 盲 症

1.合萌、叶下珠，任选一种，一至二两，与猪肝同煮，吃肝和汤。

2.截叶铁扫帚一两，煎服；另吞鸡胆一个。

麦 粒 肿

1.鲜犁头草一两，煎服。

70

2. 茅膏菜根一粒，捣烂贴患侧"太阳"穴，过二小时后取下。

中 耳 炎

1. 滴水珠磨浆滴入耳内。

2. 鱼腥草鲜叶、醉鱼草鲜叶用箬叶包好，置火中煨热后绞汁滴耳，一日一次。

3. 山荷叶根、七叶一枝花、人中白* 等量，研细末，将药末吹入耳内。

4. 枯矾* 一钱或加黄连适量，研末，加猪胆汁二钱，拌和烘干，一日三次吹耳。也有用龙骨* 、枯矾* 等量，研末吹耳。

耳鸣、听力减退

1. 麦冬半斤，煮肥肉吃。

2. 石菖蒲根一两，猪耳朵一只，煮吃。

鼻 出 血

1. 头发烧炭存性，研末备用，冷开水送

71

1949

新 中 国
地方中草药
文 献 研 究
(1949—1979年)

1979

服，每次二钱。

2.半夏鲜叶搓团塞鼻。

3.白茅根或花一至二两，海金砂一两，棕榈根一两，任选一种煎服。

4.棕榈子半斤，夹心肉二至四两，煮熟吃肉及汤。七天一次，连服三次。

副鼻窦炎

鲜大蓟根三两，煎服。

注：副鼻窦炎，民间称"鼻渊"、"脑漏"。

鱼骨梗喉

1.威灵仙根五钱至一两，加醋、红糖适量，煎服。

2.白凤仙花全草四两，捣汁慢慢吞服。也可用凤仙花子一至二钱煎服。

扁桃腺炎

1.牛膝根、天名精、马鞭草、大蓟根、

72

杏香兔耳风、台湾莴苣根，任选一至二种，取一至二两，加白糖捣烂绞汁，滴喉或内服。也可煎服。

2. 一枝黄花、沙氏鹿茸草各一两，煎服；也可酌加鸭跖草三钱，忍冬五钱，煎服。

3. 紫花地黄根捣汁，加开水，滴喉或含漱。

4. 一枝黄花五钱，湖南连翘根一两，凤尾蕨五钱，水煎冲白糖服。

5. 射干根、威灵仙根各二至三钱，桑树皮五钱，紫背天葵根十至十五粒，任选一种，煎服。

6. 二色虾脊兰根、牛膝根各二钱，捣烂绞汁服。

7. 野蚊子草根二钱，一枝黄花三钱，山栀根、大蓟根各五钱，煎服。

注：扁桃腺炎，民间称"单蛾"、"双蛾"。

1949

新　中　国
地 方 中 草 药
文 献 研 究
(1949—1979年)

1979

牙　痛

龋齿（蛀牙）痛：

1.滴水珠一份，杜衡根二份，共研末，取少许塞患牙。

2.细辛（金钟细辛）根二条，嚼敷患牙。

3.鲜龙葵根适量，水煎，频频含漱。药液不要咽下。

4.细辛一钱，胡椒*四钱，生绿豆六钱，共研末，搽患牙。

5.向日葵蒲焙焦，研末，敷于患牙。

6.白花蔓陀罗叶烘干搓细，装入烟筒代烟吸，每次一张。不能多吸，否则易头昏。

风火牙痛：

1.鲜白茅根一斤，煎汤后去渣，用汤煮夹心肉或猪肝吃。

2.摩来卷柏一两，煎服。

3.枸骨根、灯心草各一至二两，煎服。

74

4.竹叶椒根、硃砂根根各一两，麦冬二钱，煎服。

5.雪见草一两，煎服（此方也可用于牙龈脓肿）。

75

1949
新 中 国
地 方 中 草 药
文 献 研 究
(1949—1979年)
1979

七、伤　科

外伤出血

1.八角枫、桃木、山胡椒、白背叶、樟树、丝瓜、杜鹃、野苎麻、腐婢，任选一种，取鲜叶捣烂或干叶研末外敷。长梗南五味子、红茴香、杨梅、桃木、龙胆、白芨，任选一种，取根或根皮捣烂外敷。华紫珠、鳢肠、腹水草、牛至、乌韭、摩来卷柏、海金砂、马兰、叶状地衣，任选一、二种，取全草捣烂外敷。

2.凤尾蕨捣烂加桐油调成膏，外敷。

3.白芨根、熟石膏适量，研末外敷。

4.生桂圆核、地鳖虫*、嫩松果、野苎麻根、桃木花各等量，焙干研末外敷。也可单用。

5.落霜后的南瓜根，烧炭存性，研末外

76

敷。

外伤取异物

凡受子弹、弹片、铁砂子、铁刺、竹木等刺伤后异物残留组织中，可试用下列方法：

1.螳螂虫三至四只，焙干研末，调麻油外敷，一天数次。

2.蝼蛄数只，捣烂敷伤口周围；也可用灶蟋捣烂，敷伤口背面。

3.凤尾蕨捣烂外敷。

断指再植（试用方）

断指经消毒缝合后，四周再贴胶布四条帮助固定，然后选用下方外敷：

1.冰片*五分，红升丹*、轻粉*、儿茶*各一钱五分，白芷*、白蔹根各二钱五分，煅石膏*、炉甘石*各三钱，地鳖虫*二钱，研末备用。用时以活地鳖虫*捣烂取浆，调药末外敷。

2.白颈蚯蚓、积雪草主根、春兰根、黄

1949

新 中 国
地 方 中 草 药
文 献 研 究
(1949—1979年)

1979

毛耳草各适量，加白糖捣烂外敷。

骨折，脱臼

经整复固定后选用下方：

1.红茴香根皮、蒴藋根皮等量，研末，用黄酒调药末敷伤处，再以鲜杉树皮包扎固定。

2.蛇葡萄根50％，槲蕨根茎15％，杜衡根或杏香兔耳风15％，松树嫩苗或嫩芽20％，加樟脑少许，酒糟或黄酒适量捣烂外敷，用杉树皮包扎固定。

3.鲜蛇葡萄根皮、刺茎楤木根皮、鲜盐肤木根皮、茜草根各适量，栀子十只加糯米饭或面粉、烧酒捣成饼，外敷患处，用杉树皮固定。

跌打损伤

1.嫩松果（冬、春季采）、大叶及己、水晶花或蒙花皮的茎皮，任选一种，研末，

78

每服三至五分，酒或开水吞服。

2.石胡荽二至四两，煎服，或捣烂敷伤处。

3.野苎麻根五钱至一两或万年青根一钱，煎服。

4.积雪草、六月雪根皮等量研末，每服三钱，黄酒吞服。

5.阴地蕨根三至五钱切碎，以酒或开水吞服，每天三次。

6.东风菜块根五分，切碎加白糖，开水吞服。

7.兔儿伞五钱，杜衡根一钱，切碎，加白糖，冲开水吞服。

8.木槿、乌桕、樟树、五加各取嫩头适量，凤尾蕨适量，加食盐少许，捣烂外敷；同时以芝麻杆炒成炭，每服三分，冲黄酒服。

9.蒴藋根二两，长梗南五味子根皮五钱至一两；上肢伤加桂枝* 三钱；腰部伤加杜仲三钱；下肢伤加牛膝三钱，煎服。

79

1949

新 中 国
地 方 中 草 药
文 献 研 究
(1949—1979年)

1979

10.蛇足草二钱,白茅根、甘草*、牛膝根各三钱,煎服。

11.腊梅根、牛膝根、杜仲、红花*、长梗南五味子根各三钱,水煎冲酒服。

12.红茴香根研末,每服三至五分,酒吞服;也可加钩藤根、白茅根各二钱,共煎服。

13.南岭荛花或芫花的茎皮三分吞服,或做蜜丸吞服。也可用南岭荛花或芫花的茎皮、野蚊子草根、刺茎楤木根皮、木防己根各三钱,长梗南五味子根或茜草根各五钱,煎服。

注:南岭荛花和芫花有大毒,应慎用,服上药时常有腹泻反应,可用冷粥解之。

14.八角枫侧根三至五分,煎服。有瘀血者加长梗南五味子根三至五钱;下肢伤加牛膝五钱,煎服。

15.闹羊花侧根一钱,牛膝、大血藤、白茅根各三至四钱,煎服。

16.闹羊花侧根二钱,竹叶椒根、徐长卿

80

根、牛膝根（红的好）、白茅根各五钱，凌霄根二钱，大血藤、虎杖根、一枝黄花各一两，腰部伤加杜仲二钱，煎服。

17.草乌二钱，闹羊花花二分，石胡荽二钱，硃砂根、虎杖根各五钱，威灵仙根三钱，樗叶花椒茎皮二两，长梗南五味子藤八钱，共研末，每服三钱，一日二次，酒吞服。

腰部挫伤、扭伤

1.威灵仙根三钱，野荞麦、丝棉木根各一两，苧麻根五钱，煎服。

2.牛筋草半斤，水煎，加白糖，冲黄酒服。

3.胡颓子根烧炭存性，研末，每服二钱，黄酒或开水吞服。

4.台湾莴苣根一两，煎服。

5.补骨脂*、王不留行*各三钱，广木香*一钱，共研末，一日分三次，酒吞服。

6.月石粉*研极细末，滴两眼内外角。对闪腰、落枕效果均好。

1949

新 中 国
地 方 中 草 药
文 献 研 究
(1949—1979年)

1979

四肢关节扭伤肿痛

1. 酢浆草、石胡荽、连钱草、万年青根或叶、韭菜根、乌桕根各适量，任选一种，加酒捣烂，烘热外敷。

2. 威灵仙叶数片揉搓后，一半内服，一半搽患部。或用威灵仙根捣烂外敷，起泡后即取下。

3. 山栀一把，加面粉或糯米饭少许，捣烂外敷。

4. 丝瓜皮（成熟的）研末，每服五钱至一两，热黄酒冲服。

5. 猕猴桃根五两，草乌二分，红花* 二钱，加糯米饭适量，捣烂外敷。

6. 生川乌*、草乌、异叶天南星、半夏、生黄柏*、生大黄*、生蒲黄*、白芷*、猪牙皂*、猪卷皮* 各三钱，细辛、丁香*、黄芩*、红花*、红茴香根、南岭荛花茎皮各二钱，山栀子、蛇葡萄根皮各五钱，共研细末。取药粉一

82

份，凡士林三份，调成软膏外敷患处。也可用药粉一分，樟脑少许，加75％酒精六分浸泡十二小时后，取药液外搽伤处。皮肤有伤口者忌用。

陈伤风痛

1.花棟木根三钱，白茅根五钱，节节草一钱，水煎冲黄酒服。花棟木有毒，慎用。

2.天目藜芦根研末，每服五至七厘，酒吞服。

3.南岭荛花或芫花茎皮研末，制成蜜丸，每丸三分，每日一丸；并以虎杖根、独活＊、威灵仙根、桂皮＊各三钱，煎服，每日一剂；腰痛加狗脊、杜仲各三钱，下肢痛加牛膝根三钱；头风加羌活＊二钱，妇女患者加泽兰或丹参根三钱，服后可能出现泻、吐、恶心等反应，一般不需特殊处理，重者可暂停服药，隔日再服。

4.老生姜加酒酿或烧酒捣烂，烘热，垫一

83

1949

新 中 国
地 方 中 草 药
文 献 研 究
(1949—1979年)

1979

层薄布，敷于伤处。

5.茅膏菜根一至二粒，捣烂外敷。起泡后即取下。

6.红茴香根皮三两，虎杖根四两研末，制成一百个膏药外贴。膏药制备法：青油半斤熬透，加入松香一斤，溶化后，待稍冷，加入药末拌匀，制成一百个膏药。

风湿痹痛

四肢关节痛：

1.树参根一两，牛尾菜根五钱，山菌三至五钱，煎服。

2.凌霄根、五加根各四两，加水四斤，煎至一斤，冲五十度烧酒一斤，按患者酒量饮服。

3.刺茎楤木根、仙鹤草根各一至二两，煎服。

4.牯岭勾儿茶根四两，牛膝根（红的较好）三钱，棕榈须根五条，乌竹根、白茅根各

84

一两，煎服。

5.牯岭勾儿茶根四两，红茴香根一钱，当归* 五钱，桂枝* 三钱，煎汁。将汁煮肉吃，每隔五至十天服一剂。

6.凌霄藤、卫矛、枸骨根、水杨梅根各五钱，醉鱼草根、薛荔、白花前胡根、白茅根各三钱，煎服。

7.闹羊花侧根一至二钱，山蒟一两，何首乌藤五钱，八角枫侧根三至五分，牛膝三钱，长梗南五味子根五钱，煎服。

8.大青根二两，贫血加熟地* 五钱，血热加生地* 五钱，产妇加凹叶厚朴、川芎* 各三钱，煎服。

9.牛膝、茜草茎、中华常春藤各二钱，藕节一两，煎服；同时局部用茅膏菜根捣烂外敷。

10.箭叶淫羊藿根一斤，红花* 、当归* 各一钱，黄酒三斤，浸一个月，每次服一至二两。

85

1949
新 中 国
地 方 中 草 药
文 献 研 究
(1949—1979年)
1979

11.崖花子根（酒炒透）、硃砂根 各一钱，蒉芝根、紫花地丁各一两，红茴香根二钱，水煎冲酒服。此方膝关节痛效果较好。

12.异叶榕或台湾榕的根二两，当归*、牛膝（红根较好）、桂枝*、杜仲各三钱，煎汁煮鸡吃；贫血者加熟地*五钱。异叶榕民间多用于妇女患者。

腰肌劳损：

1.野蚊子草根五钱，煎服。

2.树参根、钩藤各一斤，大血藤根半斤，桂枝*、牛膝各五钱，加红糖、老酒适量，煎成膏，每服一食匙，一天三次。

3.水杨梅根一两，金樱子根二两，煎服。

4.仙鹤草、卫矛、鲜野荞麦根各一两，煎服；多年重症加鲜白茅根一两，鲜棕榈须根五钱，煎服。

5.扶芳藤、野荞麦、丝瓜络各三钱，仙鹤草五钱，水煎，黄酒冲服。

6.紫金牛一两，红枣四两，煎服。

86

7.野蚊子草根五钱,苦参一两,煎服。

8.马棘鲜根三两,黄豆三钱,毛竹节五钱,水煎,加糖服。量过大可能出现呕吐反应。

9.鲜高粱泡叶一两捣汁,开水泡服。

10.卫矛五钱,泽兰四钱,炙甲片* 二钱;上肢病加桂枝* 一钱;下肢病加牛膝三钱,煎服。

注:8 至10方适用于突然 起 病、局 部 疼痛、运动时加剧,有时带有游走性等症状的患者。

87

1949

新 中 国
地 方 中 草 药
文 献 研 究
(1949—1979年)

1979

八、中毒处理

误食有毒植物或服用有毒药物过量而发生中毒者，如在早期，可以用催吐、洗胃、导泻等方法，并同时选用内服解毒剂。通常以对症治疗和支持疗法为主。本地区常用的有以下内服解毒剂，供参考选用，但这些方剂还缺少成熟的经验，尚待进一步在实践中予以探讨。

毒蕈中毒

贯众、甘草*、半边莲各一两，煎服，如加兔脑一只效果更好。

雷公藤（菜虫药）中毒

1.蕹菜（即空心菜，干的）、轻质氧化镁或碳酸镁各等量研末备用。每次一两五钱，开水吞服。

2.乌韭八两，六月雪根二斤，切碎煎服，

88

好转后乌韭用量可适当减少。

3.构树嫩头四至五个，蛇莓（去果）三至四两洗净，加食盐，冷开水少许，共捣烂取汁半斤，加生鸡蛋三至五个，调服。

4.云实根和兰香草半斤，煎服。

5.水杨梅根或凤尾蕨二至四两，捣汁灌服。

6.生绿豆粉二两，冷开水搅匀服，每二小时服一次。

草乌中毒

1.三叶翻白草根一两，捣汁服。

2.苋菜子一食匙，捣碎冲开水服。

3.生姜汁一至二食匙，开水冲服。

红茴香中毒

1.生绿豆粉一食匙，加冷粥一碗，混和吃下。

2.熟猪油一食匙吞服。

89

1949
新 中 国
地方中草药
文 献 研 究
(1949—1979年)
1979

3.食盐一把,泡开水服。

闹羊花中毒

1.短柄枹（细叶栎）根一两,煎服。

2.绿豆二至四两,煎服。

3.生姜一两,煎服。

4.豆梨叶或花，捣汁一至二两吞服。

滴水珠中毒

生姜三片,嚼烂吞服;或取生姜五钱,煎服。

曼陀罗、商陆中毒

生甘草*、生绿豆各一至二两,捣烂,开水泡服或煎服（最好加麝香少许）。

藜芦中毒

1.生绿豆粉二至四两,调开水服。

2.豆梨花或叶四两,捣汁服。

90

九、蛇虫咬伤

诊断：

毒蛇咬伤，常在创面上有较大的毒牙牙痕二个或四个。局部出现轻重不同疼痛、出血、肿胀，有的皮肤出现水泡、瘀斑，严重者可出现大片组织坏死。由于蛇毒的扩散，常常出现全身症状，例如：神经毒（银环蛇）引起局部或全身麻木感，四肢瘫软无力，视、听觉失常，呼吸困难，嗜睡等；血液毒（五步蛇）引起局部肿胀、发泡、出血，甚至全身出血，皮下发生瘀斑，有的周身青紫或发黄；有些毒蛇（烙铁头、眼镜蛇、蝮蛇、竹叶青）同时含有两种毒素，可出现以上两种兼有的错综复杂的症状。凡分不清毒蛇或无毒蛇咬伤者，均应按毒蛇咬伤处理，以免延误治疗。

急救：

毒蛇咬伤的急救处理，是治疗毒蛇咬伤

91

1949

新 中 国
地 方 中 草 药
文 献 研 究
(1949—1979年)

1979

的重要措施。常用的急救法，包括下列几项：

结扎　咬伤后应立即以柔软的绳索或带子在伤口上方结扎。患肢位置应低垂，以减少蛇毒的吸收和扩散，但必须每隔十五至二十分钟放松一、二分钟，以免患肢瘀血坏死。经冲洗伤口、扩创引流、吸吮排毒和内服外敷药物处理后，应去掉结扎带。

冲洗伤口　结扎后，随即用冷茶或冷开水，也可取附近的泉水、井水或洁净的溪水冲洗伤口，洗去伤口周围污物和粘附着的毒液。条件许可时，可用盐水、肥皂水、双氧水或千分之一高锰酸钾溶液冲洗伤口。

扩创引流　在伤口上用手术刀或三棱针挑破，防止伤口闭塞，也可在伤口周围或患肢手指（足趾）缝间针刺，使毒液外流，减轻肿胀。

吸吮排毒　伤口毒液不畅流者，用吸乳器或拔火罐等方法吸吮排毒。必要时可用口

92

吸吮，但应无口腔粘膜破损和龋齿者，边吸边吐去毒液，并用清水漱口。

药物处理　在上述急救处理的同时，视药源情况，按顺序选用以下急救方剂：

1. 斑叶兰三至五株，嚼烂吞服。

2. 滴水珠三至七粒，吞服。也可用滴水珠一至二粒，龙胆根一株，嚼烂吞服。

3. 急救散：川连*、川柏*、川贝*、硃砂*、甘草*、大黄*各一钱，炉甘石*、乳香*各二钱，共研细末备用。立即吞服三钱。

4. 紫金锭*五分至一钱，吞服；并用紫金锭*一至二钱，加水调糊，搽敷伤口周围。

5. 乌桕鲜根白皮，或嫩叶一至二两捣汁冲开水服，渣外敷。

6. 苦爹菜根三至五株，嚼烂吞服；另取数株嚼烂，外敷。

7. 盐肤木根白皮二至四两，嚼汁吞服，渣外敷。

在野外，若无上述急救处理条件时，可立

1949

新中国
地方中草药
文献研究
(1949—1979年)

1979

即用火柴烧灼咬伤处，破坏蛇毒，也是一种简便有效的急救方法。

治　疗：

毒蛇咬伤的治疗，应外治内服同时进行。外治可分外敷和煎洗二种。外敷药物，一般应围敷伤口周围，以利毒液畅流。选方时可视药源情况按顺序选用。

通用方（适用于各种毒蛇咬伤）：

1. 竹叶椒、硃砂根、七叶一枝花、马兜铃、龙胆、徐长卿各一两，山荷叶五钱，滴水珠二钱，苦参一钱，均用根，共研末备用。每次吞服一钱，一日三次。亦可用醋调敷局部。

2. 滴水珠、生草乌各三钱，七叶一枝花、甘遂*、白芷* 各一两，异叶天南星八钱，野芋头七钱，九头狮子草二两，野蚊子草、苦爹菜、野豇豆根各一两，共研细末备用。内服五分至一钱，一天三次，冷开水吞服。外用冷开水或醋调匀，敷肿胀处，一天三次。

3. 疔疮草二两，煎服或捣汁服。

94

4．滴水珠三粒，樗叶花椒根皮（研末）五钱,吞服。

5．台湾莴苣根一至二个，东风菜根一至二个,华无柱兰根数个,嚼烂吞服。

6．七叶一枝花研末，每服一至二钱，吞服，一日一次。

7．三叶翻白草根七至八粒，捣碎煎服。

8．毒蛇咬伤全身水肿，四肢发凉者,可用崖花子子一两,开水送服。

五步蛇咬伤：

1．生大黄* 三钱（后下），栀子一钱五分,川连* 、生甘草* 各一钱，花槟榔* 、川柏* 、车前子、丹皮* 、赤芍* 、大生地* 、连翘* 、川谷子（米仁）各二钱，煎服；全身未肿，各味减半；大便通后去大黄加枳壳* 三钱。

2．樗叶花椒树皮或根五钱至一两，煎服。

3．硃砂根根一钱,研末吞服，一日二次。

4．斑叶蔓龙胆一至一两五钱， 福氏星蕨

1949

新 中 国
地 方 中 草 药
文 献 研 究
(1949—1979年)

1979

五钱,腹水草二至三钱,煎服。大便通泻后去腹水草,加枳壳* 三钱。

5.三脉叶马兰根三钱, 小槐花根五钱至一两,常山根一两,煎服。

6.龙胆根、白芷* 各四两,煎服。

蝮蛇咬伤:

1.蜈蚣* 一条,全蝎* 一只, 半边莲、忍冬各一两,七叶一枝花一钱五 分,射 干 根 三钱,煎服。

2.娃儿藤根一至二株,嚼服或煎服。

3.忍冬、野菊花、半边莲、大蓟根各三钱,煎服。

4.隔山香根一至二个, 嚼烂吞服,渣外敷。

5.乌桕嫩头七至十个,加食盐少许,捣汁内服,同时用半边莲煎汤代茶喝。

竹叶青蛇咬伤:

1.川谷子（米仁）、车前子、射干根、生大黄*（后下）、连翘* 各二钱,茯苓*、牛

96

膝根、贝母*、过路黄各三钱,川连*、木香*各六分,粉甘草*一钱,煎服;大便通后去大黄*,加枳壳*三钱;手部受伤加桑枝三钱。

2.忍冬二两,野菊花五钱,半边莲、车前各一两,煎服。

银环蛇咬伤:

1.淮山*、浙贝母*、归尾*、茯苓*、牛膝根、丹皮*各二钱,甘草*、川连*各六分,木香*、枳壳*各一钱,槟榔*、忍冬花各一钱五分,煎服。

2.鲜三叶青块根三至五钱,嚼服或磨汁吞服;同时用鲜三叶青块根、筋骨草、乌蔹莓叶、马兰叶、鸭跖草各适量共捣烂外敷。

眼镜蛇咬伤:

忍冬花、白芷*、赤芍*、木瓜*、蝉衣*、姜蚕*、蜒蚰*、生大黄*、玄精石*、夏枯草、川芎*各三钱,归尾*一钱,生甘草*八分,蜈蚣*三条,煎服。

毒蛇咬伤创口外洗外敷药:

97

1949

新 中 国
地 方 中 草 药
文 献 研 究
(1949—1979年)

1979

1.腐婢、糯米团、天名精、腹水草，任选一至二种，煎汤外洗，渣外敷。

2.肿不退者用水晶花、滴水珠等量，研末加酒精，搽敷创口四周。

3.樟树嫩头数个，捣烂敷患处，同时用樟树白皮二两，煎服；若不退肿，可用蟾酥* 研末，开水调敷患处。

4.乌桕、木槿嫩头各一把，捣烂外敷。

5.三叶翻白草根、算盘子叶或果实各二两，生半夏五钱，共研末，加白糖少许，开水调搽创口周围。

6.马鞭草或半边莲煎洗创口。

7.华无柱兰根适量，嚼烂外敷。

注：一般内服草药，其渣均可外敷。

蛇伤创口经久不愈：

1.青黛* 、炉甘石* 、石膏* 各三分，乳香* 、血竭* 各二分，升丹* 八厘，没药* 一分，冰片* 一分五厘，珍珠* 三厘，广木香* 一厘，共研末撒创口。

98

2.蕲蛇腹中的油,置竹筒中,上盖生石灰防腐备用。用时去石灰,将油燉热外搽。

蜈蚣咬伤:

1.牡荆嫩头数个,口嚼烂敷患处。

2.鸭跖草适量, 加食盐少许, 捣烂敷患处。

1949

新 中 国
地 方 中 草 药
文 献 研 究
(1949—1979年)

1979

· 白 页 ·

第 二 部 分

常 用 中 草 药

1949
新 中 国
地 方 中 草 药
文 献 研 究
(1949—1979年)
1979

云 雾 草

中药名 老君须。

地方名 云雾草、老君须(通称),海风丝(衢县、浦江),石金丝(江山)。

形态特征 植物体分枝细长,丝状,长可达1尺余。淡绿色,基部着生在树皮上。表面有节状的环沟,拉之有韧性。(图1)

生长环境及采集期 常悬挂在深山古木的枝梢上,形如老人的胡须。常年可采全草。

性味 苦辛。有小毒。

功能 化痰止咳,清热消炎。

应用 上感,气管炎,小儿惊风,外伤出血,脑膜炎。

用量 三至五钱。

102

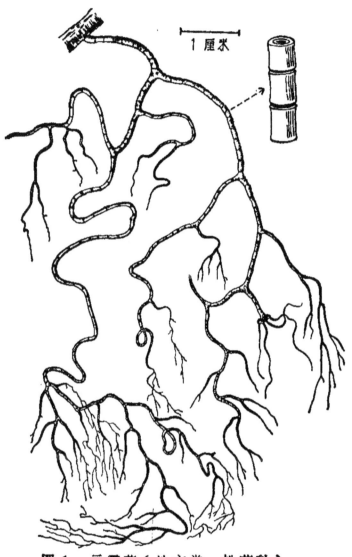

1 厘米

图1　云雾草（地衣类；松萝科）
Usnea sp.

103

1949

新 中 国
地 方 中 草 药
文 献 研 究
(1949—1979年)

1979

石　松

中药名　伸筋草。

地方名　伸筋草（通称），爬行蜈蚣（江山），石蜈蚣（永康），缠身龙（武义），龙草（义乌），缠龙草（东阳）。

形态特征　多年生蔓性草本。茎细长，常匍伏地面，随处生根，具有直立或斜升的二叉分枝。叶细小，螺旋状密生在茎枝上，线状钻形或稍作镰形，先端有白毛状芒。夏季顶端抽长梗，上面着生2—5个孢子囊穗，孢子囊穗圆柱状，长0.7—2寸，由多数孢子叶及孢子囊密集而成。近似种铺地蜈蚣，其茎叶较短小而软，孢子囊穗较短，长不到4分，直接生于分枝顶端，可与石松区别。（图2）

生长环境及采集期　生在阴湿山坡草丛中。常年可采全草，夏季采孢子。

性味　甘、温。

功能　舒筋活血，祛风通络。

应用　带状疱疹，风寒湿痹，跌打损伤。

用量　二至五钱。

104

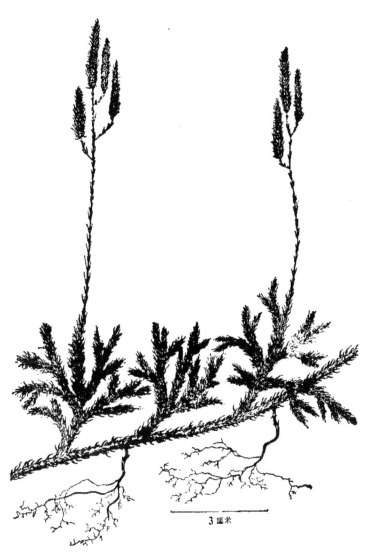

图2　石松（石松科）
Lycopodium clavatum Linn.

105

1949

新　中　国
地 方 中 草 药
文　献　研　究
(1949—1979年)

1979

蛇　足　草

地方名　千层塔(通称),落得打(兰溪、衢县),天蜈蚣(金华),山蕴草(义乌),双股金钗(武义、东阳)。

形态特征　多年生草本,高3—8寸。茎直立,少有分枝。叶螺旋状着生,椭圆形至披针形,长3—5分,阔约1分,先端渐尖,基部渐狭,边缘有不整齐的锐锯齿,中脉明显。春到秋季在上部叶腋中生淡黄色肾形的孢子囊。(图3)

生长环境及采集期　生在阴湿的林下、水沟边或岩石上。常年可采全草。

性味　辛、平。有毒。

功能　清热解毒,破瘀生新。

应用　内服:跌打损伤,水湿臌胀。外敷:痈疽疮毒,水火烫伤。

用量　一至二钱。

106

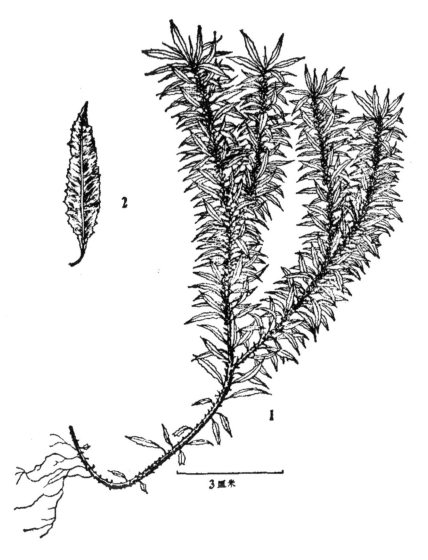

图3 蛇足草（石松科）
Lycopodium serratum Thunb.
1.植株全形； 2.叶（放大）。

107

1949

新　中　国
地 方 中 草 药
文　献　研　究
(1949—1979年)

1979

摩 来 卷 柏

地方名　岩柏（通称），地柏（义乌），小 叶 狼 衣（东阳），狮子尾巴草（浦江）。

形态特征　多年生常绿草本，高4—9寸。茎直立，稻秆色或稍带红色，下部不分枝，贴生稀疏鳞片状叶，上部羽状分枝，枝上密生鳞叶。鳞叶有二种形状：侧生二行较大，中间二行较小，形似侧柏。秋季枝顶着生1—2分长的孢子囊穗。（图4）

生长环境及采集期　生长于湿润的山坡、林下、岩石上及石壁的裂缝中。夏秋季采全草。

性味　微甘。

功能　清热利尿，消肿和血。

应用　急慢性肝炎，浮肿，小儿风热，牙痛，胸腰挫伤，外伤出血。

用量　一至二两。

108

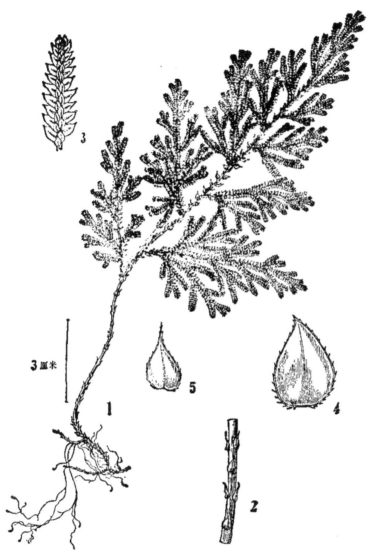

图4　摩来卷柏（卷柏科）
Selaginella moellendorfii Hieron.
1.植株全形；2.茎一段；3.分枝一段；4.中叶；
5.侧叶。

109

1949

新　中　国
地 方 中 草 药
文 献 研 究
(1949—1979年)

1979

卷　柏

中药名　卷柏。

地方名　九死还魂草（通称），还魂草（江山），见水还阳（永康），铁拳头（武义）。

形态特征　多年生常绿草本，高2—5寸。主茎粗短，下生多数须根；分枝多而密，呈丛生状。叶鳞片状，密生于分枝上，呈四行排列；侧生两行较大，中间两行较小。能耐干旱，干燥时拳卷，湿润时再展开，孢子囊穗着生于枝顶，呈四棱状。（图5）

生长环境及采集期　生长在山谷和山坡杂木林下的岩石上。常年可采全草。

性味　辛、平。

功能　凉血止血，息风镇静。

应用　各种出血，闭经，月经不调，尿路感染，脱肛，癫痫，小儿惊风，跌打损伤。

用量　一至三钱。

110

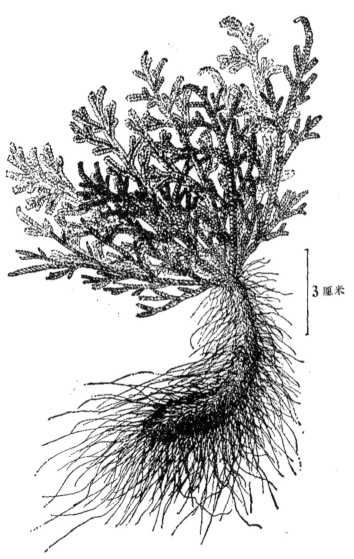

3厘米

图 5 卷柏（卷柏科）
Selaginella tamariscina (Beauv.) Spring

111

1949
新　中　国
地 方 中 草 药
文　献　研　究
(1949—1979年)
1979

节　节　草

地方名　节节草、木贼草（通称），土麻黄（东阳、浦江、武义）。

形态特征　多年生草本，高 1 — 4 尺。地下有黑褐色根茎。茎有节，节上轮生分枝 2 — 5 条，节间中空，表面有棱，质粗糙。叶退化成钻形的齿，下部连合成叶鞘，包围在节间的基部。秋季在其茎顶或分枝顶端着生笔头状的孢子囊穗。（图 6 ）

生长环境及采集期　生于溪沟边及荒地上。夏秋可采全草。

性味　甘微苦、平。

功能　祛风平喘，益气安胎。

应用　咳嗽哮喘，尿路感染，黄疸，胎动不安，跌打损伤。

用量　一至三钱。

112

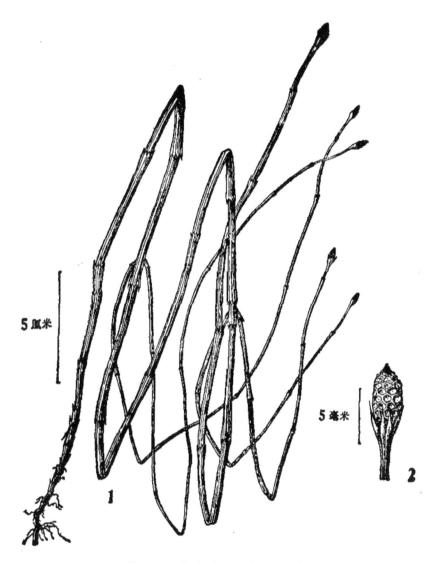

5厘米

5毫米

1

2

图6　节节草（木贼科）
Equisetum ramosissimum Desf.
1.植株全形；　2.孢子囊穗。

113

1949
新 中 国
地 方 中 草 药
文 献 研 究
(1949—1979年)
1979

阴 地 蕨

中药名 小春花。

地方名 小春花、独脚金鸡(通称),独脚狼衣(衢县),蛇不见(常山、义乌、东阳),雪里开花(开化),枫茶宜(江山)。

形态特征 多年生草本,高0.5—1尺。地下有一簇黄褐色粗壮肉质的根。叶有营养叶与孢子叶二种,都由总叶柄生出,营养叶阔三角形,3回羽状分裂,黄绿色而质厚;孢子叶羽状分枝,有长柄,远超出营养叶之上,上生许多孢子囊群,呈黄褐色或棕褐色。(图7)

生长环境及采集期 常生于山坡、山谷、较阴湿的林下草丛中或灌木丛中。秋至次春采根及全草。

性味 淡、平。

功能 清热解毒,平肝散结。

应用 小儿肺炎,高热惊风,喉蛾肿痛,淋巴结核,眼中生翳,跌打损伤,毒蛇咬伤。

用量 二至五钱。

114

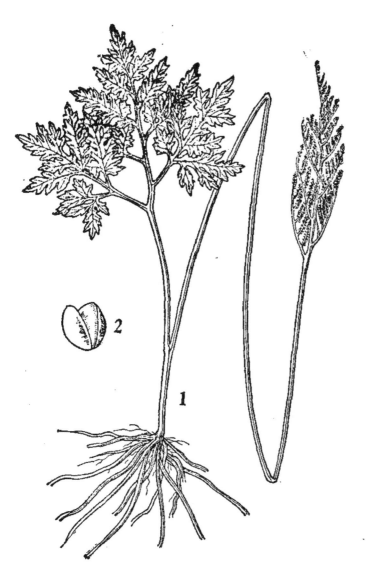

图7 阴地蕨（瓶尔小草科）
Botrychium ternatum (Thunb.) Sw.
1.植株全形；2.孢子放大。

115

1949
新 中 国
地 方 中 草 药
文 献 研 究
(1949—1979年)
1979

紫萁（薇）

地方名　大叶狼衣（通称），鸡头蕨（衢县），冷水草（武义）。

形态特征　多年生草本，高2尺左右。根茎粗短，暗棕色，上有残存的叶柄。春季从地面分别抽出绿色营养叶及黄棕色的孢子叶。营养叶为2回奇数羽状复叶，长尺余；孢子叶与营养叶等长或稍高，2回羽状分枝，其上密生黄棕色的孢子囊群。（图8）

生长环境及采集期　生于山地疏林下及沟边。常年可采根茎。

性味　苦涩微甘。有小毒。

功能　清热解毒，活血散瘀，杀虫。

应用　大便秘结，腹胀，白带过多，湿疹，崔，蛔虫，蛲虫，绦虫。

用量　二至三钱。

116

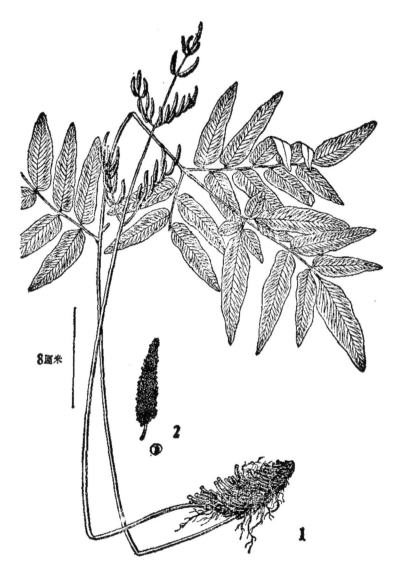

8厘米

2

1

图 8 紫萁（紫萁科）
Osmunda japonica Thunb.
1.植株全形；2.孢子叶的羽片和孢子囊的放大。

117

1949
新 中 国
地方中草药
文 献 研 究
(1949—1979年)
1979

海 金 砂

中药名 海金砂。

地方名 牛索面(通称)，铁线藤(金华、开化)，铜丝藤(东阳、衢县)，钢丝藤(义乌)，抽筋鬼(衢县)，上树狼衣、蒲古线(江山)，攀帽筋(浦江)。

形态特征 多年生草质藤本。根茎横走。叶的总柄细长能缠绕他物，质硬，有光泽。叶片3回羽状分裂，小裂片卵状披针形。夏季，在上部叶的裂片背面顶端着生两行相对排列的孢子囊群。（图9）

生长环境及采集期 生于林中或溪边灌木丛中。夏秋采根及全草，秋采孢子。

性味 甘、寒。

功能 清热解毒，止血利尿。

应用 胆囊炎，黄疸，尿路感染，老年尿闭，全身湿痒，带状疱疹，骨髓炎，腮腺炎，外伤出血，雷公藤中毒，痢疾，鼻出血。

用量 五钱至二两。

118

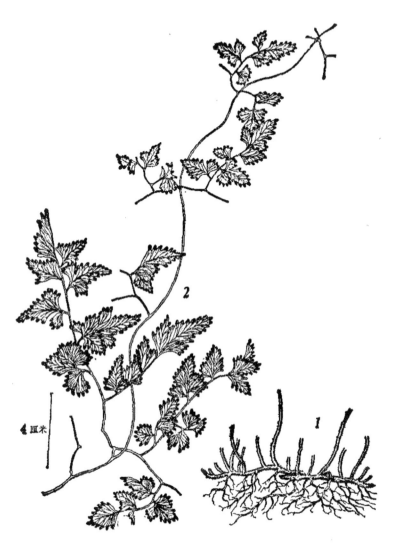

图9　海金砂（海金砂科）
Lygodium japonicum (Thunb.) Sw.
1.根茎；2.生孢子的茎叶。

119

1949
新 中 国
地 方 中 草 药
文 献 研 究
(1949—1979年)
1979

乌　韭

地方名　小叶狼衣（永康、衢县），小叶凤尾（金华），细叶凤凰尾（江山），山鸡尾（开化），城墙草（常山），细叶狼箕（东阳），积竹青（浦江），细叶狼衣（武义）。

形态特征　多年生常绿草本。根茎短粗，密生红褐色鳞片。叶丛生，叶柄稻秆色或棕褐色，坚硬有光泽。叶片 3 — 4 回羽状细裂，小裂片倒披针形，顶端截形，有齿牙。春到秋季叶背裂片顶端着生杯状的孢子囊群。近似种乌蕨，小裂片顶端尖锐不作截形，孢子囊群为短线形，可以区别。（图10）

生长环境及采集期　生在山坡路边、溪沟边、路旁岩石缝或草丛中，以阴湿山坡为最多。夏秋采根茎及全草。

性味　苦、寒。

功能　清热解毒，止血利尿。

应用　急慢性肝炎，胆道结石，湿疹，外伤出血，吐血，狂犬咬伤，雷公藤中毒。

用量　一至二两。

120

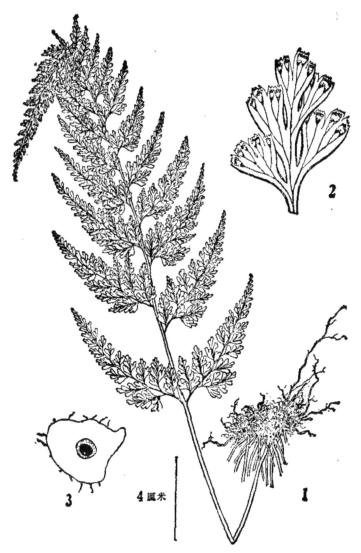

图10 乌韭（林蕨科）
Stenoloma chusana (Linn.) Ching
1.植株全形；2.小羽片；3.根茎的横切面放大。

121

1949

新 中 国
地 方 中 草 药
文 献 研 究
(1949—1979年)

1979

蕨

地方名 大叶狼衣（江山、开化、常山），狼衣（金华、兰溪、衢县），山粉、葛衣（义乌、东阳），蕨萁（浦江），山粉禾（武义）。

形态特征 多年生草本，高达3—5尺。地下根茎粗长横走，铁褐色，内含多量淀粉，可供食用，称为蕨粉。叶大，卵三角形至广披针形，2—3回羽状全裂，裂片线状长圆形，革质，无毛。夏秋季，沿叶背边缘着生不间断的线形孢子襄群。（图11）

生长环境及采集期 普遍生于荒地、山坡、林下等处。春至秋采叶及全草，秋冬采根茎。

性味 甘、寒。

功能 清热解毒，利水消肿。

应用 流感，骨髓炎，尿路感染，蛇虫咬伤，水火烫伤。

用量 一至二两。

122

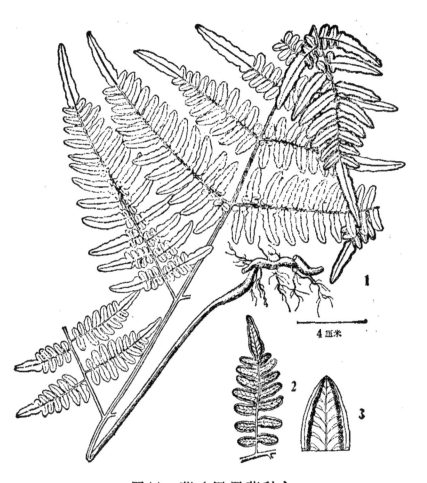

图11　蕨（凤尾蕨科）

Pteridium aquilinum (Linn.) Kuhn

Var. Latiusculum (Desv.) underw.

1.植株全形；　2.裂片（放大）；　3.裂片的一部
（放大），示孢子囊群。

123

1949

新 中 国
地 方 中 草 药
文 献 研 究
(1949—1979年)

1979

凤 尾 蕨

地方名 凤尾草（通称），大叶凤尾草（金华），凤凰尾（衢县、常山），大叶凤凰尾（江山），洞里草（义乌），鸡尾巴（东阳），壁狼箕（浦江），鸡脚爬草（武义）。

形态特征 多年生常绿草本。根茎粗短，质硬，密生黑褐色鳞片。叶丛生，1—2回羽状分裂，裂片在叶轴下延成翅，顶端裂片成长尾状。夏秋季叶缘反卷，沿叶背边缘产生连续不断的线形孢子囊群。（图12）

生长环境及采集期 生在溪边、河边、井边或阴湿岩石及墙脚缝中。夏秋采全草。

性味 微苦、凉。

功能 清热解毒，利湿止血。

应用 肝炎，黄疸，乙型脑炎，外伤出血，扁桃腺炎，痈肿，淋巴结核，扭伤，痢疾，白带过多，尿路感染，雷公藤中毒，预防白喉。

用量 五钱至一两。

124

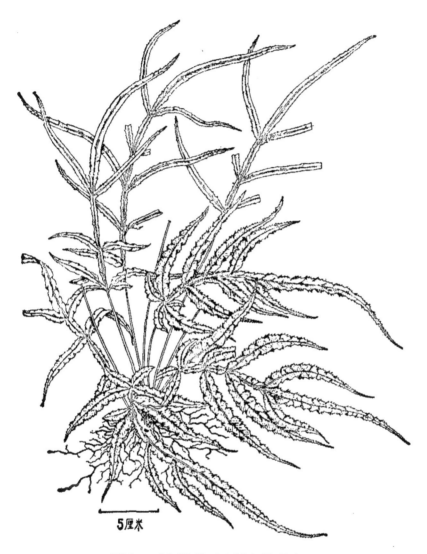

5厘米

图12 凤尾蕨（凤尾蕨科）
Pteris multifida Poir.

125

1949
新 中 国
地 方 中 草 药
文 献 研 究
(1949—1979年)
1979

狗　脊

中药名　狗脊或金毛狗脊。

地方名　金毛狗脊（通称），大叶贯众（衢县、武义）。

形态特征　多年生较高大常绿草本，高1—3尺。根茎粗壮，与叶柄均生有棕色鳞片。叶丛生，叶片大而质厚，2回羽状分裂，裂片披针形至线状披针形，基部不对称。春至秋季在裂片背面中肋的两侧着生粗短线状的孢子囊群，两两相对成平行。（图13）

生长环境及采集期　生于林下及溪沟两旁阴湿处。全年采根茎。

性味　苦甘、温。

功能　祛风活血，补肝肾。

应用　风寒湿痹，腰膝痠痛，遗尿，白带过多。

用量　三至五钱。

126

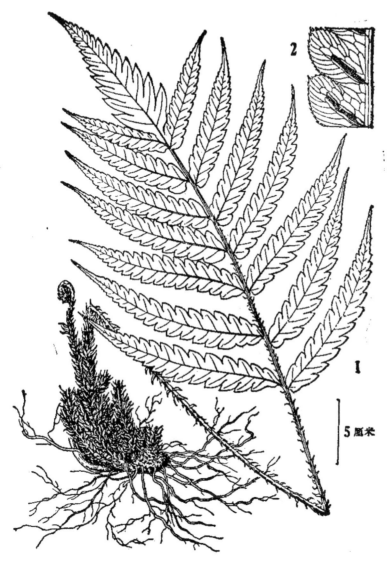

图13　狗脊（乌毛蕨科）
Woodwardia japonica (Linn. f.)Sm.
1.植株全形；2.羽片的一部（放大），示孢子囊群。

127

1949

新 中 国
地 方 中 草 药
文 献 研 究
(1949—1979年)

1979

贯　众

中药名　贯众。

地方名　贯众(通称)，大叶 狼衣(金华)，地 鸡 头、凤凰衣(义乌)，小叶贯众(武义)。

形态特征　多年生常绿草本，高达2尺。地下根茎块状，坚硬如木质，上有多数残存叶柄及红棕色大形鳞片。叶丛生，具长柄，柄上密生棕褐色鳞片，1回羽状复叶，顶小叶三叉状，侧小叶镰刀形，两侧不对称，缘有细锯齿。夏秋季叶背散生不规则的圆形孢子囊群。（图14）

生长环境及采集期　生于林下湿地、溪沟边及岩缝中。全年采根茎。

性味　苦、微寒。有小毒。

功能　清热解毒，活血散瘀，止血，杀虫。

应用　热病斑疹，肝炎，痢疾，吐血，便血，尿路感染，白带过多，蛔虫，蛲虫，蛲虫，刀伤出血，毒蕈中毒，预防流感。

用量　二至三钱。

128

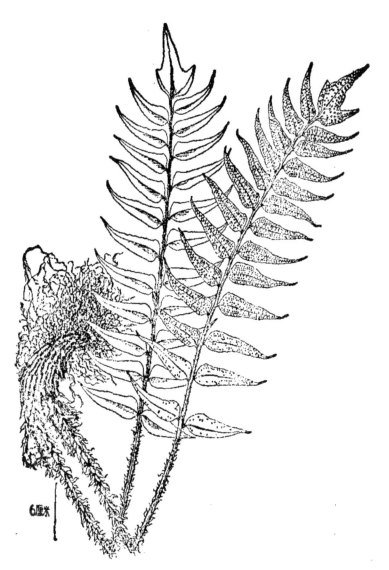

图14 贯众（叉蕨科）
Cyrtomium fortunei J. Sm.

129

1949
新 中 国
地 方 中 草 药
文 献 研 究
(1949—1979年)
1979

槲 蕨

中药名 骨碎补。

地方名 猴狲姜、骨碎补（通称），岩姜（东阳），猴子姜（江山）。

形态特征 多年生草本，高0.8—1.3尺。根茎粗壮，密被金黄色线形鳞片。叶有两种形状：绿色叶具柄，呈羽状深裂，裂片7—13对，互生，基部裂片缩短在叶柄两侧成耳状，叶脉呈网状，孢子囊群圆形，散生在叶背网脉之间；另一种为枯黄色的叶，无柄，卵圆形，羽状浅裂，复瓦状叠生在绿色叶柄的基部。（图15）

生长环境及采集期 附生于树干或山林石壁上。夏秋采根茎。

性味 苦、温。

功能 补肝肾，续筋骨，活血止痛。

应用 腰膝痠痛，跌打损伤，肾虚耳鸣，慢性腹泻，皮肤癣症。

用量 二至四钱。

130

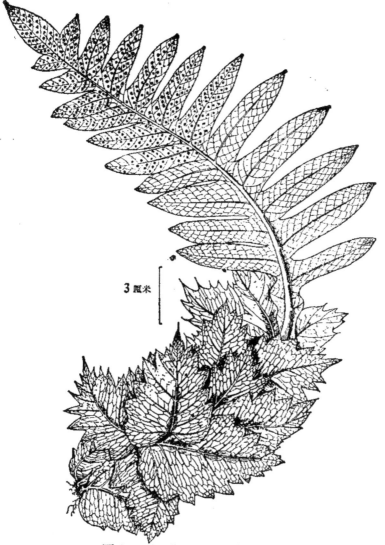

3 厘米

图15 槲蕨（水龙骨科）
Drynaria fortunei (Kze.) J. Sm.

131

1949

新 中 国
地 方 中 草 药
文 献 研 究
(1949—1979年)

1979

抱 石 莲

中药名 鱼鳖草。

地方名 鱼鳖草（通称），瓜子金（衢县、开化、常山），金丝鱼鳖草（衢县）。

形态特征 多年生草本。根茎细长横走，疏生有淡棕色鳞片。叶疏生，质厚，具两种形状：营养叶形如瓜子，长 3 — 6 分；孢子叶细长如舌形或匙形，长 1 — 2 寸。背面中肋两侧各生一行圆形的孢子囊群。（图16）

生长环境及采集期 生长在阴湿的岩壁，亦有附生大树上。秋季采全草。

性味 淡、平。

功能 祛风化痰，凉血解毒。

应用 高热抽筋，急性肠胃炎，臌胀，扁桃腺炎，肺痨咯血，淋巴结核，风湿痹痛，痈肿疔毒。

用量 五钱至一两。

132

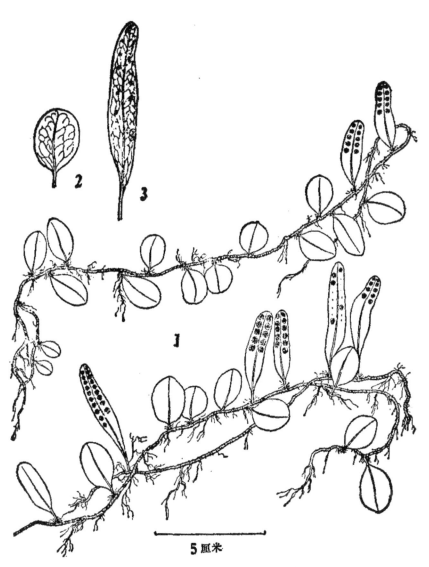

图16 抱石莲（水龙骨科）
Lepidogrammitis drymoglossoides(Bak.)Ching
1.植株全形； 2.营养叶； 3.孢子叶。

133

1949

新 中 国
地 方 中 草 药
文 献 研 究
(1949—1979年)

1979

福 氏 星 蕨

地方名 七星剑（通称），大七星剑（东阳、武义），骨牌草（衢县、江山、东阳），排骨草（金华）。

形态特征 多年生常绿草本，高1—2尺。根茎横走，细长，被有棕色鳞片。叶疏生于根茎上，带状披针形或阔带状披针形，长达1尺左右；先端尖，基部狭窄，全缘。孢子囊群圆形而大，橙色，生于叶背中肋的两侧。（图17）

生长环境及采集期 生于林下阴湿的溪边、沟边以及岩石上。常年可采全草。

性味 淡、凉。

功能 清热利湿。

应用 小儿惊风，黄疸，痢疾，白带过多，结膜炎，流火，湿疹，指头炎，毒蛇咬伤。

用量 五钱至一两。

134

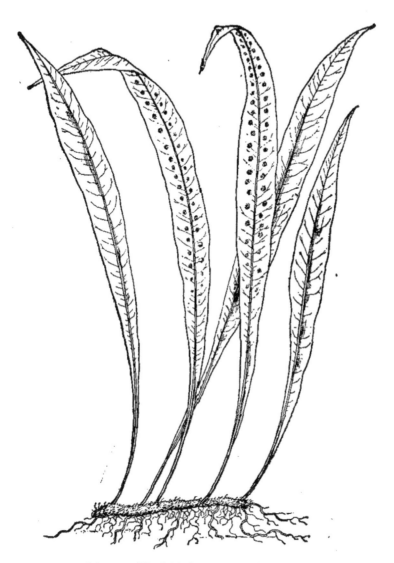

图17　福氏星蕨（水龙骨科）
Microsorium fortuni (Moore) Ching

135

1949

新 中 国
地方中草药
文 献 研 究
(1949—1979年)

1979

金 鸡 脚

地方名 鸭脚板（金华、兰溪、浦江），鸡脚爪（东阳），鹅掌金星（兰溪、开化、义乌），独脚金鸡（常山），三叉剑（衢县、永康），七星剑（衢县、义乌）。

形态特征 多年生草本，高3—8寸。根茎细长横走。叶疏生，有柄，叶形多变化，披针形或2—3裂，少为5裂，呈鸡脚状。孢子囊群圆形，单行生于叶背中脉的两侧。（图18）

生长环境及采集期 生于林下阴湿的岩石上。夏秋采全草。

性味 苦、凉。

功能 清热解毒，凉血消肿。

应用 痢疾，肠炎，腰膝痛，尿路感染，小儿惊风，萎缩性鼻炎，口腔炎，毒蛇咬伤。

用量 五钱至一两。

136

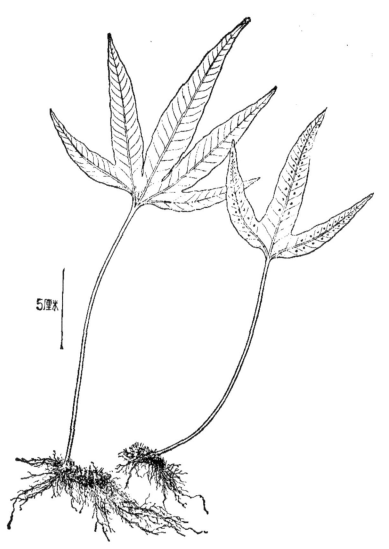

5厘米

图18 金鸡脚（水龙骨科）
Phymatodes hastata (Thunb.) Ching

137

水 龙 骨

地方名 石蚕(通称),岩蚕(义乌、东阳),青石蚕(义乌),青龙蚕(东阳),石虹豆(江山)。

形态特征 岩石上的附生草本,高0.5— 1尺。根茎粗长横走,肥厚多肉,碧绿色, 被有白粉及稀疏鳞片。叶疏生,直立,1 回羽状深裂, 裂片线状矩圆形至线状披针形,全缘,两面密生白色柔毛。孢子囊群圆形,生于叶背中肋的两旁。 (图19)

生长环境及采集期 匍伏于林下阴湿的岩石上,偶尔附生在树干,常成片生长。全年可采根茎。

性味 苦、凉。

功能 清热解毒,祛风通络。

应用 风湿痹痛,尿路感染,小儿惊风,结膜炎,口腔炎,手指疮毒,下肢溃疡,骨髓炎,毒蛇咬伤。

用量 三钱至一两。

138

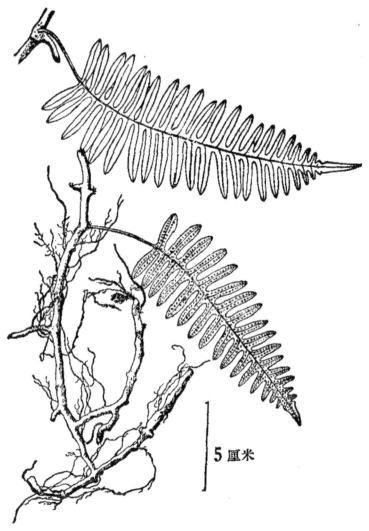

图19　水龙骨（水龙骨科）
Polypodium niponicum Mett.
植株全形。示生孢子的叶和不生孢子的叶。

139

1949

新 中 国
地 方 中 草 药
文 献 研 究
(1949—1979年)

1979

石 韦

中药名 石韦。

地方名 石韦(通称),岩麻(金华)。

形态特征 多年生草本,高3—9寸。根茎长而横走,具棕褐色鳞片。叶疏生,具有关节的柄,披针形到卵圆状椭圆形,长2.5—6寸,宽0.6—1.5寸,先端渐尖,基部渐狭,全缘,中脉及侧脉明显。孢子囊群圆形,全面着生在叶的背面,中杂以星状鳞毛。(图20)

生长环境及采集期 生于林下、岩石上或树干上。常年可采全草,但以生有孢子囊群的较好。

性味 苦甘、微寒。

功能 清热化湿,利尿通淋。

应用 尿路感染,中暑,气管炎,哮喘,刀伤出血,烫伤,痈肿疔毒。

用量 三钱至一两。

140

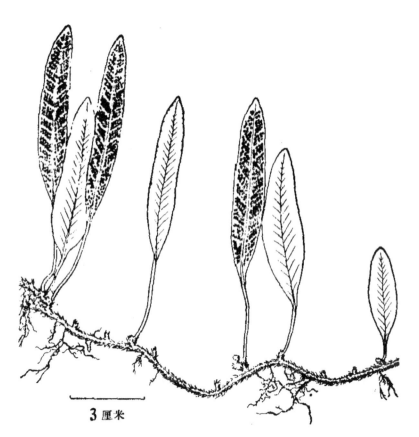

图20　石韦（水龙骨科）
Pyrrosia lingua (Thunb.) Farwell

3厘米

141

1949
新 中 国
地 方 中 草 药
文 献 研 究
(1949—1979年)
1979

石　蕨

地方名　小石韦（兰溪、义乌、永康、武义），岩齿（东阳），北风草（开化），石豇豆（衢县）。

形态特征　多年生常绿草本。根茎细长，密生盾状鳞片。叶疏生，革质，无柄或具短柄，基部有关节，狭线形，长 1 — 3 寸，叶缘反卷，背面中肋密生星毛。夏秋季叶背中肋两侧各生一条线形而直的孢子囊群，幼时为反卷的叶缘遮住，以后裂开露出。（图21）

生长环境及采集期　生在阴湿岩石上或附生大树上。常年可采全草。

性味　淡、凉。

功能　镇咳消炎，清热退翳。

应用　小儿惊风，百日咳，目翳。

用量　五钱至一两。

142

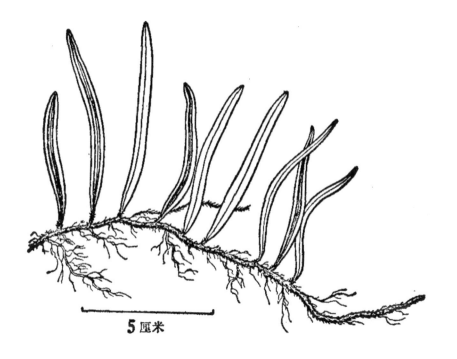

图21 石蕨（水龙骨科）
Saxiglossum taeniodes (C. Chr.) Ching

143

1949
新 中 国
地 方 中 草 药
文 献 研 究
(1949—1979年)
1979

四 叶 苹

地方名 田字苹(兰溪、常山、东阳、义乌)，田字草(衢县)，四叶苹(开化、东阳)，四瓣头(浦江)，苹(武义)，四爿夹(江山)，四瓣连船(永康)，水连接(金华)，水金钱(浦江)。

形态特征 多年生水草。根茎细长柔软，上方抽生有长柄的叶，顶端有小叶4片，十字形对生；小叶倒三角形，全缘。（图22）

生长环境及采集期 生于浅水池边、沟边及水田中。春到秋季采全草。

性味 甘、寒。

功能 清热解毒，利尿止渴。

应用 肺炎，扁桃腺炎，肾炎水肿，癫痫，毒蛇咬伤，疖肿。

用量 五钱至一两。

144

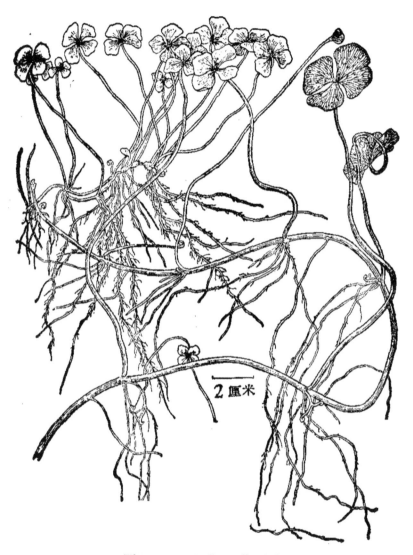

图22 四叶苹（苹科）
Marsilea quadrifolia Linn.

145

1949

新中国
地方中草药
文献研究
(1949—1979年)

1979

侧　柏

中药名　侧柏(叶)，柏子仁(子)。

地方名　扁柏(通称)，上柏(武义)。

形态特征　常绿小乔木，树皮褐色，呈鳞片状剥落。叶全部为鳞片状，交互对生，紧贴于扁平的小枝上。球果圆卵形，由 3 — 4 对果鳞组成，果鳞顶端有一钩状小刺，成熟后成木质化开裂。种子椭圆形，长 1 — 2 分。（图23）

生长环境及采集期　常见栽培。早春采叶，冬季果实成熟时采种子。

性味　叶：苦涩、微寒。子：甘、平。

功能　叶：凉血，止血，祛风利湿。柏子仁：安神补心，润燥通便。

应用　鲜果、叶：各种出血，百日咳，肿毒初起，跌打损伤，烫伤。柏子仁：神经衰弱，体虚多汗，习惯性便闭。

用量　叶五钱至二两。

146

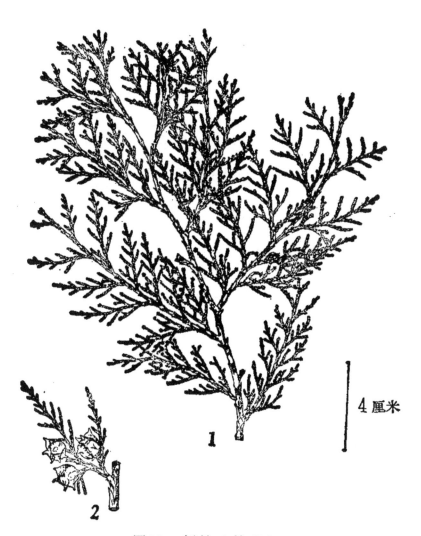

图23　侧柏（柏科）
Biota orientalis (Linn.) Endl.
1.花枝；　2.果枝。

147

1949

新 中 国
地 方 中 草 药
文 献 研 究
(1949—1979年)

1979

刺　柏

地方名　刺柏（通称），柏树（永康、武义）。

形态特征　常绿乔木。小枝细弱常下垂。3叶轮生,叶全部为线状披针形,表面中肋的两侧有两条白色带纹。球果近圆球形,红棕色,成熟时顶端有时3裂。（图24）

生长环境及采集期　常生于向阳的山坡或瘠薄石砾地。果成熟时采果。

应用　作用与侧柏相似。民间常用于皮肤癣症,低热不退。

用量　三至五钱。

148

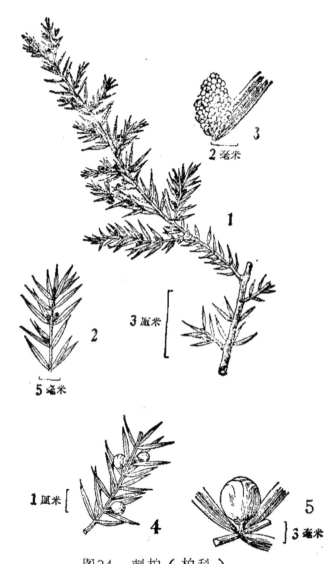

图24　刺柏（柏科）
Juniperus formosana Hayata
1.花枝；2.花枝的一段；3.雄花序；4.雌花序；
5.球果。

1949

新 中 国
地 方 中 草 药
文 献 研 究
(1949—1979年)

1979

鱼 腥 草

中药名　鱼腥草。

地方名　臭荞麦（通称），臭草（永康、义乌），臭甲鱼（衢县），臭猪草（开化），臭乌麦（江山），荼午（武义），野荞麦（东阳）。

形态特征　多年生草本，高1尺左右，全株有鱼腥臭。茎下部匍伏，节上生根。叶互生，心形，全缘，上面密布细点；叶柄基部扩大成鞘状；托叶线形，下部与叶柄合生。春季开小花，集成穗状花序，花序基部有4片白色倒卵形的总苞片，使整个花序象一朵花。果为蒴果。（图25）

生长环境及采集期　喜阴湿，生在林下、路边及水沟边。夏秋采根及全草。

性味　辛、微温。

功能　清热解毒，消肿利尿。

应用　肺痈，肺炎，肠痈，暑泻，支气管哮喘，心绞痛，中耳炎，尿路感染，水肿，白带过多，湿疹，稻田皮炎，痔疮，毒蛇咬伤，脱肛。

用量　五钱至一两。

150

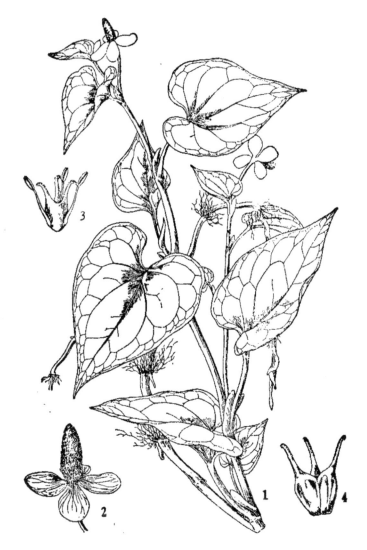

图25　鱼腥草（三白草科）
Houttuynia cordata Thunb.
1.植株全形；**2.**花序放大；**3.**花放大；**4.**幼果。

151

1949

新 中 国
地 方 中 草 药
文 献 研 究
(1949—1979年)

1979

三 白 草

地方名　大水白(兰溪、义乌)，半张白(金华)，三张白(兰溪)，白头草(江山)，叶下白(武义)，高脚白(东阳)，白头翁(永康)。

形态特征　多年生草本，高1—3尺。地下根茎白色。叶互生，阔卵形或披针状卵形，先端尖或渐尖，基部心形而带耳状，全缘，具5—7条叶脉；叶柄基部扩大抱茎；茎梢的2—3片叶于开花时常为白色。夏季开花，成顶生的总状花序。蒴果卵圆形。(图26)

生长环境及采集期　多生于水沟边及湿地。夏秋采根茎或全草。

性味　甘、寒。有小毒。

功能　清热利湿，消痞破积。

应用　支气管炎，黄疸，淋巴结炎，脚气水肿，尿路感染，白带过多，夜盲，少乳，关节痹痛，角膜云翳，牙痛，喉痛，年老久咳，痔疮。

用量　三至五钱。

152

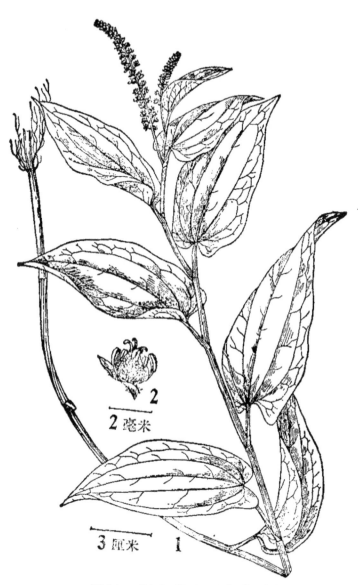

图26 三白草（三白草科）
Saururus chinensis (Lour.) Baill.
1.植株全形； 2.花。

153

1949
新　中　国
地　方　中　草　药
文　献　研　究
(1949—1979年)
1979

山　蒟

中药名　海风藤。

地方名　海风藤（衢县、开化、义乌、东阳），野番薯（兰溪）。

形态特征　常绿木质藤本，具芳香辛辣味。节上生根。叶互生，卵形或长圆状披针形，先端渐尖，基部楔形或阔楔形，全缘，具 3 — 5 条叶脉。春季，叶腋间开淡绿色单性花，成柔荑花序。浆果。(图27)

生长环境及采集期　生于林下、阴湿的岩石上。全年采茎藤。

性味　辛、微温。

功能　祛风化湿，舒筋活络。

应用　风湿痹痛。

用量　五钱至一两。

154

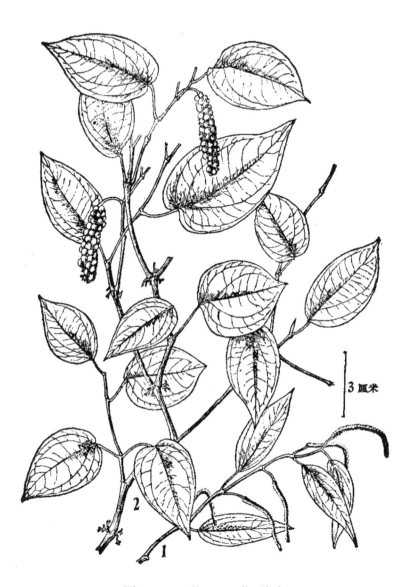

图27　山蒟（胡椒科）
Piper hancei Maxim.
1.花枝；　2.果枝。

155

1949

新 中 国
地 方 中 草 药
文 献 研 究
(1949—1979年)

1979

大 叶 及 己

地方名　四叶对(通称),四大金刚(衢县、开化、常山、东阳),四大天王(衢县),及己(永康)。

形态特征　多年生草本,高1.5尺左右。主根粗短。茎单一或几个丛生,有明显的节,光滑无毛。叶对生,茎的基部及中部为鳞片状小叶,顶梢侧生两对大形叶片,由于节间很短,很象四叶轮生状。初夏,茎顶抽生1—3条穗状花序,花序下总梗长约3—5寸左右。近似种水晶花及及己,其中水晶花植株最矮小,叶形亦小,顶梢有叶2—3对,穗状花序单条,雄蕊药隔伸长成线形,长6—9分,乳白色,可以区别;而及己,节间长1—1.5寸,穗状花序2—3条,总梗长8分左右,可以相区别。(图28)

生长环境及采集期　性喜阴湿环境,生于林内或灌木林边土壤深厚处。夏季采根及全草。

性味　苦、温。有大毒。

功能　舒筋活血,杀虫,镇痛。

应用　内服治跌打损伤,痛经。外敷治癫痫头,疔疮,毒蛇咬伤。

用量　吞服:二至三分。煎服:一至二钱。孕妇忌用。

156

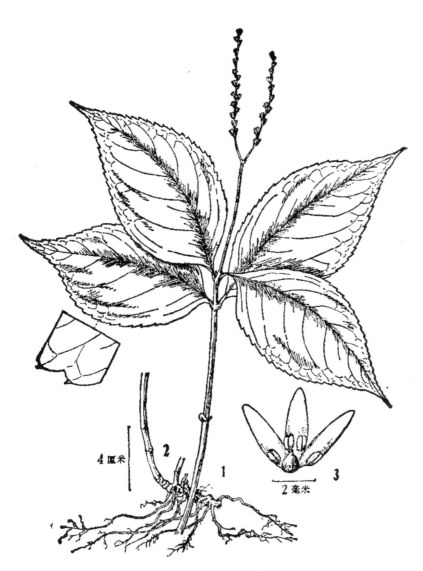

图28 大叶及己（金粟兰科）
Chloranthus henryi Hemsl.
1.植株上部； 2.根； 3.花。

157

1949

新 中 国
地 方 中 草 药
文 献 研 究
(1949—1979年)

1979

多 穗 石 柯

地方名 甜茶（通称）。

形态特征 常绿乔木。树皮灰褐色。小枝纤细，仅幼时被柔毛。叶互生，革质，卵状披针形或近椭圆形，先端渐尖，基部楔形，全缘，背面粉绿色，侧脉10—12对。春末，枝顶生多数穗状花序，集成圆锥花序。果穗长7—8寸，坚果卵形，外包浅盘状壳斗。（图29）

生长环境及采集期 生于温暖的山地，在土壤湿润肥沃的山谷中生长最好。春夏采叶。

性味 甜。

应用 高血压。

用量 三至五钱。

158

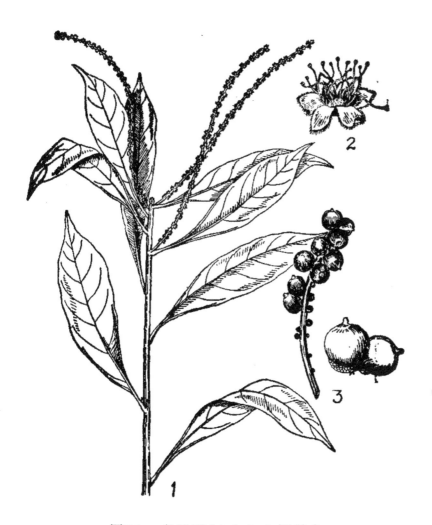

图29 多穗石柯（山毛榉科）
Lithocarpus polystachya Rehd.
1.花枝； 2.雄花； 3.花序和果实。

159

1949
新 中 国
地 方 中 草 药
文 献 研 究
(1949—1979年)
1979

白　栎

地方名　栲子(衢县、江山、义乌)。

形态特征　落叶小乔木。树皮灰白色。小枝有毛。叶倒卵形至椭圆状倒卵形,先端钝，茎部楔形,边缘波状或浅裂,侧脉 8 —14对,叶背密被灰色星状毛。坚果长卵形,壳斗盘状。（图30）

生长环境及采集期　生于向阳山坡、杂木林内及灌木丛中。全年可采蒲(虫瘿)。

应用　疝气。

用量　三至五钱。

160

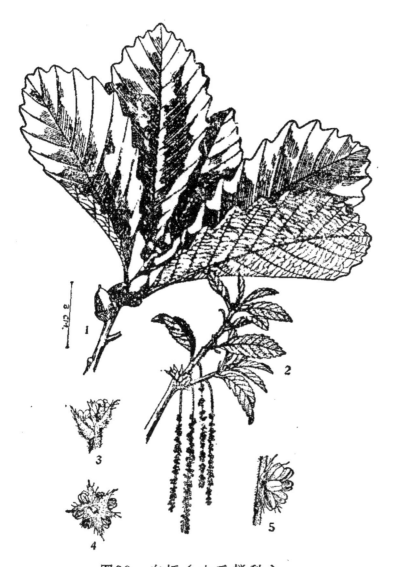

图30 白栎（山毛榉科）

Quercus fabri Hance

1.果枝；2.雄花枝；3.雌花；4.5.雄花。

161

1949

新 中 国
地 方 中 草 药
文 献 研 究
(1949—1979年)

1979

短 柄 枹

地方名　细叶栎子（金华、衢县、东阳），栎子（兰溪、武义），细叶杂柴（浦江），栎子树（永康）。

形态特征　落叶乔木。树皮暗灰色，纵裂。嫩枝被黄色柔毛。叶互生，椭圆状倒卵形，边缘具粗锯齿，齿端有腺状尖头，稍向内弯；侧脉7—12对，柄短。春季开单性花，雄花成下垂的柔荑花序；雌花1—2朵，腋生。壳斗包住坚果下部三分之一。（图31）

生长环境及采集期　生长在向阳的山坡或混生在杂木林中。全年采根。

应用　胃痛，闹羊花中毒。

用量　五钱至二两。

162

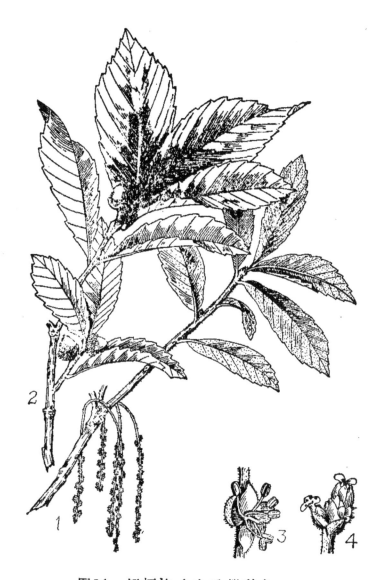

图31　短柄袍（山毛榉科）
Quercus glandulifera Bl. var. brevipetiolata
Nakai
　　1.花枝；2.果枝；3.雄花；4.雌花。

163

1949
新　中　国
地方中草药
文　献　研　究
(1949—1979年)
1979

榔　榆

地方名　细叶榔(金华)，小叶榔(兰溪、永康)，金丝榔(衢县)，烂皮树(开化)，榔叶树(常山)，榔树(义乌)，榆树(东阳)，天雷榆(武义)。

形态特征　落叶乔木。树皮灰褐色，鳞片状剥落，露出褐色斑痕。小枝红褐色，有明显皮孔及柔毛。叶互生，椭圆形、卵形或倒卵形，先端尖或渐尖，基部圆形而两侧不对称，边缘有锯齿，表面粗糙，侧脉明显。秋季叶腋开黄花。果扁平，卵形，周围有膜质的翅，顶端凹头。（图32）

生长环境及采集期　生在平原丘陵地或路边、溪旁。夏秋采叶，全年采根皮。

性味　苦、寒。

功能　清热，消肿解毒。

应用　乳腺炎，腰肌劳损。外敷：水火烫伤，疖肿。

用量　一至二两。

164

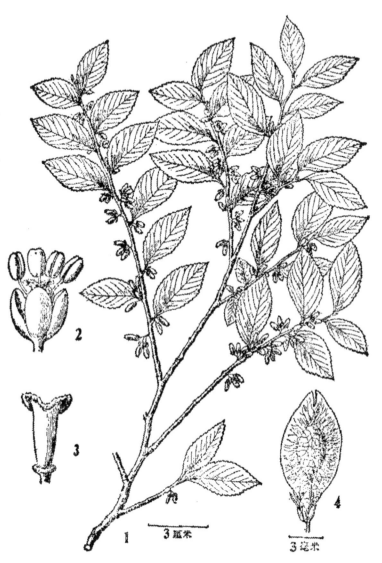

图32 榔榆（榆科）
Ulmus parvifolia Jacq.
1.果枝；2.花；3.雄蕊；4.果实。

165

1949
新 中 国
地方中草药
文 献 研 究
(1949—1979年)
1979

匍 蟠

地方名 细叶构皮柴（江山），牵藤纸皮柴（开化），细叶里皮（东阳），姑藤（浦江）。

形态特征 落叶灌木。枝条细长，有时带蔓性，茎叶折断后有乳汁。叶互生，卵椭圆形或卵披针形，顶端长尖，基部偏斜，圆形或稍呈心形，边缘有锯齿，有时深裂，基部三出脉明显，两面有毛，质地粗糙；形似构树，但叶形小而质薄。春季，叶腋开单性花，雌雄同株。雄花序椭圆形，雌花序球形。果实径约3分左右。（图33）

生长环境及采集期 生于山坡疏林内的一般呈直立灌木状；生于田塍边、石砌上和墙脚边的呈蔓生状态。夏秋采根。

功能 祛风活血，解毒利尿。

应用 风湿痹痛，腹股沟淋巴结炎，跌打损伤。嫩叶可治全身水肿。树汁外用治局限性皮炎，牛皮癣。

用量 五钱至一两。

166

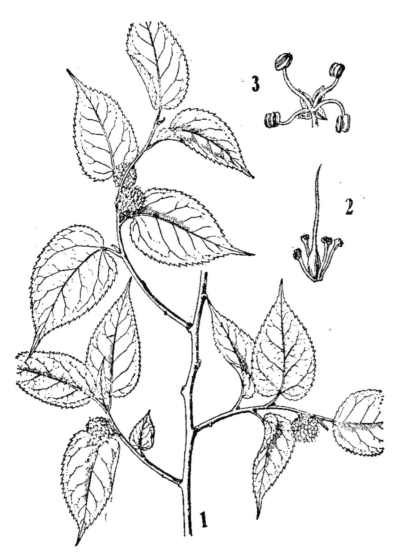

图33 匍蟠（桑科）
Broussonetia kazinoki Sieb. et Zucc.
1.果枝； 2.雌花； 3.雄花。

167

1949
新 中 国
地 方 中 草 药
文 献 研 究
(1949—1979年)
1979

构　树

地方名　构树、谷树（通称）。

形态特征　有乳汁落叶乔木。树皮暗灰色，平滑。小枝粗壮，密生绒毛。叶互生，有长柄，质厚而粗糙，广卵形至长圆状卵形，先端渐尖，基部略偏斜，圆至心形，边缘有粗齿，在幼时常有 2 — 3 缺刻，二面均有毛；托叶膜质，大而脱落。初夏开单性花，雌雄异株。雄花序腋生，圆柱形，长 2 — 2.5寸，雌花序头状。果球形，肉质，熟时鲜红色。（图34）

生长环境及采集期　多生长在山坡、旷野或村落附近，耐干燥瘠薄。夏秋采根。

性味　甘、寒。

功能　强筋骨，补虚劳。

应用　阳萎，水肿，癣，疖肿，跌打损伤，痢疾，鼻出血，目翳。

用量　三至五钱。

168

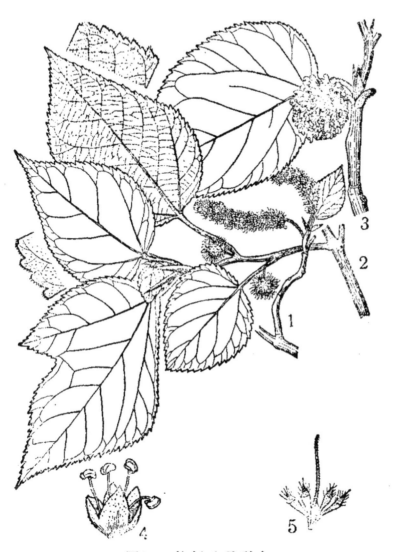

图34　构树（桑科）

Broussonctia papyrifera (Linn.) Vent.
1.雄花枝；2.雌花枝；3.果枝；4.雄花；
5.雌花。

169

1949

新 中 国
地 方 中 草 药
文 献 研 究
(1949—1979年)

1979

蓃 芝

地方名　千层皮（通称），野黄芪（兰溪、衢县），鸡脱裤（金华）。

形态特征　常绿灌木，有乳汁。主根较长，根皮棕黄色，薄片状易剥落。茎刺直或略弯。叶互生，革质，椭圆状卵形至长椭圆状卵形，先端渐尖、钝或微凹，基部楔形，全缘，侧脉 8 —10对。春季开单性花，成头状花序。果球形。（图35）

生长环境及采集期　生于溪谷两旁的岩石上及杂木林边。全年采根。

性味　微苦辛、温。

功能　活血止痛。

应用　风湿痹痛，跌打损伤，白带过多，产后恶露不净。

用量　五钱至一两。

170

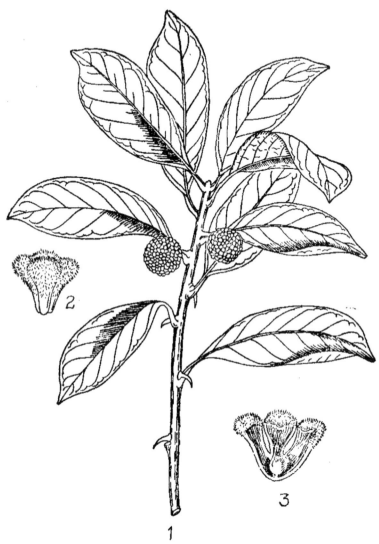

图35　柘芝（桑科）
Cudrania cochinchinensis (Lour.) Kudo et
Masam.
1.果枝；2.雄花；3.雌花纵切面。

171

1949
新　中　国
地 方 中 草 药
文　献　研　究
(1949—1979年)
1979

台　湾　榕

地方名　大叶香藤、大叶牛奶藤（衢县），凤阳柴（开化）。

形态特征　有乳汁落叶灌木。枝柔弱，淡黄褐色，小枝和叶柄初时被疏毛，后脱落。叶互生，倒卵状披针形或倒卵状长圆形，先端渐尖，基部楔形，全缘或具1—2钝齿，托叶早落，在茎上留一环状痕迹。花单生，多数隐藏在梨形或球形的花托内，成隐头花序。果绿色或紫红色，叶腋单生，长2—3分，宽2分左右，有短柄。近似种琴叶榕，叶为琴形或倒卵形，先端突尖，中部常收缩，基部圆到阔楔形，果有短柄。此外还有一种异叶榕，叶形变化很大，先端长渐尖，基部圆形到心形，全缘偶3裂，果无柄，幼枝被粘质锈色硬毛，可以相区别。（图36）

生长环境及采集期　生于山坡溪边、灌木丛中。夏季采根。

性味　辛微涩、平。

功能　活血补血，祛风利湿，清热解毒。

应用　乳汁缺少，月经不调，腰脊疼痛，跌打损伤，湿热黄疸，背痛，乳痈。异叶榕和琴叶榕作用相似。

用量　五钱至二两。

172

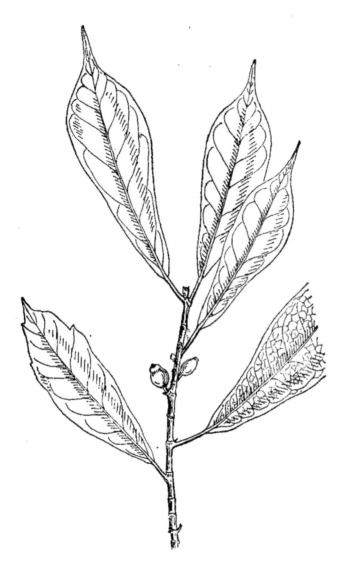

图36 台湾榕（桑科）
Ficus formosana Maxim.
果 枝

173

1949
新中国
地方中草药
文献研究
(1949—1979年)
1979

薜　荔

中药名　木莲果。

地方名　木莲藤(金华、永康)，凉粉藤(兰溪、江山、开化、常山、义乌)，石板藤(衢县、浦江)，吸壁藤(衢县、兰溪)，木莲蒲、乒蓬(东阳)，墙蓬(武义)。

形态特征　常绿木质藤本，有乳汁。小枝有棕色绒毛。叶互生，厚革质，椭圆形或倒卵形，先端钝，基部圆形或稍心脏形，全缘，背面有明显隆起的网状脉。果具短柄，腋生，绿色，熟时黑紫色，梨形或倒卵形。（图37）

生长环境及采集期　常攀缘在岩壁、大树上以及土墙上。常年采茎藤晒干备用，秋采果。

性味　果实：甘、平。根茎：酸、平。

功能　活血，止血，清热解毒。

应用　乳汁缺少，腰膝痠痛，婴儿湿疹，疖肿，疣，吐血，跌打损伤，口腔炎，鞘膜积液，慢性肾炎。

用量　茎藤：五钱至一两。果实：三至五钱。

174

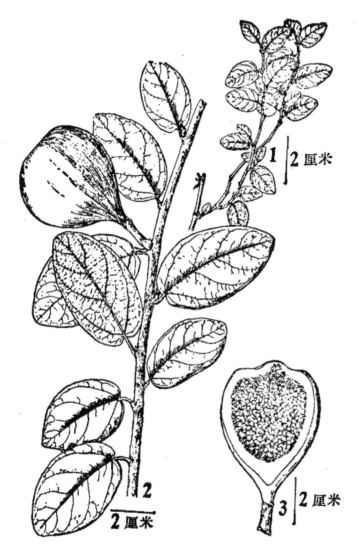

图37 薜荔（桑科）
Ficus pumila Linn.
1.不结果幼枝；　2.果枝；　3.雄花花托纵切面。

175

1949

新 中 国
地方中草药
文 献 研 究
(1949—1979年)

1979

葎 草

地方名 拉拉藤（通称），五爪龙（金华），刷草（江山）。

形态特征 一年生草质藤本。枝和叶柄均具倒生刺。叶对生或互生，有粗糙刺毛。掌状5深裂，稀为3—7裂，裂片卵形或卵状披针形，先端锐尖或渐尖，基部心形，边缘具粗锯齿。秋季开黄绿色单性小花，雄花成大形圆锥状花序，雌花成短穗状花序。瘦果卵形。（图38）

生长环境及采集期 生于路旁、沟边、荒地、篱旁及屋旁。夏采全草，秋采花。

性味 甘苦、寒。

功能 消肿利尿，清热解毒。

应用 潮热，痢疾，肠炎，尿路感染，尿路结石，水肿，疮疖痈肿，毒蛇咬伤。

用量 五钱至一两。

176

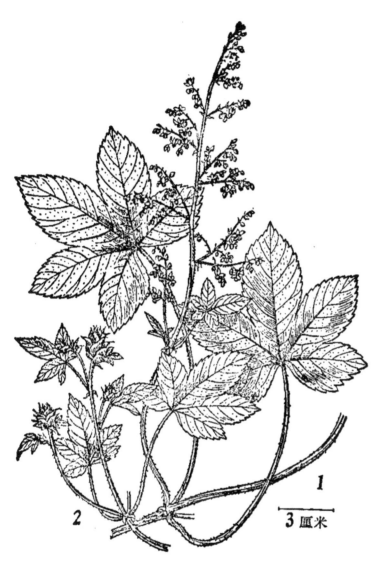

图38　葎草（桑科）

Humulus scandens (Lour.) Merr.

1.生雄花的枝，　2.生雌花的枝。

177

1949

新 中 国
地 方 中 草 药
文 献 研 究
(1949—1979年)

1979

苧　麻

地方名　真麻(东阳、永康、武义)，麻(常山)。

形态特征　多年生大形草本，高达4－5尺。茎单一或少分枝，与叶柄均密生灰白色毛。叶互生，广卵形或卵圆形，顶端尾尖，基部圆形，边缘有粗大锯齿，背面密生白色绵毛。秋季开单性花，簇集成团再形成圆锥花序。瘦果细小，集合成小球状。近似种野苧麻，叶形较小，可以区别。（图39）

生长环境及采集期　喜湿润而肥厚的土壤，常栽培。夏秋采根及叶。

性味　甘、寒。

功能　清热解毒，安胎止血。

应用　胎动不安，痈肿疔疮，毒蛇咬伤，尿路感染，跌打损伤，外伤出血，腮腺炎，脱肛。

用量　五钱至一两。

178

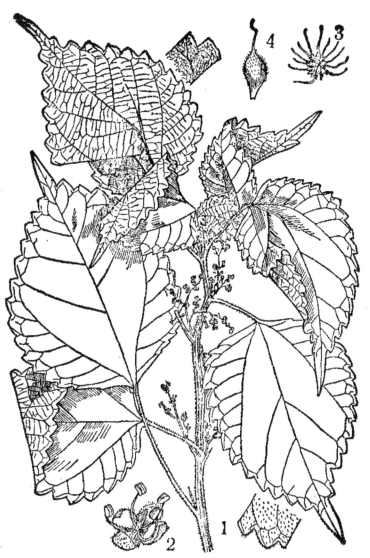

图39 苧麻（荨麻科）
Boehmeria nivea (Linn.) Gaudich.
1.茎的上部；2.雄花；3.雌花簇；4.果实。

179

1949

新　中　国
地 方 中 草 药
文 献 研 究
(1949—1979年)

1979

糯米团（蔓苧麻）

地方名　糯米草（衢县、永康），糯米藤、糯米团（义乌），公苋（江山）。

形态特征　多年生草本。茎细长，蔓生，常带红紫色，有白色柔毛。叶对生，近无柄或有短柄，长卵形或卵披针形，先端渐尖，基部圆或微心形，全缘，基三出脉，被平伏硬毛。夏季，叶腋中簇生淡绿色单性小花。瘦果三角状卵形，有纵棱，黑色。（图40）

生长环境及采集期　生长在林下阴处及潮湿地带。夏秋采全草。

性味　甘、温。

功能　健脾补肾，益气血。

应用　劳伤脱力，贫血，白带过多，消化不良。

用量　五钱至一两。

180

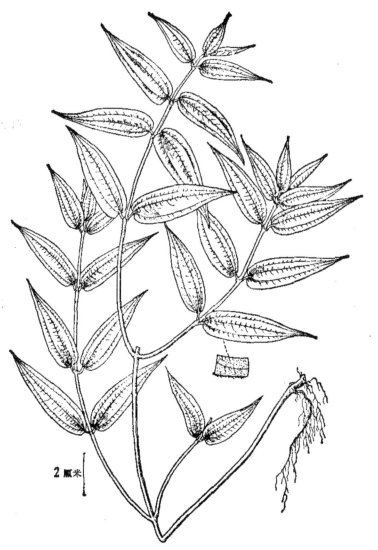

图40 糯米团（荨麻科）
Memorialis hirta (Blume) Wedd.

2厘米

181

1949

新 中 国
地 方 中 草 药
文 献 研 究
(1949—1979年)

1979

马 兜 铃

中药名　青木香(根)，天仙藤(茎)，马兜铃(果)。

地方名　青木香(通称)。

形态特征　多年生缠绕草本。根茎呈圆柱形，黄褐色，有芳香。茎细长扭曲，光滑无毛。叶互生，卵披针形，先端渐狭而钝，具短尖，基部心脏形，两侧成耳形，具5—7条叶脉。夏末叶腋单生紫绿色花，侧向开放，略似喇叭状，有恶臭。蒴果成熟时分成6个瓣裂。(图41)

生长环境及采集期　秋采根、茎叶及果。

性味　辛苦、微寒。果实有小毒。

功能　止痛解毒，行气利水。

应用　果治咳嗽气喘，肺热咳血，狐臭。藤治妊娠水肿，风湿肿痛，腹水。根治胸腹作痛，疝气，痈，毒蛇咬伤。

用量　一至三钱。

182

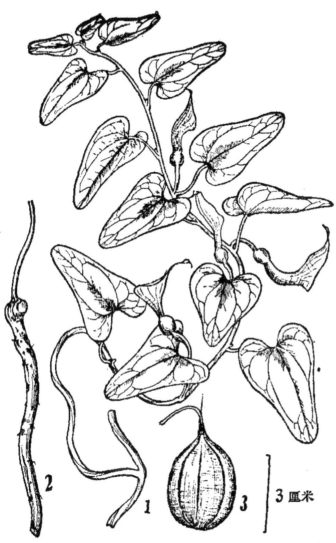

图41 马兜铃（马兜铃科）
Aristolochia debilis Sieb. et Zucc.
1.花枝； 2.根； 3.果实。

3厘米

183

1949

新 中 国
地 方 中 草 药
文 献 研 究
(1949—1979年)

1979

大叶马兜铃

地方名 香藤(通称),大叶马兜铃(开化)。

形态特征 有香气的落叶藤本。老茎下部木质而强韧,常蔓延在地表下,土黄色;嫩枝及幼叶具有密软毛,后渐脱落。叶互生,有柄,排列较疏,叶片卵心形或圆卵形,先端钝或尖头,基部心形,全缘,二面有细毛。幼枝上常生有较狭长的叶,基部垂耳状。初夏,叶腋单生淡黄色带紫色的花,单花被管状,中部向上侧弯曲。蒴果长椭圆形,有6棱。种子椭圆形,背面圆,腹面凹入,中央有一条隆线。(图42)

生长环境及采集期 生于山坡乱石堆中及林缘。夏秋采根及老茎,秋采果。

性味 苦、寒。

功能 清凉解毒,活血利湿。

应用 腹痛,痢疾,败血症,毒蛇咬伤,骨髓炎,痈疖,湿疹。

用量 五钱至一两。

184

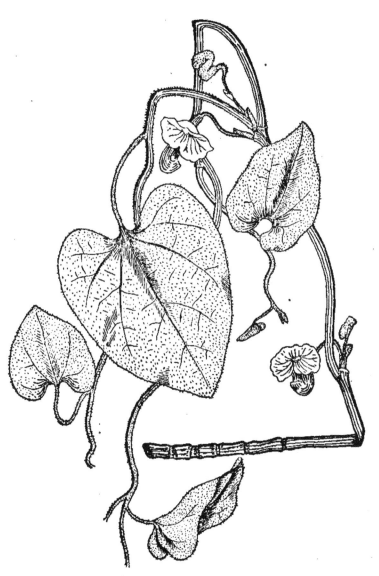

图42 大叶马兜铃（马兜铃科）
Aristolochia Kaempferi Willd.

185

1949
新 中 国
地 方 中 草 药
文 献 研 究
(1949—1979年)
1979

杜衡（福氏细辛）

中药名 细辛。

地方名 马蹄香（通称），马蹄细辛（义乌、东阳、永康），土里开花（衢县），土细辛（兰溪）。

形态特征 多年生矮小草本。根茎短，生多数黄白色须根，有特殊的辛香气味。叶2—3片，基出，质硬，马蹄形，顶端钝尖，圆形，或微凹，基部深心形，二侧略成耳状；表面深绿色，有光泽，杂有白斑。春季，贴近地面开花。花单生，钟形，外黄褐色，内紫色；花被裂片，直立有隆起的网纹。近似种细辛，须根较细长，味特辛辣，叶为圆卵状心形，顶端急锐尖，基部深心形，质薄。花淡绛红色，花被裂片水平开展。可以区别。（图43）

生长环境及采集期 全年可采根。

性味 辛、温。有小毒。

功能 行气化痰，发散风寒，散结止痛。

应用 风寒感冒，喘咳，中暑腹痛，风湿痹痛，跌打损伤，牙痛，毒蛇咬伤。

用量 煎服：五分至一钱。吞服：二至三分。

186

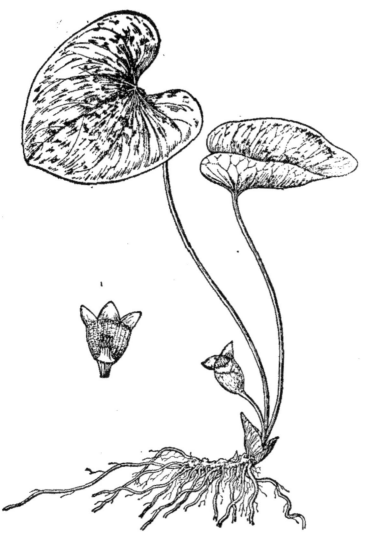

图43 杜衡（马兜铃科）
Asarum forbesii Maxim.
植株全形和花剖开

187

1949
新 中 国
地 方 中 草 药
文 献 研 究
(1949—1979年)
1979

野 荞 麦

地方名 荞麦三七(金华、浦江),金锁银开（衢县、开化),野乌麦(江山),野花麦(永康、武义)。

形态特征 多年生草本。与荞麦外形很相似,但其地下有坚硬块根, 植株较粗壮。叶形较阔大,为三角形或扁阔三角形, 顶端常突尖。花白色成疏散的圆锥花序可以与荞麦区别。（图44）

生长环境及采集期 野生于旷野路边、溪沟边及阴湿瘠薄的山地。夏秋采块根。

性味 辛、寒。

功能 凉血活血,清热利湿。

应用 月经不调,产后子宫收缩痛,白带过多,腰肌劳损,痢疾,盗汗,胃痛,慢性肝炎,疝气,流火,乳痈,扁桃腺炎,毒蛇咬伤。

用量 五钱至二两。

188

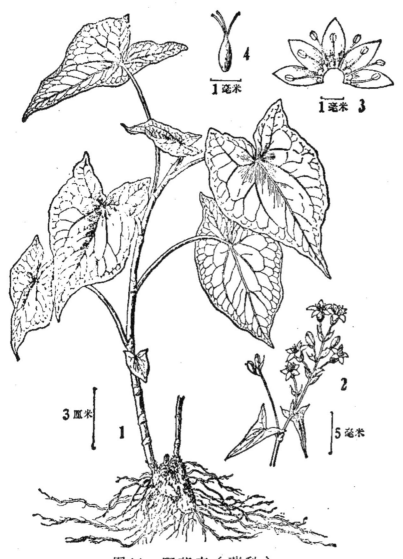

图44　野荞麦（蓼科）

Fagopyrum cymosum (Trev.) Meisn.

1.植株全形；2.花枝；3.花剖开；4.雌蕊。

189

1949
新 中 国
地 方 中 草 药
文 献 研 究
(1949—1979年)
1979

萹 蓄

中药名　萹蓄。

地方名　竹节草（开化、东阳），瓜子草（江山），路边草（衢县），萹竹（金华）。

形态特征　一年生小草本。茎平卧或斜上，多分枝，幼枝具角棱。叶互生，椭圆形至披针形，先端钝或尖锐，基部楔形，全缘，托叶鞘膜质。夏秋间叶腋簇生绿白色或稍带红色小花。瘦果三角形，黑色，外包宿存花被。（图45）

生长环境及采集期　耐干旱，通常生于旷野或路旁。夏秋采全草。

性味　苦、平。

功能　利尿，消炎，止泻。

应用　尿路感染，白带过多，水肿，腹痛，湿疹。

用量　五钱至一两。

190

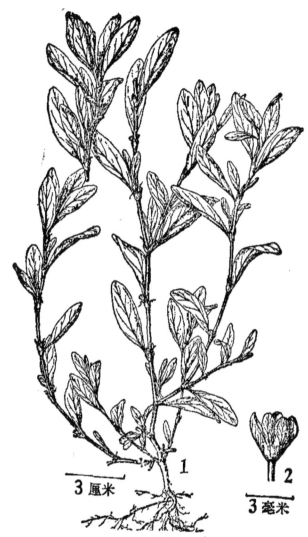

图45 萹蓄（蓼科）

Polygonum ariculare Linn. var. vegetum Ledeb.

1.植株全形； 2.花。

191

1949
新 中 国
地 方 中 草 药
文 献 研 究
(1949—1979年)
1979

虎　杖

中药名　虎杖。

地方名　活血龙（通称），虾蟆竹（常山），蛙蟆竹（东阳、武义），树叶皇（江山），老酒梗、山火筒（衢县）。

形态特征　多年生高大草本，高6尺左右。根茎木质，黄褐色。茎中空，嫩时有红紫色斑点，节膨大。叶互生，阔卵形或卵椭圆形，先端短锐尖，基部圆形、截形或楔形，全缘；托叶鞘膜质，褐色。夏季，叶腋开白色或红色的单性小花，成圆锥花序。瘦果卵形，暗棕色，具三棱形的翅。（图46）

生长环境及采集期　喜潮湿，多生于山谷、溪旁、河岸、路旁草丛中。秋采根茎。

性味　酸、微温。

功能　活血止血，利湿润肺，杀虫解毒。

应用　水火烫伤，风湿痹痛，闭经，小便不通，肺热咳嗽，慢性肝炎，腹泻，癣，毒蛇咬伤。

用量　三至五钱。

192

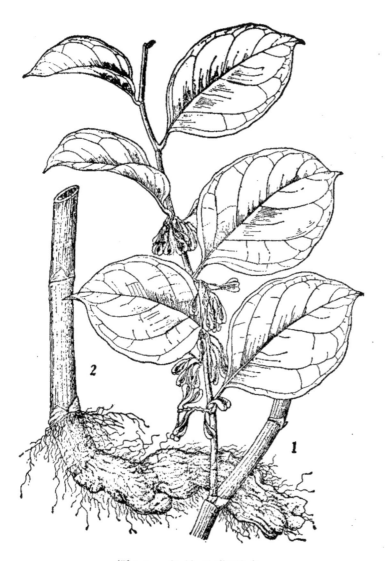

图46 虎杖（蓼科）
Polygonum cuspidatum Sieb. et Zucc.
1.植株的一部分；　2.茎的基部及根。

193

1949
新 中 国
地 方 中 草 药
文 献 研 究
(1949—1979年)
1979

水　蓼（辣蓼）

地方名　辣蓼（通称），大水蓼（金华、永康），辣人草（义乌），辣草（浦江）。

形态特征　一年生草本，高达 2 — 3 尺。茎基部稍伏卧，上部直立，光滑，节膨大。叶互生，披针形或椭圆状披针形，顶端尖锐，基部楔形，边缘及脉上有毛；托叶膜质，有缘毛，包围在茎节上。秋季开淡红色小花，成纤细下垂的总状花序。瘦果扁平，黑色，外包宿存的萼片。蓼的种类很多，但本种的叶极辛辣，至少有 1 — 2 个瘦果包在托叶鞘筒内，可区别。（图47）

生长环境及采集期　常生长在水沟边、路边及潮湿的地带。夏秋采全草及嫩叶。

性味　辛、温。

功能　解毒、利尿。

应用　浮肿，痢疾，灭蛆。

用量　五钱至一两。

194

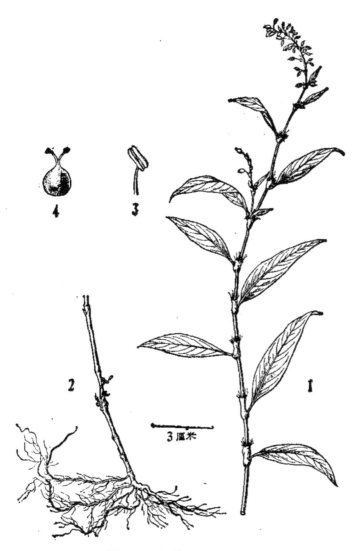

图47 水蓼（蓼科）
Polygonum hydropiper Linn.
1.植株上部；2.根；3.雄蕊；4.雌蕊。

195

1949
新 中 国
地 方 中 草 药
文 献 研 究
(1949—1979年)
1979

何 首 乌

中药名 首乌(块根),夜交藤、首乌藤(茎)。

地方名 何首乌(通称)。

形态特征 多年生草质藤本。具黑褐色肥大块根。叶互生,有柄,卵状心脏形,全缘或略呈波状,纸质,托叶鞘干膜质,褐色,围生于茎节上。秋季开绿白色小花,成顶生或腋生圆锥花序。瘦果黑色,卵形至椭圆形,具三棱形翅。(图48)

生长环境及采集期 生于山坡林缘、石隙或路边、墙旁等地。秋采块根,夏采茎藤。

性味 藤叶:苦甘涩、温。根:苦涩、微温。

功能 藤叶:安神补心,祛风湿。块根:补肝肾,益精血。

应用 失眠,多汗,贫血,头昏目花,风疹,痔瘘,便闭。

用量 五钱至一两。

196

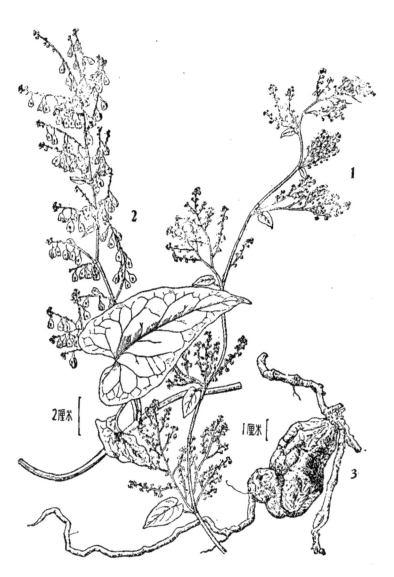

图48　何首乌（蓼科）
Polygonum multiflorum Thunb
1.花枝；2.果枝；3.块根。

197

1949
新 中 国
地 方 中 草 药
文 献 研 究
(1949—1979年)
1979

荭　草

中药名　水红花子、水红子(果)。

地方名　酒药蓼(东阳)，酒药草(衢县、义乌)，大蓼(永康、浦江)，大蓼草(兰溪、义乌)，酒曲草(开化)，酒酿曲(武义)。

形态特征　一年生高大草本，高6尺左右。茎直立，多分枝，全株密被粗长毛。叶互生，卵形，顶端渐尖，基部圆形或带心形，全缘，二面具粗长毛及腺点；托叶鞘上部展开成环状，绿色，下部膜质褐色。夏季开淡红色或白色的花，集成圆柱形的穗状花序，常下垂。瘦果扁圆，黑色，外包有宿存的花被。（图49）

生长环境及采集期　生于荒野路旁、村房屋角常见栽培。夏秋采茎、花，秋采果。

性味　果实：咸、微寒。

功能　果实：清热明目。花：散瘀，止痛。

应用　果实治颈淋巴结核，疝气，消渴，产后腹痛。花治食积胃痛。全草治痢疾，风湿性关节炎。

用量　五钱至一两。

198

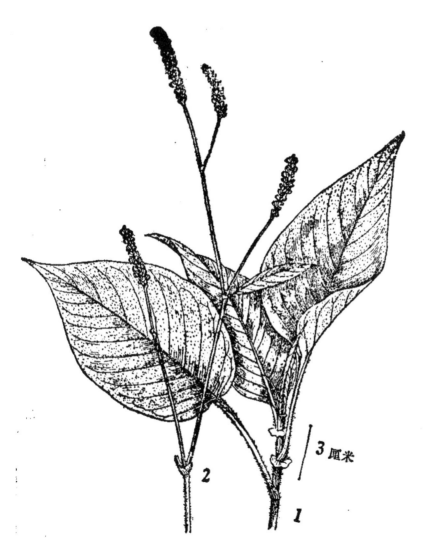

图49 荭草（蓼科）
Polygonum orientale Linn.
1.枝的顶端； 2.花枝。

199

1949

新 中 国
地 方 中 草 药
文 献 研 究
(1949—1979年)

1979

杠 板 归

中药名 河白草。

地方名 刺犁头(兰溪、东阳、金华),蛇倒退(衢县、义乌),犁头酸草(江山),犁头藤(开化),豆腐皮(常山),三角麦饼(永康),牛口舌(浦江),花麦刺(武义)。

形态特征 一年生蔓性草本。茎具棱,棱及叶柄上均有倒生钩刺。叶互生,三角形,盾状着生于长的叶柄上,背面主脉上具小钩刺;托叶鞘绿色叶状,环形,穿茎。夏季开粉红色花,成短穗状花序。瘦果球形,外包蓝色花被。(图50)

生长环境及采集期 常生于田野、路旁及溪沟边。夏季采全草。

性味 苦、平。

功能 活血散瘀,解毒消肿。

应用 湿疹,带状疱疹,稻田皮炎,钩虫性皮炎,疔疮痈疖,毒蛇咬伤,痢疾。

用量 五钱至一两。

200

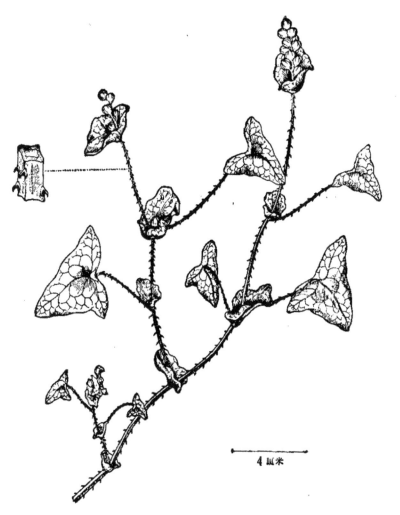

图50 杠板归（蓼科）
Polygonum perfoliatum Linn.

1949
新中国
地方中草药
文献研究
(1949—1979年)
1979

酸　模

地方名　土大黄(金华、兰溪、永康)，癣大黄(义乌、东阳)，癣黄(浦江、武义)，酸老酒(衢县)，野菠菜(常山)。

形态特征　多年生草本，高可达3尺，有酸味。根多数，黄色。茎具棱，略带红紫色。基出叶丛生，卵状椭圆形，叶基呈箭形，全缘，有时略呈波状；茎生叶下部具柄，上部无柄；托叶鞘膜质。初夏开淡绿紫色单性花。瘦果三棱形。近似种羊蹄，植株通常绿色，叶基部心形，花两性，可以区别。（图51）

生长环境及采集期　生于旷野湿地、溪沟边及山坡草丛中。夏秋采根及全草。

性味　叶：酸。根：微苦、寒。

功能　杀虫。

应用　外用治疥疮，皮肤癣症。

用量　一至三钱。一般作外用。

202

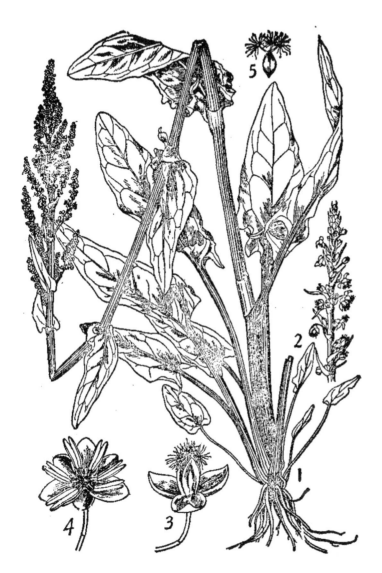

图51 酸模（蓼科）
Rumex acetosa Linn.
1.植株全形；2.雌花序的一部分；3.雌花；
4.雄花；5.雌蕊。

203

1949

新　中　国
地方中草药
文　献　研　究
(1949—1979年)

1979

牛　膝

中药名　土牛膝。

地方名　白牛膝（白色），红牛膝（红色），土牛膝（通称）。

形态特征　多年生草本，高1—3尺。地下有圆柱形的根茎及多数细长的肉质根，土黄色。茎直立，方形，节膨大。叶对生，椭圆形或广披针形，二面疏生细毛。夏季开绿色小花，密集成腋生或顶生的穗状花序。果实长圆形，外包宿存花被，在花后倒挂。近似种柳叶牛膝（长叶牛膝），根、叶呈红色，茎多分枝，叶披针形，可以与牛膝相区别。（图52）

生长环境及采集期　生长在路旁、水沟边或林下。秋冬采根茎及根。柳叶牛膝则常栽培，根作红牛膝入药。

性味　苦涩、平。

功能　活血散瘀。

应用　白喉，扁桃腺炎，月经不调，闭经，胞衣不下，跌打损伤，风湿痹痛，肾虚腰痛，角膜炎。

用量　五钱至一两。

204

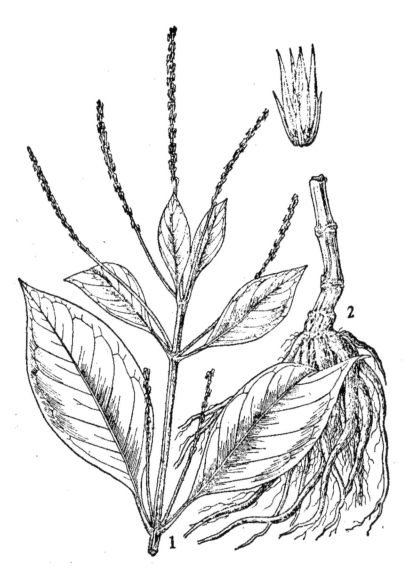

图52 牛膝（苋科）
Achyranthes bidentata Blume
1.植株的上部；2.根；右上角是放大的果实。

205

1949

新　中　国
地 方 中 草 药
文 献 研 究
(1949—1979年)

1979

紫　茉　莉

地方名　胭脂花（通称），水粉花（金华、永康、浦江）。

形态特征　一年生草本，高 2—3 尺，全株光滑无毛。主根粗肥，圆锥形。茎粗壮，多分枝，节部往往膨大。叶对生，卵形或阔卵形，顶端渐尖，基部圆形或稍心形，全缘。夏秋季开紫红色、黄色或白色喇叭状花，1—9 朵成顶生聚伞花序，有短柄。瘦果球形，熟时黑色。（图53）

生长环境及采集期　常栽培。春末至初冬采根或种子，一般以花白色者供药用。

性味　辛、寒。有小毒。

功能　祛风，凉血，活血，解毒。

应用　风湿痛，白带过多，糖尿病，疥疮，咳血，扁桃腺炎，痈肿。

用量　五钱至一两。孕妇忌服。

206

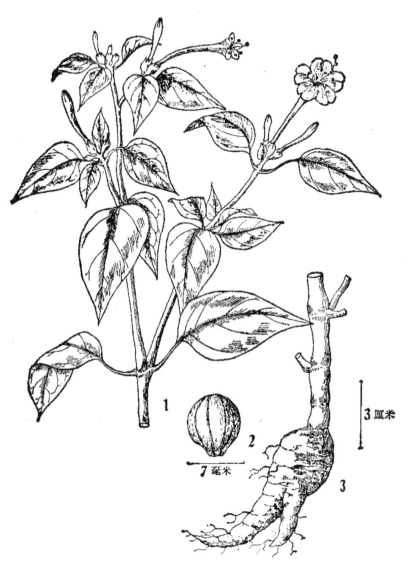

图53　紫茉莉（紫茉莉科）
Mirabilis jalapa Linn.
1.花枝；　2.果实；　3.根。

207

1949

新　中　国
地 方 中 草 药
文　献　研　究
(1949—1979年)

1979

马　齿　苋

中药名　马齿苋。

地方名　猪母花(金华、兰溪)，猪娘藤(武义)，酸苋(江山、东阳、永康)，红酸苋(浦江)，紫马苋(义乌)，爬地苋(开化)，千爿苋(衢县)，别极细(常山)。

形态特征　一年生肉质草本。茎分枝，平卧或斜上，有时带红紫色。叶对生或互生，倒卵形、长椭圆形或匙形，顶端钝圆，基部狭窄成短柄，全缘。夏季枝端开淡黄色小花，3—5朵成聚伞花序。蒴果成熟时横裂。（图54）

生长环境及采集期　生长在向阳的菜园、屋旁及路边。夏秋采全草。

性味　酸、微寒。

功能　清热，解毒，利尿。

应用　细菌性痢疾，尿路感染，下肢慢性溃疡，刀伤出血。

用量　五钱至一两。

208

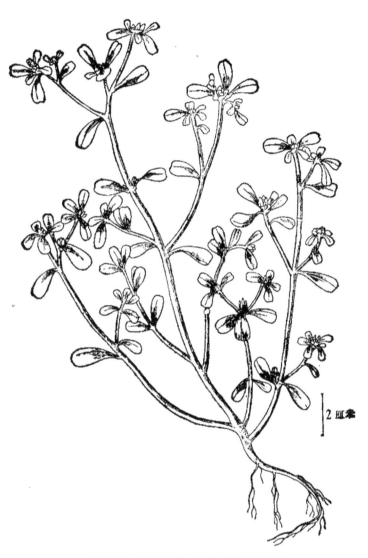

图54 马齿苋（马齿苋科）
Portulaca oleracea Linn.

209

1949
新 中 国
地 方 中 草 药
文 献 研 究
(1949—1979年)
1979

瞿　麦

中药名　瞿麦。

地方名　瞿麦(通称)。

形态特征　多年生草本，高1—2尺。全株粉绿色。茎上部两叉状分枝，节膨大。叶对生，线形或线状披针形，基部抱茎，全缘。秋季枝顶开淡紫色淡红色或偶有白色的大形花，成聚伞花序，花瓣先端丝裂。蒴果熟时上端成4个齿裂。（图55）

生长环境及采集期　生于山坡草丛或山麓路边、溪滩等地，也有栽培。夏秋采全草。

性味　苦、寒。

功能　利尿通淋，破瘀消肿。

应用　水肿，尿路感染，尿路结石，月经不调。

用量　三钱至一两。

210

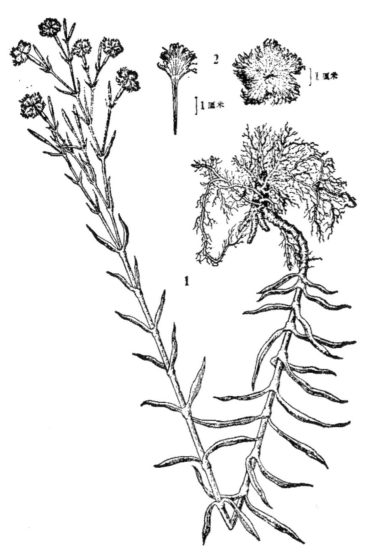

图55 瞿麦（石竹科）
Dianthus superbus Linn Var.
Longicalycinus (Maxim.) Williams
1.植株全形； 2.花及花瓣（示爪）。

211

1949
新中国
地方中草药
文献研究
(1949—1979年)
1979

野蚊子草

地方名　八月白（衢县），土东洋参（常山），小仙桃草（浦江），白花瞿麦（义乌、东阳），野瞿麦（武义），银壶并（东阳）。

形态特征　多年生草本，高 2—4 尺左右。主根粗壮，圆锥形，黄白色。茎直立，基部稍带木质，分枝很多，有时成簇生状；茎上部及花梗有粘毛。叶对生，线状披针形或倒披针形。夏秋茎顶开白色或淡红色的花，成聚伞花序。蒴果呈棍棒状，成熟时顶端6个齿裂。（图56）

生长环境及采集期　生于溪滩、田野及山坡草丛中。夏秋采根。

性味　辛涩、凉。

功能　解毒，清热，利尿，祛风湿。

应用　高热惊风，黄疸，尿路感染，遗精，跌打损伤，风湿痛，肺结核，扁桃腺炎，毒蛇咬伤。

用量　三至五钱。

212

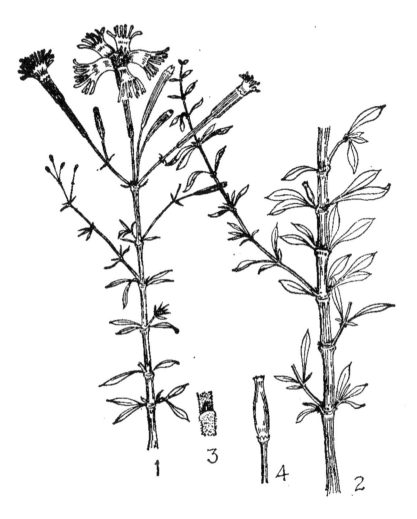

图56　野蚊子草（石竹科）
Silene fortunei Vis.
1.花枝；2.茎叶的一部分；3.茎节放大；
4.除去花冠的花。

213

1949

新 中 国
地 方 中 草 药
文 献 研 究
(1949—1979年)

1979

草　乌

中药名　草乌(主根),附子(侧根)。

地方名　草乌(通称)。

形态特征　多年生草本,高可达 3 尺左右。地下有狭长纺锤形或倒卵形的块根,暗褐色,旁边可连生新块根。叶互生,掌状 3 全裂,中央裂片菱形,再 3 裂,边缘有缺刻状锯齿,二侧裂片 2 — 3 深裂,边缘有粗齿,除叶脉外光滑无毛。秋季开蓝紫色花,成短圆锥状花序,花序上密生开展的绒毛,蓇葖果 3 — 5 个,狭长圆形,顶端有嘴状短钩。（图57）

生长环境及采集期　生于山坡草丛中及林下阴湿草丛内。秋采主根及侧根。

性味　辛苦、大热。有大毒。

功能　疏散风寒,利湿止痛。

应用　跌打损伤,风湿痹痛,下肢慢性溃疡。

用量　三至五分。

214

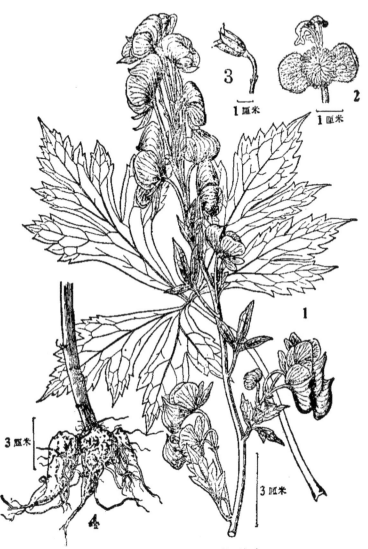

图57 草乌（毛茛科）
Aconitum carmichaeli Debx. var.
hwangshanicum. W. T. Wang et Hsiao
1.花枝及茎下部的叶； 2.花展开示花瓣，侧生
萼片及雌雄蕊；3.蓇葖果；4.根。

215

1949

新 中 国
地 方 中 草 药
文 献 研 究
(1949—1979年)

1979

威 灵 仙

中药名　威灵仙。

地方名　威灵仙（通称），铁脚威灵仙（义乌）。

形态特征　半常绿藤本，全体暗绿色。地下有丛生条状细根，新鲜时黄黑色，干后呈深黑色，有辣味。羽状复叶对生，小叶3—5片，卵形至长圆状披针形，顶端尖或长尖，基部圆或阔楔形，全缘，基三出脉。叶柄上部和小叶柄扭曲作攀援用。秋季开多数白色花，成圆锥花序。瘦果扁平卵形，顶端花柱延长呈白色羽毛状。（图58）

生长环境及采集期　生于低山林缘及路边、溪沟旁。立秋前后掘根及根茎。

性味　苦、温。有小毒。

功能　祛风湿，通经络，逐痰饮，活血止痛。

应用　口眼歪斜，风湿痹痛，偏头痛，喉蛾，角膜星翳，鱼骨梗喉，小便不通，跌打损伤。

用量　三至五钱。

216

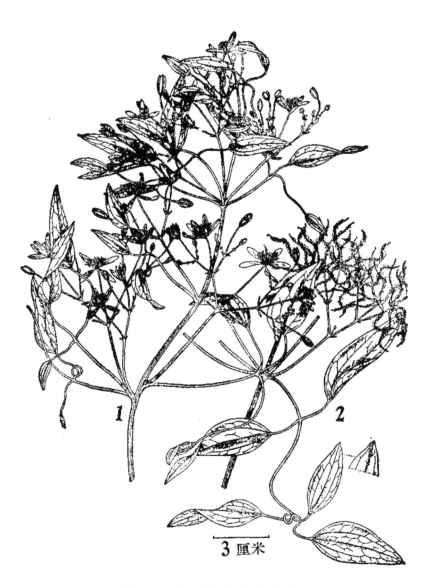

图58 威灵仙（毛茛科）
Clematis chinensis Osbeck
1.花枝； 2.果枝。

217

1949

新 中 国
地 方 中 草 药
文 献 研 究
(1949—1979年)

1979

单叶铁线莲

地方名　雪里开花(衢县),雪里开(兰溪)。

形态特征　常绿藤本。根条状细长,中间膨大呈纺锤形,或卵圆形的块根,黄褐色。茎具棱,疏生白色短柔毛。单叶,对生,长卵形或卵状披针形,先端长尖,基部浅心形,边缘疏生浅锯齿,叶脉由基部五出,叶柄长1—2寸,常扭曲。冬季从叶腋中单生白色花。瘦果卵形,被短细毛。(图59)

生长环境及采集期　生于阴坡林缘或溪边灌木丛中。全年可采根。

性味　甘辛、微温。

功能　镇咳,祛痰,定喘。

应用　高热惊厥,支气管炎,喉痛,热疖疔疮。

用量　五分至二钱。

218

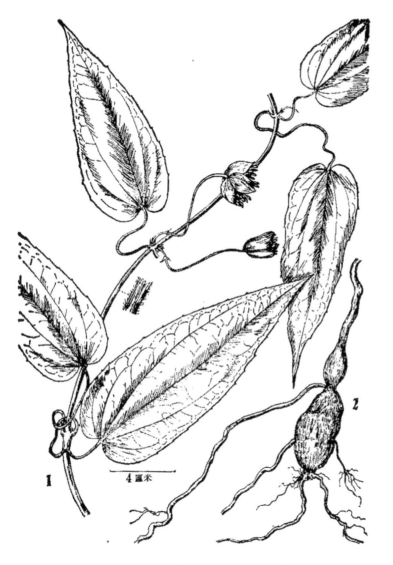

图59　单叶铁线莲（毛茛科）
Clematis henryi Oliv.
1.花枝；　2.块根。

219

1949

新 中 国
地 方 中 草 药
文 献 研 究
(1949—1979年)

1979

黄　连

中药名　土黄连。

地方名　黄连（通称），土黄连（永康）。

形态特征　多年生草本。高4—7寸。根茎细长，棕褐色，内黄色，味极苦，周围密生纤细黄褐色的细根。叶基生，三出复叶，有长柄，老时带革质，顶小叶菱形，较两侧为大，侧小叶斜卵形，各小叶再成羽状深裂，裂片锐尖头，边缘重锯齿，深绿色。早春抽花茎，开5—9朵绿白色小花。每花结5—8个蓇葖果。（图60）

生长环境及采集期　生于高山地区的山谷、溪边、林下及潮湿岩石旁滴水处。常年采根茎。

性味　苦、寒。

功能　清热燥湿，泻火解毒。

应用　痢疾，胸闷呕吐，痈肿疔毒，水火烫伤，口舌生疮，中耳炎，结膜炎。

用量　三分至一钱。

220

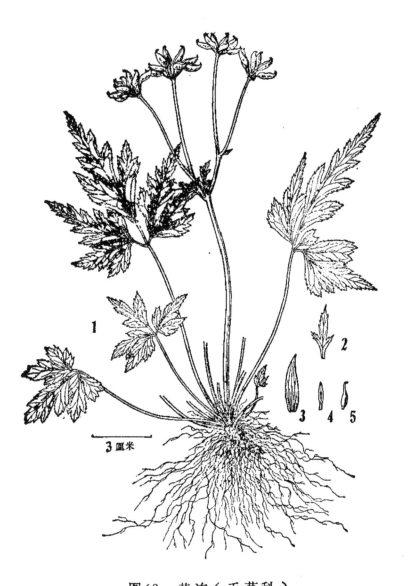

图60 黄连（毛茛科）
Coptis chinensis Franch.
1.植株全形；2.苞片；3.萼片；4.花瓣；5.雌蕊。

221

1949

新中国
地方中草药
文献研究
(1949—1979年)

1979

毛 茛

地方名 九重葛(金华、江山、东阳、衢县),狗脚迹(兰溪、常山、义乌),家狗脚迹(武义),大猫脚爪(永康),老虎脚(衢县),鹅脚板(东阳),黄花草(开化),天雷草(兰溪)。

形态特征 多年生草本,高1—2尺,全株有白色长毛。基生叶有长柄,掌状3深裂,侧裂再2裂,各裂片先端浅齿裂;茎生叶有短柄 或近无柄,3深裂,裂片线状披针形。春夏叶丛中抽有分枝的花茎,花黄色,排成疏散的聚伞花序。瘦果多数集成球状。(图61)

生长环境及采集期 生于田野、沟边和山坡向阳草丛中。常年采全草。

性味 辛、温。有小毒。

功能 截疟,消肿,退黄疸。

应用 外用治疟疾,结膜炎,黄疸,气喘,肾炎,灭蛆。内服治跌打损伤。

用量 一至二钱。

222

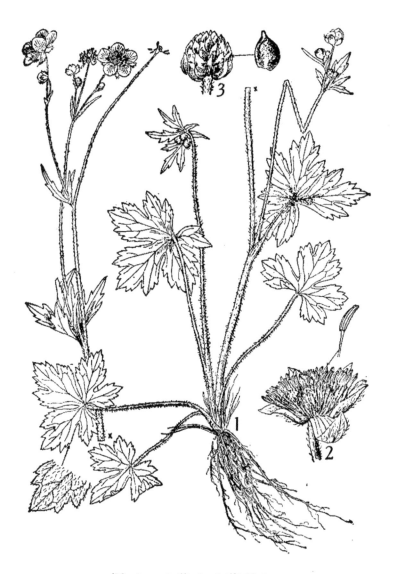

图61 毛茛（毛茛科）
Ranunculus japonicus Thunb.
1.植株全形； 2.花； 3.果实。

223

1949

新 中 国
地 方 中 草 药
文 献 研 究
(1949—1979年)

1979

紫背天葵（天葵）

中药名 天葵子（根）。

地方名 千年老鼠屎、老鼠屎（通称），天羊屙（武义）。

形态特征 多年生小草本，高0.5—1尺。有灰黑色的块状根茎。茎纤细，疏分枝。基出叶为三出复叶，有细长的叶柄，小叶具短柄，每小叶顶端再3裂，裂片圆头，有2—3缺刻，基楔形；茎生叶柄较短，叶表面绿色，背面带紫红色。春季枝顶单生白色微带淡红色而下垂的小花。蓇葖果长披针形，通常4个聚生，呈星芒状开出。（图62）

生长环境及采集期 生于田塍、山路路旁及林下。夏采块根。

性味 甘、平。有小毒。

功能 清热解毒，利尿。

应用 疮疖肿毒，乳痈，扁桃腺炎，尿路感染，高热惊风，百日咳，胃、十二指肠溃疡，跌打损伤。

用量 一至三钱。

224

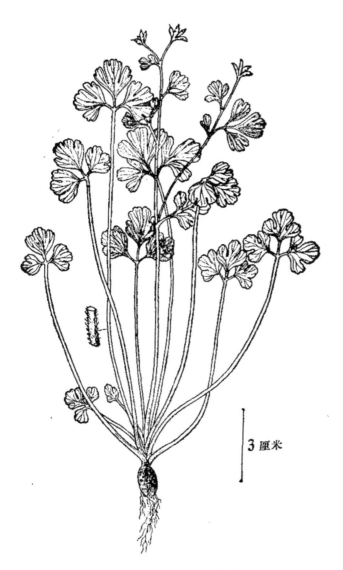

3 厘米

图62 紫背天葵（毛茛科）
Semiaquilegia adoxoides (DC.) Mak.

225

1949
新 中 国
地 方 中 草 药
文 献 研 究
(1949—1979年)
1979

三 叶 木 通

中药名　白木通。

地方名　三叶木通(通称),拿藤(衢县)。

形态特征　落叶或半常绿木质藤本。叶互生,略革质,3小叶组成掌状复叶。小叶卵形,先端微凹,基部圆形或阔楔形,全缘或浅波状。网状脉明显。春季叶腋中开淡紫色单性花,成总状花序,雌花在下部,雄花在上部。蓇葖果肉质,长椭圆形,成熟后紫色。近似种木通,掌状复叶由5小叶组成,可以相区别。(图63)

生长环境及采集期　生于山坡、山沟、溪谷边的树林中。秋采果实,夏秋采茎藤。

性味　苦、寒。

功能　清热利水,通经活血。

应用　小便不通,尿路感染,疝气,滞产,跌打损伤,风湿痹痛,乳汁不通,闭经。

用量　果:一至二两。茎藤:三至五钱。

226

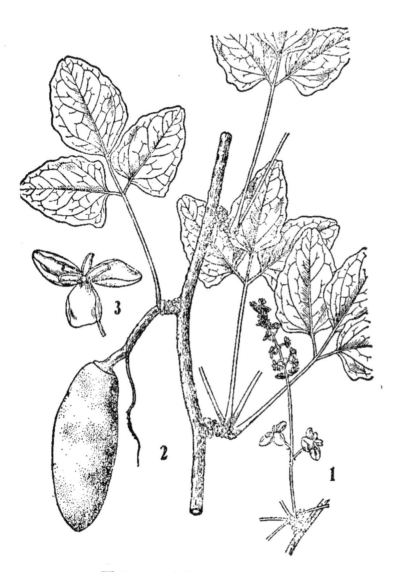

图63 三叶木通（木通科）

Akebia trifoliata (Thunb.) Koidz.

1.花枝； 2.果枝； 3.雌花。

227

1949

新中国
地方中草药
文献研究
(1949—1979年)

1979

大 血 藤

中药名 红藤。

地方名 红藤（通称），大血藤（江山、义乌）。

形态特征 落叶木质藤本。茎红褐色。叶互生，由3小叶组成复叶，中间小叶近菱形，有柄，二侧小叶稍大，几无柄，斜卵形，基部偏斜，内侧楔形，外侧圆形，全缘。春季开黄色花，成腋生下垂的总状花序。花单性，雌雄异株。果成熟时蓝黑色，被粉质。（图64）

生长环境及采集期 生于山野灌木丛中和岩石上。夏季采根及茎。

性味 微苦涩、温。

功能 祛风活血，行气化滞，消痞止痛。

应用 肠痈腹痛，筋骨疼痛，四肢麻木，跌打损伤，痧气，风疹，驱钩虫。

用量 三钱至二两。

228

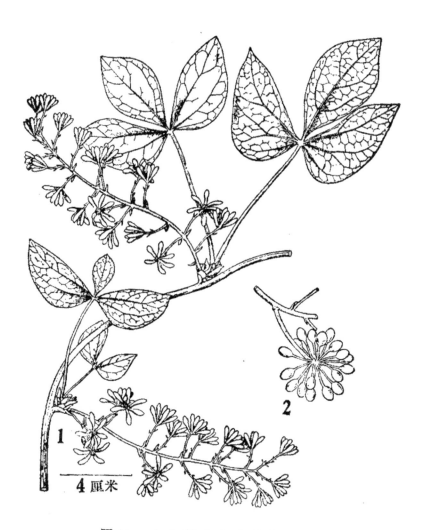

图64 大血藤（大血藤科）

Sargentodoxa cuneata (Oliv.) Rehd. et Wils.

1.雄花枝； 2.果序。

229

1949

新 中 国
地 方 中 草 药
文 献 研 究
(1949—1979年)

1979

山荷叶(八角莲)

地方名 八角金盘（通称），八角盘(开化、衢县)，八角莲(江山)，山荷叶(金华、衢县、义乌)。

形态特征 多年生草本，全株光滑无毛，高0.5—1尺。块茎肥大常几个相连，质坚硬。茎直立，上生叶2片，基部有1片基生叶。叶大，圆形，径可达1尺左右，有4—9浅裂，盾状着生于柄上，脉自中心放射出。春夏季茎生叶交叉处开深红色花，成下垂的伞形花序。浆果球形。（图65）

生长环境及采集期 生于阴湿的林下。夏秋采块茎。

性味 甘微辛、温。有毒。

功能 行气活血，消炎解毒。

应用 跌打损伤，半身不遂，关节酸痛，疔疮疖肿，中耳炎，骨髓炎，毒蛇、毒虫咬伤。

用量 一至二钱。

230

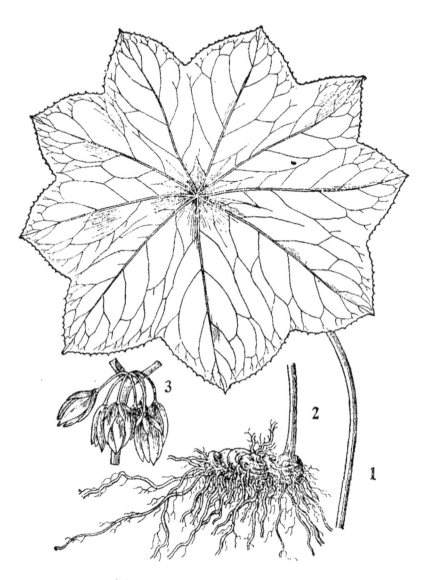

图65 山荷叶（小蘗科）
Dysosma chengii (Chien)keng f.
1.叶片； 2.根茎； 3.花序。

231

1949

新　中　国
地方中草药
文　献　研　究
(1949—1979年)

1979

箭叶淫羊藿（淫羊藿）

中药名　淫羊藿。

地方名　淫羊藿（通称），山枝九叶草（永康），铁箭头（金华、江山、常山）。

形态特征　常绿多年生草本，高 1—1.5尺。地下有结节状质硬的根茎。基出叶为 3 片小叶组成，有长柄，老时带革质。小叶卵圆形至卵状披针形，顶端渐尖，基部心形或偏斜，边缘有细刺毛。茎生叶与基出叶相似，但较长大，侧小叶基部呈歪箭形、心形。夏季开黄白色花，成圆锥状花序。菁荚果卵形。（图66）

生长环境及采集期　生于阴湿的山谷杂木林中或路边草丛中。夏采全草。

性味　辛、湿。

功能　补肝肾，强筋骨，祛风湿。

应用　风湿痹痛，阳萎，慢性肠炎，急性淋巴结炎，腰痛，产后受风。

用量　三钱至一两。孕妇忌用。

232

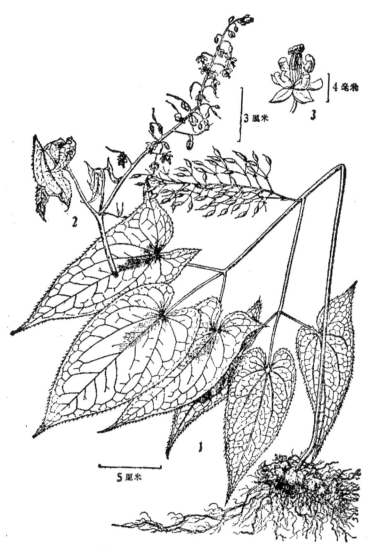

图66 箭叶淫羊藿（小檗科）
Epimedium sagittatum (S. et Z.) Maxim.
1.植株全形；2.花枝；3.花。

233

1949

新　中　国
地方中草药
文　献　研　究
(1949—1979年)

1979

阔叶十大功劳

中药名　功劳叶。

地方名　十大功劳、土黄柏（通称），土黄连（江山），八角刺（永康）。

形态特征　常绿灌木。茎粗直，木材黄色。叶互生，硬革质，奇数羽状复叶，长约1尺。小叶9—15片，卵圆形至卵状矩圆形，边缘略反卷，有锯齿，齿端有硬刺。夏季茎顶抽出黄色小花的总状花序。浆果蓝黑色。（图67）

生长环境及采集期　生于山野林下阴湿地。夏采茎、叶。

性味　苦、凉。

功能　养血活血，滋阴润肺。

应用　骨蒸潮热，头晕，耳鸣，咳嗽多痰，腰酸，颈淋巴结核，疝气。

用量　五钱至一两。

234

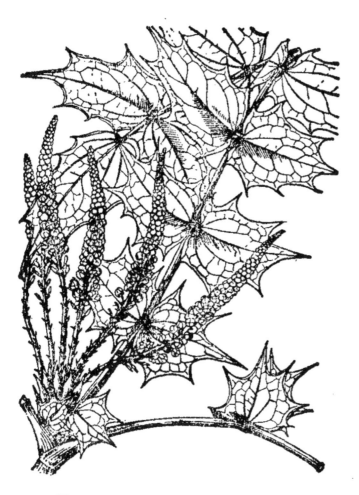

图67 阔叶十大功劳（小蘗科）
Mahonia bealei (Fort.) Carr.

235

1949

新 中 国
地 方 中 草 药
文 献 研 究
(1949—1979年)

1979

南 天 竺

地方名 天竺、南天竺（通称）。

形态特征 常绿灌木。茎丛生，少分枝，茎叶常带紫红色。叶大型，3回羽状复叶，总叶柄基部膨大成叶鞘；小叶狭卵形或披针状椭圆形，全缘。夏季开白色小花，成大形顶生的圆锥花序。浆果球形，熟时红色。（图68）

生长环境及采集期 野生于山坡及林下，常见栽培。秋冬采果，全年采根。

性味 果：酸甘、平。枝叶：酸涩、平。

功能 果：敛肺镇咳。枝叶：健胃强筋。根：活血通经。

应用 果：久咳自汗，喘息，百日咳，阳萎，胃、十二指肠溃疡。根：风湿痛，肝硬化腹水，颈淋巴结核，跌打损伤。枝叶：腹泻，疝气，水火烫伤。

用量 枝、叶、果三至五钱。

236

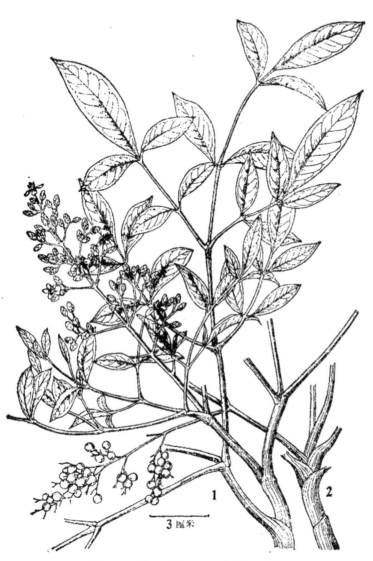

图68 南天竺 （小蘖科）
Nandina domestica Thunb.
1.花枝； 2.果枝。

237

1949

新 中 国
地 方 中 草 药
文 献 研 究
(1949—1979年)

1979

木 防 己

地方名　白木香（金华、兰溪、衢县、义乌），土防己（东阳），虾蟆藤（衢县、常山），布腺藤（江山），田鸡藤（浦江），蟹藤（永康），大鼓藤（东阳），金丝吊鳖（开化）。

形态特征　落叶木质藤本。茎及小枝细长，有细棱，密被灰柔毛。叶互生，卵形或卵状长圆形，先端尖或钝，基部浅心形至阔楔形，全缘或浅3裂，两面密生灰褐色细柔毛。初夏叶腋间或枝顶开多数黄白色小花，成圆锥花序。核果球形，黑色。（图69）

生长环境及采集期　生于山坡、路边及灌丛中。夏秋采根。

性味　苦辛、寒。

功能　祛风，利尿，解毒。

应用　风湿痹痛，面神经麻痹，脚气水肿，小便不通，胃、十二指肠溃疡，支气管喘息。

用量　三钱至一两。

238

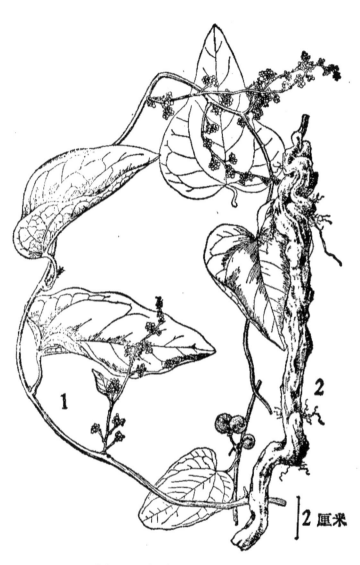

图69　木防己（防己科）
Cocculus trilobus (Thunb.) DC.
1.花枝；2.根；下中间果枝。

头花千金藤

地方名　金丝吊鳖（衢县、东阳），白虾蟆（东阳）。

形态特征　本种与石蟾蜍相似。头花千金藤的根为块状。叶为扁圆形，先端圆钝，基部截形，两面均光滑无毛，可与石蟾蜍区别。（图70）

生长环境及采集期　同石蟾蜍（见242页）。

性味　苦辛、凉。

功能　凉血，止血，祛风，利水。

应用　咳血，呕血，鼻出血，水肿，风湿痹痛。

用量　根研末吞服二至三分。

240

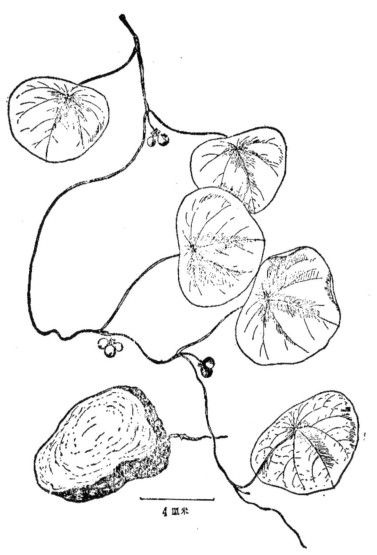

图70 头花千金藤（防己科）
Stephania cephalantha Hayata

241

1949

新 中 国
地 方 中 草 药
文 献 研 究
(1949—1979年)

1979

石蟾蜍（粉防己）

中药名　粉防己。

地方名　白木香、金钱吊蛤蟆（通称），粉防己（兰溪）。

形态特征　多年生草质藤本。根圆柱形，径约2寸，淡棕色或棕褐色。茎绿色，基部带红色，光滑无毛。叶互生，阔卵状三角形或近心脏形，先端小突尖，基部心形，叶两面均被短柔毛；叶柄盾状着生。春夏，开浅黄色花，成头状聚伞花序，排列成总状。花单性，雌雄异株。核果球形。（图71）

生长环境及采集期　生于山坡、路边及林缘。秋采根。

性味　苦辛、寒。

功能　祛风利湿，利尿，止痛。

应用　中暑，水肿，腹痛腹泻，风湿痹痛，无名肿毒，高血压，毒蛇咬伤。

用量　三至五钱。

242

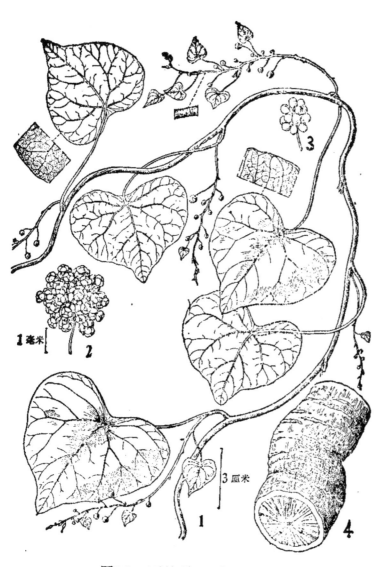

图71 石蟾蜍（防己科）

Stephania tetrandra S. Moore

1.花枝；2.雄花序；3.果序；4.根的一段。

243

1949

新 中 国
地 方 中 草 药
文 献 研 究
(1949—1979年)

1979

红 茴 香

地方名　山木蟹(通称)，木蟹(江山)，山大茴(东阳、永康)。

形态特征　芳香性常绿小乔木。根皮黑褐色，内皮红色。树皮及老枝灰褐色，幼枝绿色，光滑。叶互生，有时在枝顶成轮生状，质厚有光泽，倒披针形或椭圆形，全缘，侧脉不明显。初夏开红色花，1—3朵生于叶腋，有柄。果实为9—13个蓇葖果排列成星状，蓇葖果先端有弯曲的尖头。(图72)

生长环境及采集期　生于阴湿的溪谷两旁杂木林中。全年采根、根皮及叶，秋冬采果。

性味　苦、温。有大毒。

功能　通经活血，散瘀止痛。

应用　根：跌打损伤，风湿痹痛。叶：外伤出血。

用量　三至四分。

244

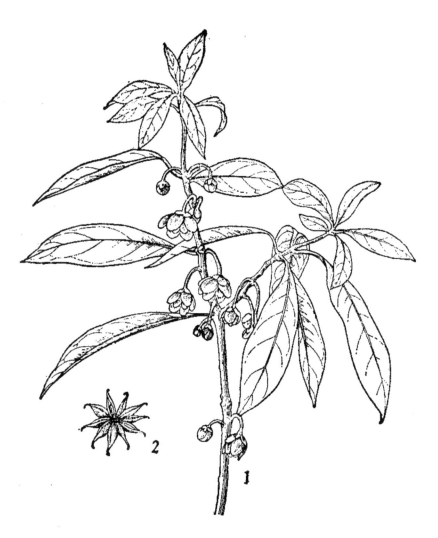

图72 红茴香（木兰科）
Illicium lanceolatum A．C．Smith
1.着花的枝条； 2.果。

245

1949

新 中 国
地 方 中 草 药
文 献 研 究
(1949—1979年)

1979

长梗南五味子(盘柱南五味子)

中药名 红木香(根)，紫金皮(根皮)，大活血(茎藤)。

地方名 红木香(通称)，大活血(金华、开化)，紫金皮(衢县)，牛奶柿(江山)，饭藤(永康)，冷饭藤(东阳)。

形态特征 常绿木质藤本，全枝光滑无毛。根圆柱形，红棕色或灰棕色。小枝有明显的皮孔。叶互生,质厚,椭圆形或长椭圆状披针形,先端渐尖,基部楔形,边缘有稀疏锯齿,偶全缘。初夏,叶腋单生具长柄的淡黄色小花。浆果多数,聚合成球形,熟时暗红色,味甜可食。（图73）

生长环境及采集期 生于山坡林下或溪谷边的灌木丛中。全年可采茎藤、根及根皮。

性味 苦微辛而涩、温。

功能 活血理气,和胃止痛。

应用 根：外伤出血，跌打损伤，风湿痹痛,毒蛇、狂犬咬伤,胃痛,痧气腹痛。茎藤为伤科常用药。

用量 五钱至一两。

246

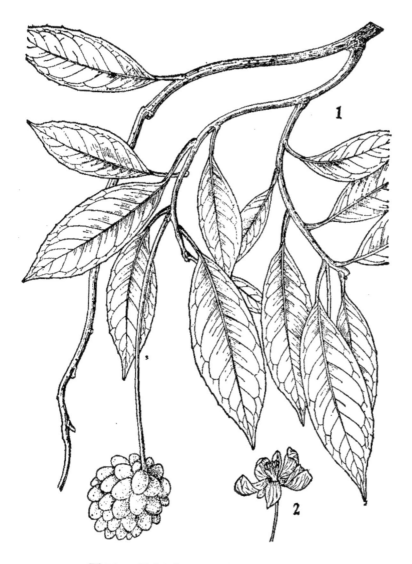

图73　长梗南五味子（木兰科）
Kadsura longepedunculata Finet et Gagnep.
1.果枝；　2.花放大

247

1949

新 中 国
地 方 中 草 药
文 献 研 究
(1949—1979年)

1979

凹叶厚朴

中药名 厚朴。

地方名 厚朴(通称)。

形态特征 落叶乔木。树皮灰白色。幼枝密被白色丝状短毛,后渐脱落。叶簇生于新枝上端,叶片椭圆状倒卵形,长0.6—1.5尺,阔4—8寸,先端凹陷成2裂,基部阔楔形,全缘或呈微波状,叶背有短柔毛。春季,枝顶单生白色大形花。果实椭圆状圆锥形,成熟后木质化。(图74)

生长环境及采集期 生于山野杂木林内,也有栽培作药用。春采花蕾,夏采树皮和根皮。

性味 苦辛、温。

功能 温中健胃,理气消胀。

应用 胸腹胀满疼痛,痢疾。

用量 一至三钱。

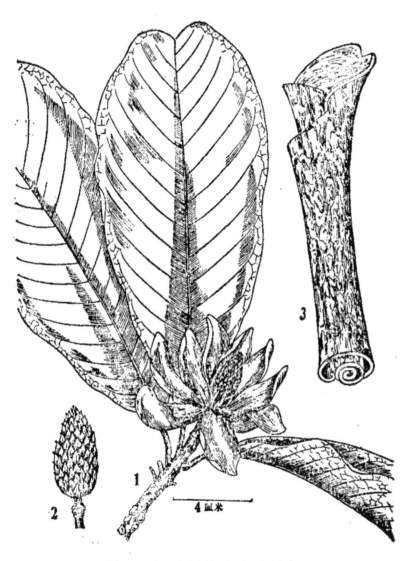

图74 凹叶厚朴（木兰科）
Magnolia biloba Cheng
1.花枝； 2.果实； 3.树皮（厚朴）。

249

1949

新 中 国
地 方 中 草 药
文 献 研 究
(1949—1979年)

1979

腊　梅

地方名　腊梅（通称），腊花（武义），腊梅花树（江山）。

形态特征　落叶灌木。幼枝方形。叶对生，卵状椭圆形，或矩圆状披针形，先端渐尖，基部圆形或阔楔形，全缘，有粗糙感。冬末，叶未抽先开花，花黄色有浓香。花后，花托长大形成瓶状的假果。（图75）

生长环境及采集期　常见于栽培，也偶见于山野林下。冬末采花及花蕾，全年采根。

性味　辛、温。有小毒。

功能　解暑，生津。花：开胃散郁。

应用　花：心烦口渴，胸胁灼痛，胃痛，麻疹，百日咳。根：镇静，止咳平喘，跌打损伤。

用量　二至三钱。

250

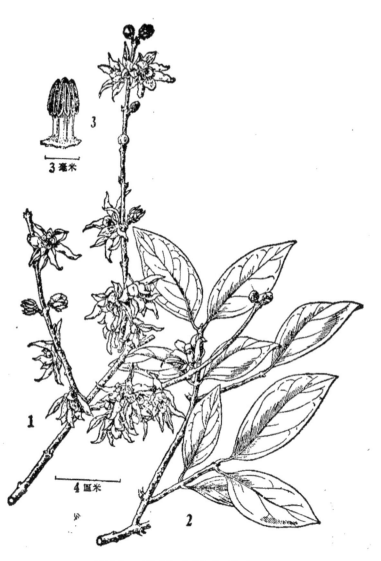

图75 腊梅（腊梅科）
Chimonanthus praecox (Linn.) Link.
1.花枝；2.上部叶枝；3.雄蕊。

251

1949
新中国
地方中草药
文献研究
(1949—1979年)
1979

山 胡 椒

地方名 山胡椒（通称），黄叶柴（衢县、开化、东阳），死复活、孵鸡娘（衢县）。

形态特征 落叶灌木或小乔木，有芳香。树皮灰白色，平滑。叶互生，椭圆形至椭圆状倒卵形，顶端短尖，基部阔楔形，全缘，叶背粉白色，密生灰色细毛，叶在秋季枯黄但不脱落，次春生新叶后，老叶始脱落。早春叶腋开黄色小花，成伞形花序，花单性，雌雄异株。核果球形。（图76）

生长环境及采集期 生于山坡杂木林下及灌木丛中。夏秋采叶，秋采果，全年采根。

性味 果实：辛、大热。

功能 温中散寒，破气化滞。

应用 根：劳伤脱力，水湿浮肿，关节炎。果实：胃痛。叶：刀伤出血。

用量 一至二两。

252

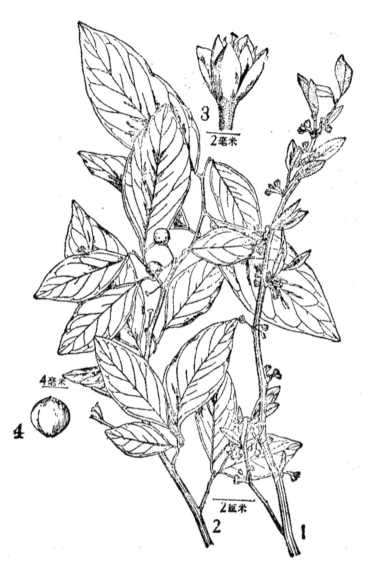

图76 山胡椒（樟科）
Lindera glauca Blume
1.雄花枝；2.果枝；3.雌花；4.核果。

253

1949

新　中　国
地方中草药
文　献　研　究
(1949—1979年)

1979

乌　药

中药名　乌药。

地方名　乌药（通称），螃皮柴（江山、开化、义乌、东阳），螃皮叶（金华），吹叫柴（衢县），上青下白（永康）。

形态特征　常绿灌木，有芳香。根粗壮，略成连珠状，二端小，中部膨大，外皮黑褐色，内白色。幼枝被锈色短毛。叶互生，革质有光泽，椭圆形至卵形，顶端长尖或尾尖，基部圆形或阔楔形，全缘，有明显的三条脉，嫩时叶背面密生灰白色绒毛，老时光滑。早春叶腋开黄绿色小花，成伞形花序。核果球形，熟时黑色。（图77）

生长环境及采集期　生于山坡疏林下以及溪边灌木丛中。夏秋采根及根皮，全年采茎干内皮及枝叶。

性味　辛苦、温。有香气。

功能　理气健胃，消食止痛。

应用　消化不良，痢疾，疝气，鞘膜积液，月经不调。叶、茎皮：烫伤。

用量　三钱至一两。

254

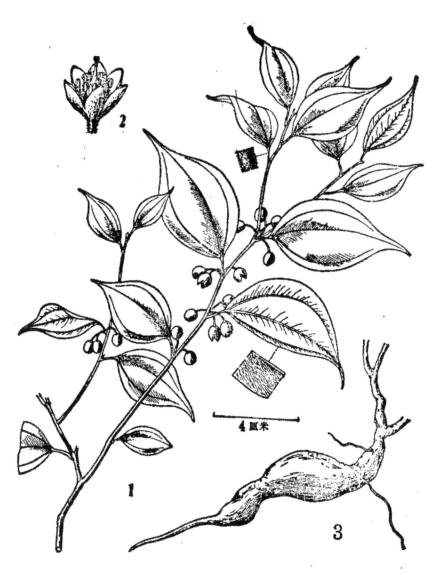

图77 乌药（樟科）
Lindera strychnifolia (S. et Z.) F. Vill.
1.果枝；2.花；3.根。

255

1949

新 中 国
地 方 中 草 药
文 献 研 究
(1949—1979年)

1979

山鸡椒(山苍子)

中药名　毕澄茄(代用)。

地方名　山苍子(通称)。

形态特征　芳香性落叶小乔木。树皮老时褐灰色。小枝黄绿色,光滑。叶互生,长椭圆形或披针形,全缘,叶背粉绿色,叶脉稍带红紫色。初春,叶未抽先开黄绿色花,成有总柄的伞形花序,花单性,雌雄异株。核果球形,熟时黑色。(图78)

生长环境及采集期　生于向阳山坡、林缘或疏林中。秋季采果实及根。

性味　辛、温。

功能　温胃散寒,止痛。

应用　根:胃脘痛。果:外敷无名肿毒。

用量　根:五钱至一两。果:一钱。

256

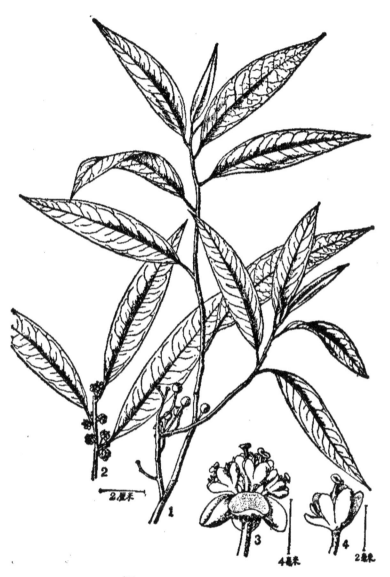

图78　山鸡椒（樟科）

Litsea cubeba (Lour.) Pers.

1.果枝；2.雌花枝；3.雌花序；4.雌花。

257

1949

新 中 国
地 方 中 草 药
文 献 研 究
(1949—1979年)

1979

黄 堇

地方名　臭草(东阳、永康),粪缸草(衢县),茅坑草(武义),尿桶草(金华)。

形态特征　二年生或多年生草本。高1尺左右,体柔软多汁,光滑无毛,有臭味。叶为二回羽状全裂。春季抽花茎,开黄色不整齐花,成总状花序。蒴果线形。(图79)

生长环境及采集期　生于阴湿的溪沟附近及墙边。春至秋采全草。

性味　微苦、凉。

功能　清热利尿,止痢,止血。

应用　暑热腹泻,痢疾,肺病咯血,高热惊风,结膜炎,流火,毒蛇咬伤。

用量　三至五钱。

258

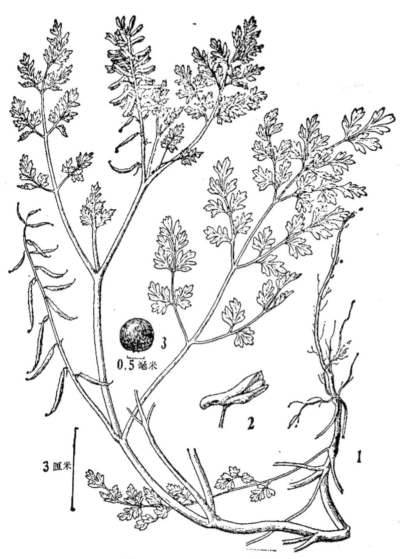

图79 黄堇（罂粟科）

Corydalis racemosa (Thunb.) Pers.

1.植株全形；2.花；3.种子。

259

1949

新 中 国
地 方 中 草 药
文 献 研 究
(1949—1979年)

1979

博 落 回

地方名　山火筒(通称)，山喇叭(常山)，喇叭筒(开化)，喇叭竹(衢县)，方竹回(江山)，山号筒(武义)。

形态特征　多年生草本，高达6尺。植株光滑，被蜡质，呈粉绿色或淡红色；茎叶折断有黄色浆汁。根粗大，橘黄色。茎直立，中空。叶互生而大，卵圆形，5—7裂，基部心形，边缘有缺刻。花白色，有时带红，成顶生大圆锥花序。蒴果狭长扁平。(图80)

生长环境及采集期　生于向阳砂质或贫瘠的荒山及荒地上。夏秋采全草，全年采根。冬季的根毒性更强，宜慎用。

性味　有大毒，不可内服。

功能　杀虫，拔毒。

应用　瘿瘤(甲状腺肿)，疮疖，脚癣，稻田皮炎，钩虫性皮炎，痔疮。

260

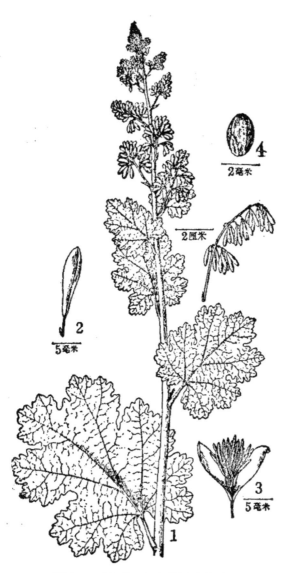

图80 博落回（罂粟科）
Macleaya cordata (Willd.) R. Br.
1.花枝；2.果实；3.已开放的花，示萼片和雄蕊；4.种子。

261

1949
新中国
地方中草药
文献研究
(1949—1979年)
1979

荠　菜

地方名　香荠（永康），供新（常山），空社（江山）。

形态特征　1—2年生草本，高3—8寸。基出叶丛生，平铺地面，羽状深裂，倒向羽裂或不规则羽裂，二面有柔毛；茎生叶披针形或箭形，无柄，基部耳状抱茎。早春抽花茎，开多数小白花，成总状花序。果实扁平，倒三角形。（图81）

生长环境及采集期　普遍生长在地间、路旁、阴湿草丛中。春采全草。

性味　微甘、温。

功能　疏肝和中，清热解毒，凉血止血。

应用　吐血，子宫出血，月经不调，结膜炎，痢疾，高血压，预防流行性脑膜炎。

用量　五钱至二两。

262

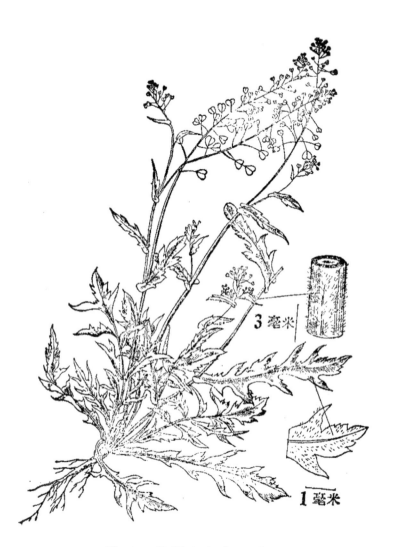

图81 荠菜（十字花科）
Capsella bursa-pastoris (Linn.) Medic.

263

1949

新中国
地方中草药
文献研究
(1949—1979年)

1979

茅膏菜

地方名　茅膏菜（永康、武义、兰溪），陈伤子（东阳），一粒珠（金华），一粒金丹（衢县、义乌），落地珍珠（常山、江山），草里藏珠（开化），蟹珠草（浦江）。

形态特征　多年生柔弱小草本，高4—9寸，具球形的地下块根。叶互生，有细柄，呈半月形，边缘密生多数腺毛，能分泌粘液，捕捉小虫。夏季茎顶开白色小花，成总状花序。果为蒴果。（图82）

生长环境及采集期　生于土质瘠薄多石砾的向阳荒山及黄土茅草山上。春夏采根及全草。

性味　苦辛微酸、温。有小毒。

功能　活血止痛。

应用　外敷治扭伤，关节炎，头痛，眼生星翳，麦粒肿。

用量　1—3粒，捣烂外敷。

264

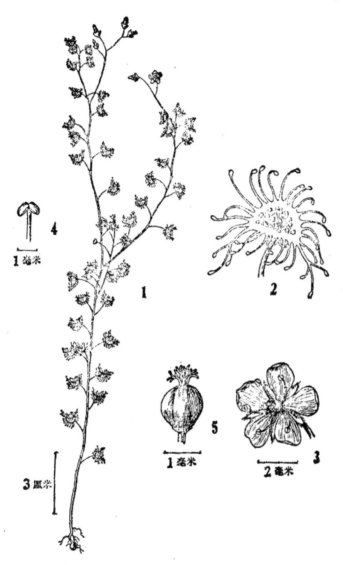

图82 茅膏菜（茅膏菜科）

Drosera peltata smith var. lunata Clarke

1.植株全形；2.捕虫叶；3.花；4.雄蕊；5.雌蕊。

265

1949

新　中　国
地 方 中 草 药
文　献　研　究
(1949—1979年)

1979

崖　花　子

地方名　接骨丹(义乌、东阳、浦江)，野桂花(衢县)，野黄栀(江山)，粘子柴(开化)，山枝木(永康)，山硬子(武义)。

形态特征　常绿灌木或小乔木，上部枝条有时成轮生状。叶互生，常集生于枝端，倒卵形、倒卵状长椭圆形以至倒披针形，顶端渐尖，基部楔形，全缘或微波状。花淡黄色，成顶生疏松的伞房花序。蒴果球形，熟时三瓣裂开。种子外被粘质的鲜红色假种皮。(图83)

生长环境及采集期　生于溪边、林下、岩石旁及山坡杂木林中。全年采根，秋冬采种子。

性味　苦。

功能　消炎解毒，活血退肿。

应用　毒蛇咬伤，湿疹，骨折，关节炎，疖痈，骨髓炎，蜂窝组织炎。

用量　五钱至一两。

266

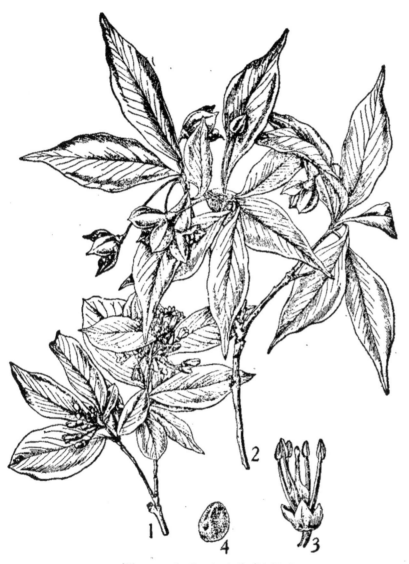

图83　崖花子（海桐科）
Pittosporum sahnianum Gowda
1.花枝；2.果枝；3.花去花瓣后示萼、雄蕊和
雌蕊；4.种子。

267

1949

新 中 国
地 方 中 草 药
文 献 研 究
(1949—1979年)

1979

枫　香

中药名　路路通(果)。

地方名　枫树(通称)。

形态特征　落叶高大乔木。树皮深灰色，有不规则深裂。叶互生，掌状 3 裂，幼时成为 5 裂，裂片三角状广卵形，顶端长尖，基部心形或截形，缘有细锯齿。花单性，雌雄同株，黄褐色。蒴果集成球形。（图84）

生长环境及采集期　生于山野林地。初夏采树脂，夏秋采根及叶，秋季采果。

性味　苦微涩、平。

功能　行水，通经。

应用　叶：痢疾，消化不良。果：风湿痹痛，月经不调，小便不利，通乳。烧炭存性：皮肤湿痒，痔漏。树脂：外伤出血，吐血，咯血。

用量　五钱至一两。

268

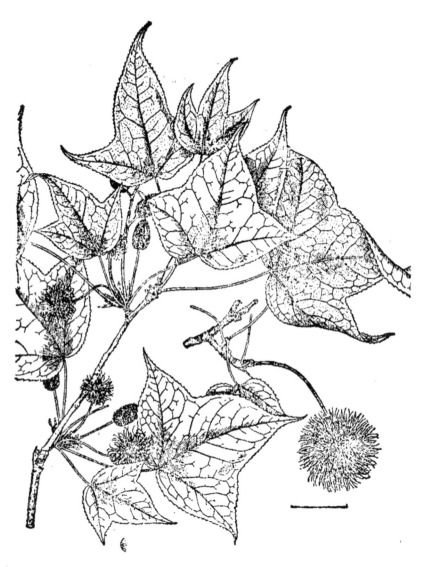

图84 枫香（金缕梅科）
Liquidambar formosana Hance
果枝和果实

269

1949
新 中 国
地 方 中 草 药
文 献 研 究
(1949—1979年)
1979

梾 木

地方名 坚漆、梾漆（通称），梾漆柴（浦江），鸟梾（衢县、江山），鸟梾柴（常山）。

形态特征 常绿灌木，有时成小乔木。根土黄色。幼枝细软，与叶、花序及果实均具淡棕色星状短毛。叶互生，椭圆形至卵形，顶端短尖，基部圆，略偏斜，全缘，质粗糙。春季枝顶开黄白色花，花瓣细长。蒴果褐色。（图85）

生长环境及采集期 普遍生于向阳的山地、矮林及灌木丛中。初夏采花，全年采根皮及叶。

性味 根：苦涩、微温。花：甘涩、平。

功能 根：健脾燥湿，通经活络。花：止血。

应用 根：肠炎，胃病，子宫出血，咳血，便血。花、叶：刀伤出血，烫伤。

用量 根：一至二两。叶：五钱至一两。花：二至五钱。孕妇忌服。

270

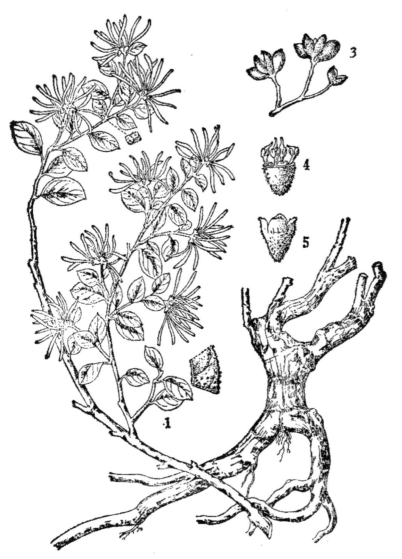

图85　檵木（金缕梅科）
Loropetalum chinense (R. Brown) Oliv.
1.开花的枝条；2.根；3.果序；4.花去花被
后示雄蕊；5.花萼。

271

1949

新　中　国
地 方 中 草 药
文　献　研　究
(1949—1979年)

1979

杜　仲

中药名　杜仲。

地方名　杜仲(通称)。

形态特征　落叶乔木。树皮灰色，小枝淡褐色或黄褐色。枝、叶、树皮及果皮内均含树胶，折断能引伸出白色细丝。叶互生，椭圆形或卵椭圆形，先端渐尖，基部圆形或广楔形，边缘有锯齿，暗绿色，压干后黑色。花单性，雌雄异株，无花被，开于抽叶前。翅果扁平，椭圆形，四周具薄翅。（图86）

生长环境及采集期　生于向阳山坡或山麓旷野。春季剥取主干树皮半边入药，保留另外半边使继续生长，以保护药源。

性味　辛、温。

功能　补肝肾，强筋骨，安胎，降血压。

应用　皮：腰膝酸痛，肝肾亏损，高血压。叶：疗疮，刀伤出血。

用量　一至三钱。

272

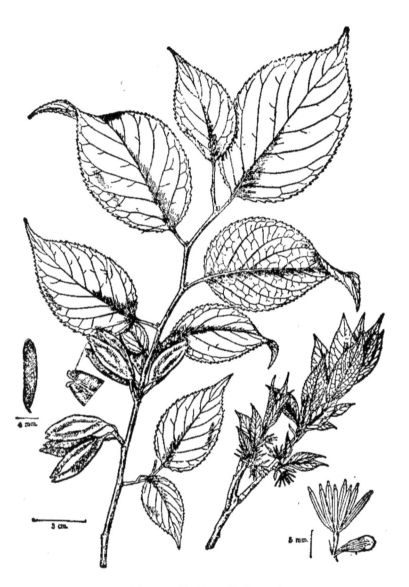

图86　杜仲（杜仲科）

Eucommia ulmoides Oliv.

273

1949

新 中 国
地 方 中 草 药
文 献 研 究
(1949—1979年)

1979

仙鹤草(龙芽草)

中药名　仙鹤草。

地方名　子不离母(衢县、开化、常山)，脱力黄(金华)，黄花草(江山)，铁菱角(义乌、东阳)，五爪龙(浦江)。

形态特征　多年生草本，高 1 — 4 尺，全株有白色或淡黄色长柔毛。主根黑棕色，侧根稀疏成条状。茎直立，具纵沟及棱角，上部分枝。羽状复叶互生，小叶 3 — 9 片，大小很不一样，顶端及中部小叶较大，愈至下部愈小，长椭圆形或椭圆状卵形，各小叶片之间杂有成对或单生的小型裂片。秋季开黄色花，成顶生的圆锥花序。果实密生刺毛，能附着它物。(图87)

生长环境及采集期　生于山野、空旷地、沟边及草丛中。夏秋采根及全草。

性味　苦涩、微温。

功能　收敛止血，补肾。

应用　各种出血，痢疾，腰肌劳损，偏头痛，高热惊厥，口腔炎，骨髓炎，白带过多，流感。

用量　五钱至一两。

274

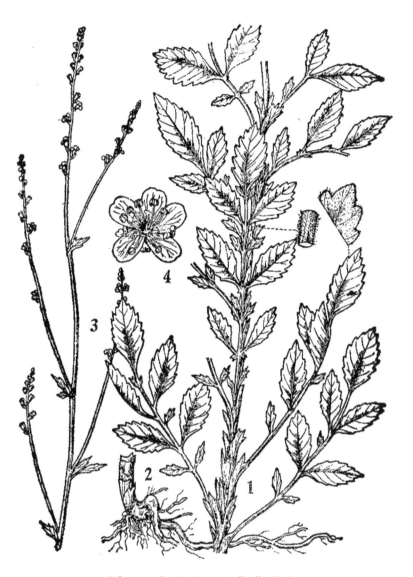

图87 仙鹤草 （蔷薇科）
Agrimonia pilosa Ledeb.
1.植株的一部分；2.根；3.花枝；4.花放大。

275

1949

新　中　国
地 方 中 草 药
文　献　研　究
(1949—1979年)

1979

野　山　楂

中药名　山楂。

地方名　麻楂(通称)，水楂、果楂(东阳)，毛钵
(永康)，健果(义乌)，毛菇(兰溪)。

形态特征　有刺的落叶灌木。叶互生，阔倒卵
形至倒卵状椭圆形，先端钝，3 裂，近上部有缺刻及
不整齐的锯齿，基部楔形；托叶半卵形，具锯齿。夏季
开白色花，成伞房花序。果球形，熟时红色。(图88)

生长环境及采集期　生于向阳的山坡、路旁、灌
木丛中。夏末采半成熟果，全年采根。

性味　酸微涩、微温。

功能　消食积，散瘀滞。

应用　消化不良，疝气，产后小腹痛，月经痛。

用量　根：五钱至一两。果：二至五钱。

276

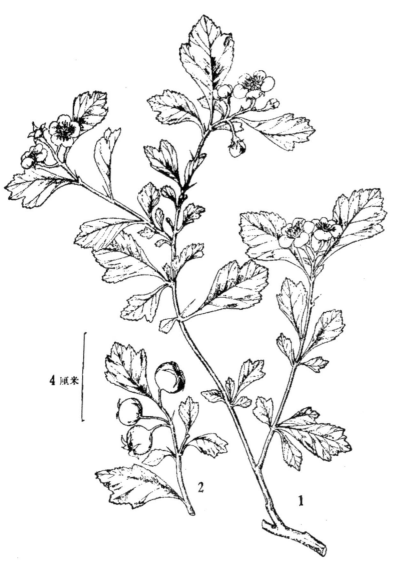

图88 野山楂（蔷薇科）
Crataegus cuneata Sieb. et Zucc.
1.花枝； 2.果枝。

277

1949

新 中 国
地 方 中 草 药
文 献 研 究
(1949—1979年)

1979

蛇　莓

地方名　蛇莓(金华、开化)，三爪龙(衢县、常山)，三瓣叶(兰溪)，蛇公公(义乌)，蛇扭(永康、武义)，火笼盖(浦江)，蛇莺(东阳)。

形态特征　多年生草本，全株被白色绢状毛。匍匐枝着地生根，上生花茎及叶。叶由3小叶组成，菱状卵形或倒卵形，中间小叶较大，二侧小叶较小，基部偏斜，缘有钝圆锯齿，叶柄长，基部具广披针形托叶。春季开黄花，单生于花茎上，花萼两轮，外轮较大，具3缺刻。瘦果小，棕红色，着生于膨大球形而呈海绵质的花托上。（图89）

生长环境及采集期　生于山坡、路边的杂草丛中及屋旁阴湿处。常年采全草。瘦果有毒不可食用。

性味　微酸涩、大寒。有小毒。

功能　泻热，解毒，通经。

应用　高热惊风，痢疾，鹅口疮。外敷：疔疮，痈疽，无名肿毒，角膜炎，痔疮。叶：鼻息肉，烫伤。

用量　内服量三至五钱。

278

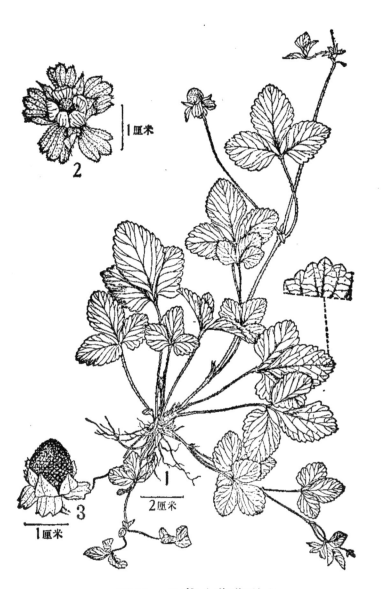

图89 蛇莓（蔷薇科）
Duchesnea indica (Andrews) Focke
1.植株全形；2.花；3.聚合果（蛇莓）。

279

1949

新中国
地方中草药
文献研究
(1949—1979年)

1979

石　楠

中药名　石楠叶(叶)。

形态特征　常绿乔木。树皮灰棕色，具浅纵裂，小枝带红色。叶互生，革质，嫩叶常带红色，长椭圆形或倒卵状椭圆形，先端短渐尖，基部阔楔形至圆形，边缘具细锐锯齿，在幼树上锯齿更尖锐而密，背面带白霜。春季枝端开多数白色小花成伞房状圆锥花序。果球形，熟时红色。（图90）

生长环境及采集期　生在山地溪谷边、林缘或杂木林内以及旷地上。秋末冬初采叶。

性味　辛苦、平。有小毒。

功能　解热镇痛，补肾利尿。

应用　月经不调，筋骨酸痛，肾虚头昏，劳伤脱力。

用量　一至三钱。

280

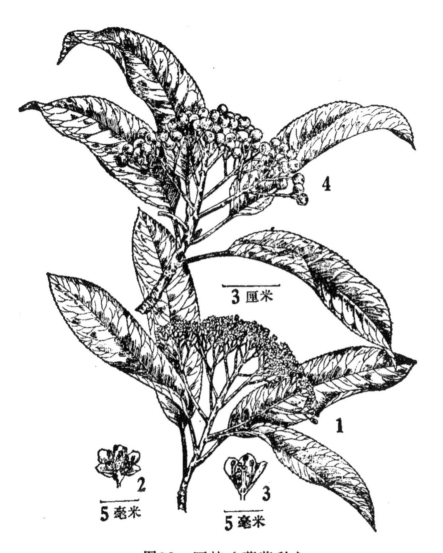

图90 石楠（蔷薇科）
Photinia serrulata Lindll.
1.花枝；2.花的全形；3.花的纵切面；4.果枝。

281

1949

新　中　国
地 方 中 草 药
文　献　研　究
(1949—1979年)

1979

翻　白　草

地方名　白头翁(兰溪、东阳、浦江)，地栗(武义、永康、东阳)，天雷番薯(金华)，野番薯(义乌)，鸡大腿(衢县)，雉鸡腿(江山)，山鸡腿(常山)，地风子(开化)。

形态特征　多年生匍匐草本。根多分歧，主根下部肥厚成纺锤形，质坚硬,暗褐色。基生叶丛生,由 5 — 9 片小叶组成;茎生叶较短小,小叶 3 片，长椭圆形或长披针形,边缘有钝锯齿，背面密被白色绵毛，有托叶。春季开黄色花，成聚伞花序。瘦果多数,聚合成球形。（图91）

生长环境及采集期　野生于丘陵、山地以及路边、田边草丛中。全年采根。

性味　甘微苦、平。

功能　凉血,清热,解毒。

应用　高热,吐血,口腔炎,阿米巴痢疾，痛经,疳积。

用量　五钱至一两。

282

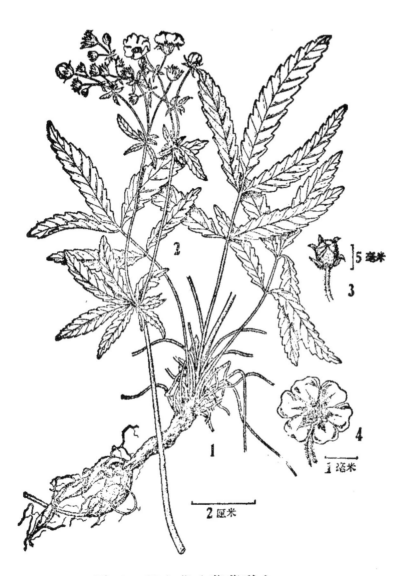

图91　翻白草（蔷薇科）
Potentilla discolor Bunge
1.根及基生叶；2.花茎；3.花蕾；4.花。

283

1949

新 中 国
地 方 中 草 药
文 献 研 究
(1949—1979年)

1979

三叶翻白草（三叶委陵菜）

地方名　三张白（兰溪），三张叶（金华），叶底白（开化），白里金梅（东阳、武义），地凤子（义乌、浦江），烂苦春（义乌）。

形态特征　多年生草本，全株密被绢毛。根茎粗短，质硬。复叶全部由 3 片小叶组成，中间小叶菱状倒卵形或菱状椭圆形，二侧小叶为斜卵形，先端钝，基部阔楔形，边缘三分之一以上有锯齿；在叶柄基部有卵形或卵披针形棕褐色的托叶。春季抽花茎，上开少数黄色小花，成聚伞花序。花后叶形增大，同时匍枝向四方引伸，产生新的植株（图92）。

生长环境及采集期　生长于山坡上及沟边。秋冬采根茎。

性味　苦涩。有小毒。

功能　止咳化痰，清热解毒。

应用　高热惊风，痔疮，草乌中毒，毒蛇咬伤。

用量　一至二钱。

284

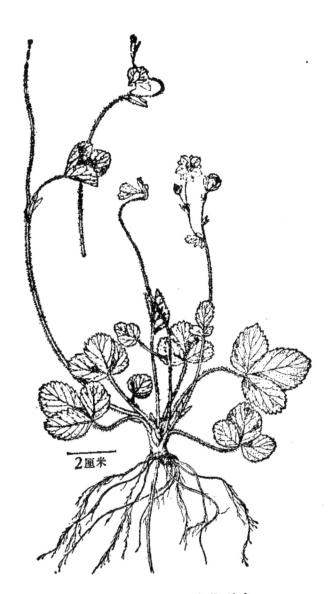

2厘米

图92　三叶翻白草（薔薇科）
Potenlilla freyniana Borum.

285

1949

新　中　国
地方中草药
文　献　研　究
(1949—1979年)

1979

蛇　含

地方名　五叶蛇含（东阳、永康），五爪金龙（金华、东阳），五瓣叶（兰溪），五爪龙（开化、常山），蛇公公（义乌），蛇扭（武义）。

形态特征　与蛇莓相似，但本种的叶为 5 小叶组成的掌状复叶。小花多数，成聚伞花序，外轮花萼为线状披针形，较内轮稍短，熟时花托不膨大可与蛇莓区别。（图93）

生长环境及采集期　生于山坡、路边及杂草丛中。常年可采全草。

性味　苦、微寒。

功能　清热，镇痉，解毒，消肿，化痰。

应用　疟疾，高热惊风，角膜溃疡，痈肿，腹股沟淋巴结炎，结膜炎，指头炎，蛇、虫咬伤，外伤出血。

用量　二至五钱。

286

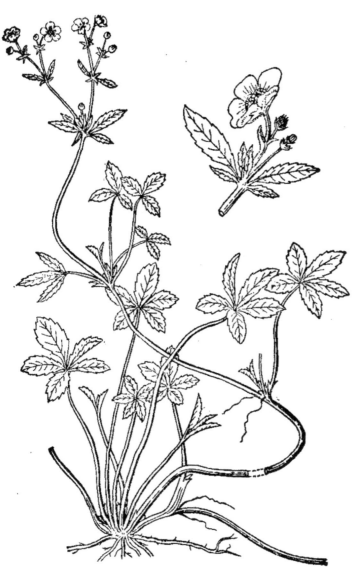

图93　蛇含（蔷薇科）

Potentilla kleiniana Wight et Arn.

287

1949

新 中 国
地 方 中 草 药
文 献 研 究
(1949—1979年)

1979

豆 梨

地方名　棠梨、野梨（通称）。

形态特征　落叶乔木，常有刺。树皮灰黑色，小枝光滑。叶互生，有长柄，阔卵形至卵圆形，先端短锐尖，基部圆形至阔楔形，边缘有圆钝锯齿。春季开白色花，6—12朵成伞房花序。果球形，径约3分，褐色，有斑点。近似种棠梨，叶菱状卵形以至椭圆状卵形，叶缘锯齿尖锐而粗硬，果径4—5分，可以区别。（图94）

生长环境及采集期　生长在溪旁、路边及杂木林中。夏秋采叶，春采花。

应用　闹羊花中毒，藜芦中毒。

用量　叶、花：一至二两。

288

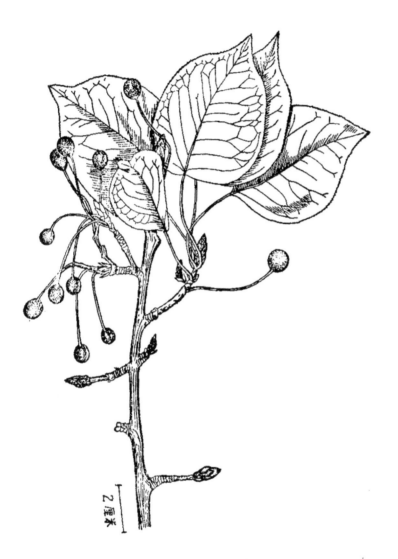

图94 豆梨（蔷薇科）
Pyrus calleryana Decne.
果　枝

289

1949

新 中 国
地 方 中 草 药
文 献 研 究
(1949—1979年)

1979

苞 蔷 薇

地方名　糖楤(金华、永康)，糖钵(东阳)，糖对(武义、东阳)，糖梨(义乌)，刺糖楤(常山)，大红袍(衢县、浦江、兰溪)，美丽鸡食刺(衢县)，大水麻楂(开化)，猴头栗(浦江)。

形态特征　有刺常绿灌木。茎蔓生或匍伏状，被黄褐色绒毛。羽状复叶互生，革质有光泽，小叶5—9片，椭圆形至倒卵形，长3—8分，先端钝，边缘有圆齿状细锯齿。春季侧枝顶端单生大形白色花。果实扁球形，表面被褐色茸毛，成熟时暗橙红色。（图95）

生长环境及采集期　生于路边、溪边及低山坡灌木丛中。秋采果，全年采根。

性味　甘酸、平。

功能　果：益气敛肺。根：祛风活血。

应用　果：关节炎，月经不调。根：咳嗽气喘，疝气，梦遗，烫伤，乳痈，风湿痹痛。

用量　五钱至二两。

290

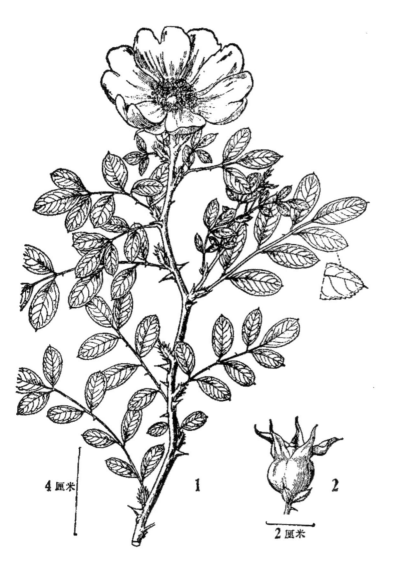

图95　苞蔷薇（蔷薇科）
Rosa bracteata Wendl.
1.花枝；　2.果实。

291

1949

新 中 国
地 方 中 草 药
文 献 研 究
(1949—1979年)

1979

金 樱 子

地方名 糖钵(东阳、永康)，糖榠(开化、衢县、兰溪)，鐔并糖梨(义乌、武义)，酒鐔坤(浦江)，刺糖杏(金华)，糖杏刺(常山)，长糖蒂(江山)。

形态特征 有刺常绿的木质藤本。复叶互生，具3小叶，顶小叶较大，椭圆状卵形至披针状卵形，顶端尖，基部圆至宽楔形，边缘具尖锐锯齿；托叶线状披针形。春季新枝顶端单生大形白花。果实椭圆形，顶端残存有萼片，与果梗密生褐色硬刺毛。(图96)

生长环境及采集期 多生于溪流两岸、山谷、山坡灌木丛中。全年采根，夏秋采果。

性味 酸涩、平。

功能 涩精，止泻。

应用 遗精，白带过多，子宫下垂，脱肛，遗尿，急慢性肾炎，慢性肠炎，肾虚腰痛，阑尾炎，痢疾，哮喘。

用量 根：五钱至二两。果：三至五钱。

292

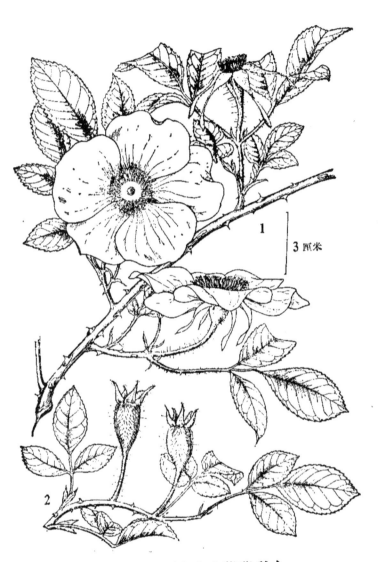

1

3厘米

图96 金樱子（蔷薇科）
Rosa laevigata Michx.
1.花枝； 2.果枝。

1949

新 中 国
地 方 中 草 药
文 献 研 究
(1949—1979年)

1979

野 蔷 薇

地方名　七姐妹(常山、义乌)，月月红(兰溪)，红刺(东阳)，五叶金樱子(开化)，痢疾草(武义)。

形态特征　有刺落叶木质藤本。羽状复叶互生，纸质，小叶5—9片，倒卵形至椭圆形，长5—9分；托叶与叶柄合生，边缘羽状细裂。春夏，枝顶开多数白色花，成圆锥状伞房花序。果实小球形，熟时红色。（图97）

生长环境及采集期　普遍生在向阳的山坡、溪边、路边及田塍边。秋采果，全年采根。

性味　苦涩、凉。

功能　除风湿，利关节。

应用　风湿痹痛，产后腹痛，乙脑。

用量　根：五钱至二两。果：二至五钱。

294

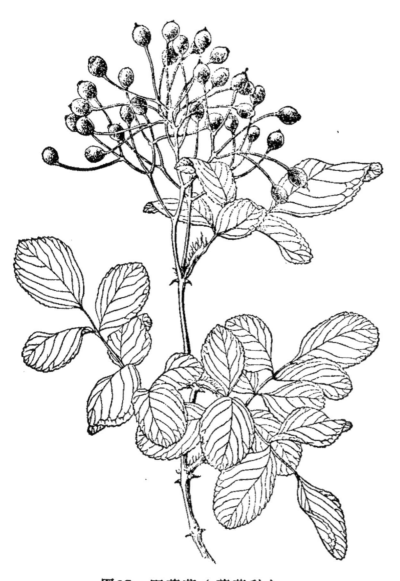

图97　野蔷薇（蔷薇科）
Rosa multiflora Thunb.

295

1949

新 中 国
地 方 中 草 药
文 献 研 究
(1949—1979年)

1979

秦 氏 莓

中药名　复盆子。

地方名　复盆子（通称），种田泡（开化），翁扭（永康），牛奶鸢、牛奶角公（东阳）。

形态特征　有刺落叶灌木。新抽枝条略带蔓性，幼枝绿色，被白粉。叶互生，近圆形，掌状5深裂，偶有7裂，基部心形，两面脉上被白色短柔毛；叶柄基部有线形托叶。春季嫩枝叶腋单生白色花。多数小核果集成卵球形，下垂，熟时红色。（图98）

生长环境及采集期　生于向阳山坡、路边、林边以及灌木丛中。春采果实，全年采根。

性味　甘酸、温。

功能　补肾固精，助阳明目。

应用　阳痿，遗精，遗尿，小便频数，肾虚头昏，通乳。

用量　根：一至二两。果：一至三钱。

296

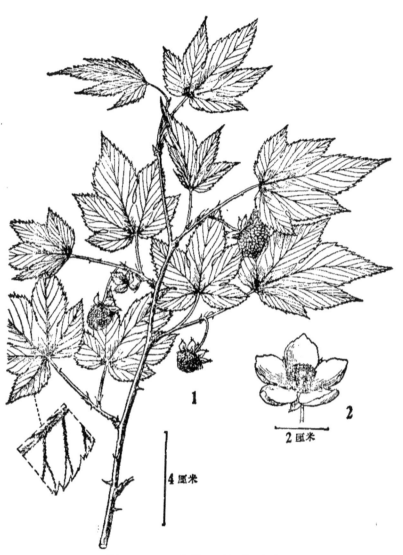

图98　秦氏莓（蔷薇科）

Rubus Chingii Hu

1.果枝；　2.花。

1949
新 中 国
地 方 中 草 药
文 献 研 究
(1949—1979年)
1979

蓬蘽

地方名 麦苗(金华、兰溪)，种田苗(衢县、东阳)，地扭(浦江)，秧扭(武义)，搭地红扭(永康)，地泡刺(开化)，苗(常山)，红鸾(东阳)。

形态特征 半常绿蔓性小灌木，全株具毛和散生钩刺。地下茎细长横走，随处可抽生新株。复叶互生，小叶 3 — 5 片(在开花枝上常为 3 片)，卵形、卵状披针形以至卵状椭圆形，叶面皱缩。早春侧枝端单生较大白色花。多数小核果集成球形，鲜红色。（图99）

生长环境及采集期 普遍生于山野、旷地。全年采根及嫩梢和叶。

性味 酸、平。

功能 清热解毒，消炎止痛。

应用 感冒，喘咳，高热惊厥，腹痛，黄疸，口腔炎，子宫下垂，眼生星翳，瘰疬，疮疖，淋巴结炎，下肢溃疡，刀伤出血。

用量 五钱至二两。

298

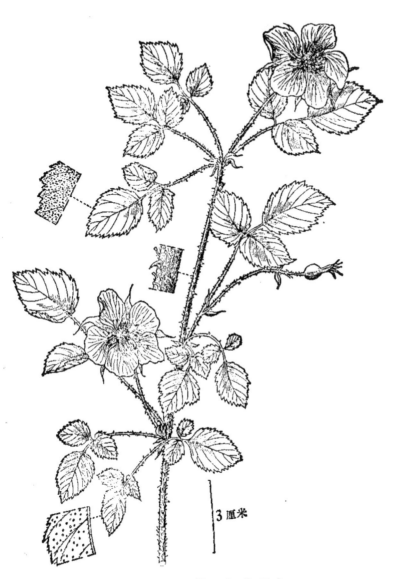

3厘米

图99 蓬蘽（蔷薇科）
Rubus hirsutus Thunb.

1949
新中国
地方中草药
文献研究
(1949—1979年)
1979

高　粱　泡

地方名　十月苗（衢县、江山），寒泡刺（开化），水飘纱（常山），酸公公（义乌），杀霜角公（东阳），多扭（永康），回龙须（浦江），寒扭（武义）。

形态特征　半常绿大形蔓生灌木。茎枝呈扁形，茎具棱和倒生的刺，幼时有绒毛，后平滑无毛。叶互生，卵形、广卵形或长椭圆状卵形，通常3—5浅裂，二面有细毛，叶脉及柄上都有细刺；托叶掌状细裂。秋季开白花，多数集成圆锥花序。小核果多数，聚合成球形。（图100）

生长环境及采集期　生于山坡、林缘、溪谷两旁以及郊野荒地。全年采根，夏秋采叶。

性味　酸、微寒。

功能　疏风解表，凉血止血，清热解毒。

应用　感冒，口腔炎，鼻衄，咳血，血崩，白带过多，产后感染，子宫下垂，痔疮，癫痫，坐骨神经痛。

用量　五钱至二两。

300

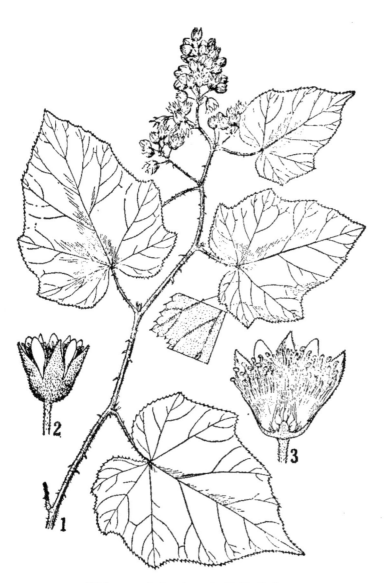

图100 高粱泡 （蔷薇科）
Rubus lambertianus Ser.
1.花枝；2.花；3.花的纵剖面。

301

1949

新　中　国
地 方 中 草 药
文 献 研 究
(1949—1979年)

1979

茅莓(红梅消)

地方名　大水苗(衢县、江山、常山)，莓女(金华)，红梅消(开化)，早豆红(东阳)，五爪鸡龙(永康)，耘田扭(浦江)，田耙扭(武义)。

形态特征　有刺落叶蔓性灌木。枝条呈拱形，生灰色柔毛和倒生的刺。复叶互生，通常3片，嫩枝上偶为5片，顶小叶较大，广倒卵形或菱状圆形；二侧小叶椭圆形，先端钝，偶短尖，基部阔楔形，叶背密生白色毡毛。春末，开粉红色或紫红色的花，多数集成伞房状圆锥花序。小核果多数，聚合成球形，橙红色。（图101）

生长环境及采集期　生于山坡、路旁或溪滩上。全年采根。

性味　苦、微寒。

功能　根：活血舒筋，消肿止痛。茎叶：清热解毒，滋阴涩精。

应用　根：跌打损伤，毒蛇咬伤，疔痈，糖尿病，黄疸，吐血，白带过多，牙痛。茎叶：痔疮，颈淋巴结核。

用量　五钱至一两。

302

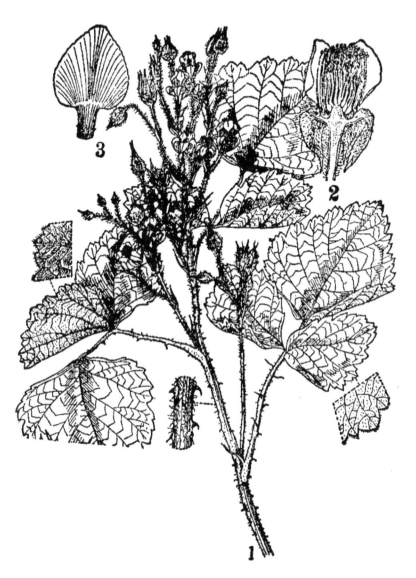

图101 茅莓（蔷薇科）
Rubus parvifolius Linn.
1.花枝；2.花的纵剖面；3.花瓣。

303

1949

新 中 国
地 方 中 草 药
文 献 研 究
(1949—1979年)

1979

地 榆

中药名 地榆。

地方名 野红枣（江山、武义），山红枣（衢县、常山），红壳枣（金华），山枣（义乌），地枣（东阳）。

形态特征 多年生草本，高3尺左右。主根肥大，圆柱形，老时多分歧。茎直立，有棱。基生叶丛生，有长柄，奇数羽状复叶，小叶5—13片，长椭圆形以至线状长椭圆形，边缘有钝锯齿。夏末开暗红色小花，多数密集成顶生短穗状花序。复果形似小红枣。（图102）

生长环境及采集期 生于山坡、田边、路旁，能耐瘠薄的土壤。全年采根。

性味 苦、微寒。

功能 凉血，止血。

应用 呕血，咯血，痔疮便血，痢疾，白带过多，水火烫伤。

用量 五钱至二两。

304

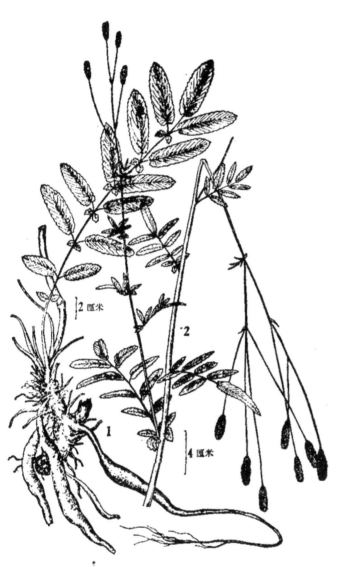

图102 地榆（蔷薇科）
Sanguisorba officinalis Linn.
1.根； 2.花枝。

305

1949
新 中 国
地 方 中 草 药
文 献 研 究
(1949—1979年)
1979

合萌（田皂角）

地方名　鸡盲草（兰溪、浦江），夜合草、田刈萌（衢县），野绿豆（金华），田角孟（江山），镰刀草（开化），田皂荚（义乌），水孟葛（东阳），野麦秆（永康），水麦秆（武义）。

形态特征　一年生草本，高1—3尺。茎直立，质软中空。羽状复叶互生，有20—30对小叶，线形至线状长椭圆形，晚上能合闭。夏季开黄色花，成腋生总状花序。荚果扁平，线形，成熟时裂为6—10个节。（图103）

生长环境及采集期　生于温暖润湿的塘边、田边或溪边。夏秋采全草，秋采种子。

性味　甘、平。

功能　清热利尿，平肝明目，杀虫止痢。

应用　夜盲，疳积，高热，水肿，尿路感染，痢疾，蛔虫，蛲虫，刀伤出血，淋巴管炎。

用量　五钱至一两。

306

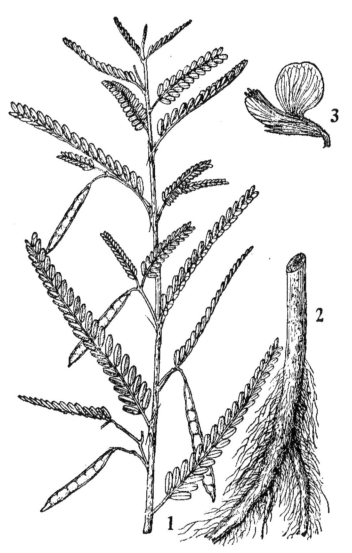

图103　合萌（豆科）
Aeschynomene indica Linn.
1.结果的枝条；2.根；3.花放大。

307

1949
新　中　国
地 方 中 草 药
文　献　研　究
(1949—1979年)
1979

合　欢

中药名　合欢。

地方名　合欢、夜合（通称），夜夜合（金华），孟葛（东阳），割麻（常山）。

形态特征　落叶乔木。树皮灰褐色，小枝带棱角。叶互生，偶数二回羽状复叶，总叶柄基部有小形腺体，羽片 4 —12对，羽片上的小叶为20—25对，小叶呈镰刀状，长 2 — 3 分，宽不及 1 分。夏季开淡红色小花，多数成有长梗的头状花序。荚果扁平，长椭圆形。近似种山合欢，复叶的羽片较少，为 2 — 3 对。羽片上的小叶为 6 —15对，小叶较大，花黄白色，可以相区别。（图104）

生长环境及采集期　生于向阳山坡疏林中或旷野处。夏采花，秋采果，取种子，全年可采根皮及树皮。

性味　苦甘、平。

功能　养心安神，消肿止痛。

应用　神经衰弱，失眠，肺痈，跌打损伤。山合欢作用相似。

用量　树皮：三至五钱。花：五分至一钱。

308

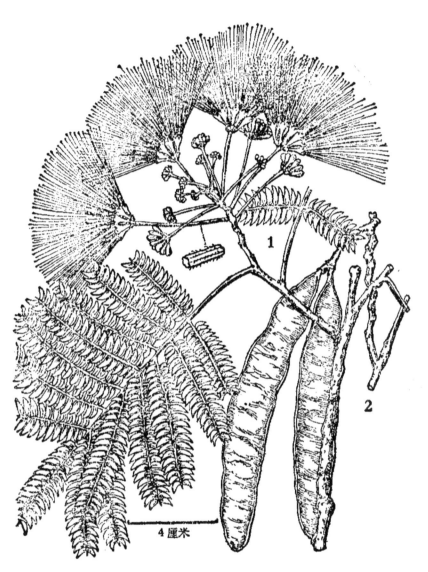

图104　合欢（豆科）
Albizzia julibrissin Durazz.
1.花枝；　2.果枝。

1949
新 中 国
地 方 中 草 药
文 献 研 究
(1949—1979年)
1979

云　实

中药名　朝天子(果)。

地方名　倒搭刺(通称)，鸟不踏(金华、兰溪、开化)，老虎刺(义乌、兰溪)，朝天子(武义、浦江、义乌)。

形态特征　落叶蔓性灌木，全株密生倒钩刺，幼枝赤褐色。叶互生，二回偶数羽状复叶，小叶片矩形，先端钝，基部楔形或圆形，全缘，背面被白粉。初夏开黄色似蝶形花，成总状花序。荚果近木质，短舌状，稍膨大，含5—9粒短形棕色种子。(图105)

生长环境及采集期　生于山坡岩石间。秋季采果及种子，全年采根。

性味　辛、温。

功能　祛风寒，化湿热，杀虫制疟。

应用　风湿痹痛，小儿疳积，雷公藤中毒，血崩，乳痈，疟疾。

用量　三钱至一两。

310

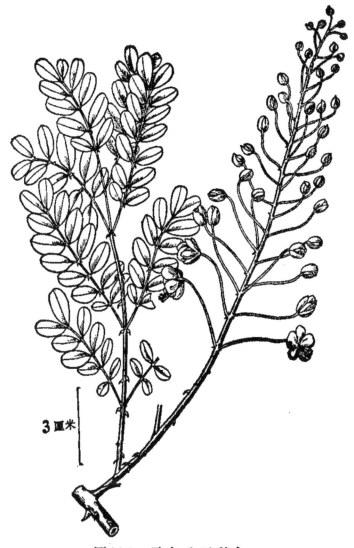

图105 云实（豆科）
Caesalpinia sepiaria Roxb.

3厘米

311

1949

新　中　国
地方中草药
文　献　研　究
(1949—1979年)

1979

藐　子　梢

地方名　马料梢(通称)，细叶马料梢(浦江)，鹁鸪梢(衢县)，死白活(江山)，山佛豆(开化)。

形态特征　落叶灌木，高可达6尺。复叶互生，由3小叶组成，小叶倒卵形或椭圆形，顶端微缺，有细尖，表面近无毛，背面被短柔毛。夏秋开紫红色蝶形花，成密集的总状花序或圆锥花序。荚果斜椭圆形，具短毛及明显的网脉。本种与美丽胡枝子很相似，但其小花柄具关节，通常只生一花，可以相区别。（图106）

生长环境及采集期　生长在向阳山坡、山沟、林缘及疏林中。夏秋采花。

性味　平、温。

功能　清热理气，止血。

应用　感冒，中暑，吐血，血崩，癫痫，小儿高热。

用量　根：五钱至一两。花：一至二钱。

312

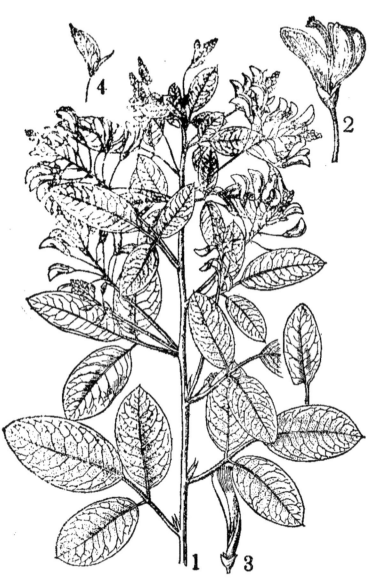

图106　萩子梢（豆科）
Campylotropis macrocarpa (Bunge) Rehd.
1.花枝；2.花；3.除去花瓣的花；4.果实。

313

1949

新 中 国
地 方 中 草 药
文 献 研 究
(1949—1979年)

1979

锦 鸡 儿

中药名 金雀花。

地方名 土黄芪（通称），小娘脚（衢县、开化、常山），金雀花（东阳），黄活妈（金华）。

形态特征 落叶小灌木。茎皮上具黄点，皮易剥落，小枝有棱角。由4小叶组成复叶，簇生，小叶薄革质，倒卵形，全缘，脱落后，叶柄成针刺。春季叶腋中单生黄色蝶形花。荚果。（图107）

生长环境及采集期 生于山坡林缘及灌木丛中，也常见栽培。春采花，秋采根。

性味 甘微辛、平。花：甘、温。

功能 活血，利湿。

应用 劳伤脱力，浮肿，盗汗，潮热，咯血，咳嗽，肾虚耳鸣，乳汁不通，关节炎。

用量 五钱至一两。

314

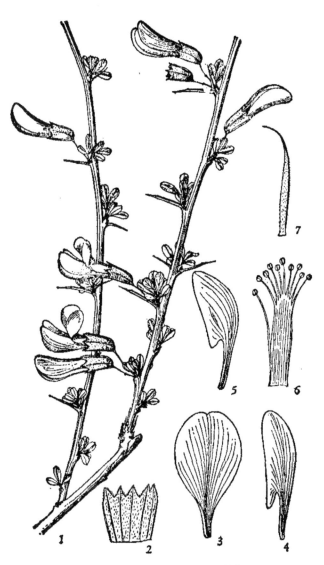

图107 锦鸡儿（豆科）
Caragana sinica (Buc'hoz) Rehd.
1.花枝；2.花萼剖开；3.4.5.各种花瓣；
6.雄蕊；7.雌蕊。

315

1949

新 中 国
地 方 中 草 药
文 献 研 究
(1949—1979年)

1979

望 江 南

地方名 望江南（通称），羊角豆（江山）。

形态特征 一年生草本，高 3 — 4 尺。偶数羽状复叶互生，小叶 3 — 6 对，卵形至椭圆状披针形，先端尖，基部圆形，全缘，有恶臭。总叶柄基部有腺体一个，干时黑色。夏秋季开黄花，成短总状花序。荚果扁平带形。（图108）

生长环境及采集期 常栽培。秋末，种子成熟后采种子、割全草。

性味 微苦、微寒。

功能 清热解毒，消肿散结，利尿。

应用 痢疾，肠炎，慢性气管炎，淋巴结炎，疔疮痈肿，毒蛇咬伤。

用量 子：二至四钱。

316

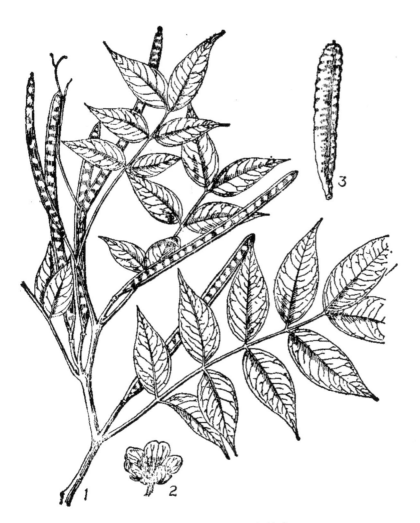

图108 望江南（豆科）
Cassia occidentalis Linn.
1.果枝； 2.花； 3.果实。

317

1949

新　中　国
地 方 中 草 药
文 献 研 究
(1949—1979年)

1979

黄　檀

地方名　黄檀树（通称）。

形态特征　落叶乔木。老树皮成薄片状剥落，小枝光滑无毛。羽状复叶互生，小叶 7—13片，椭圆状矩形，先端微凹。夏季开黄色蝶形花，成腋生圆锥花序。荚果扁平，含种子 1—3 粒。（图109）

生长环境及采集期　常见于向阳山坡、路旁及林缘。全年采根。

应用　疗疮。

用量　五钱至一两。

318

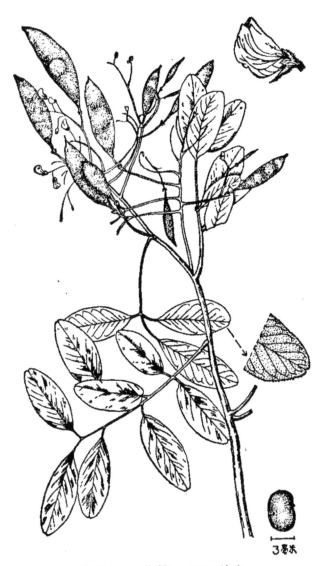

图109　黄檀 （豆科）
Dalbergia hupeana Hance
右上：花的纵剖面；右中：叶顶背面放大；右下：种子。

319

1949
新　中　国
地方中草药
文　献　研　究
(1949—1979年)
1979

含羞草叶黄檀

地方名　麦刺藤、鸡勾札（东阳）。

形态特征　落叶木质藤本。羽状复叶互生，有小叶31—41片。小叶片矩状长椭圆形，长3.6— 6分，阔0.9—1.5分，先端钝圆或微缺，有细尖，背带白色。花黄色，成腋生的圆锥花序。荚果带状长椭圆形。（图110）

生长环境及采集期　生于山沟林下或灌丛中。夏秋采叶。

功能　消炎，解毒。

应用　疔疮，痈疽，竹叶青蛇咬伤，蜂窝组织炎。

320

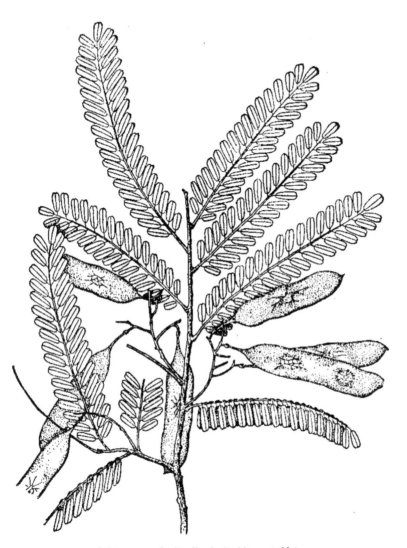

图110 含羞草叶黄檀(豆科)
Dalbergia mimosoides Franch.

321

1949

新 中 国
地 方 中 草 药
文 献 研 究
(1949—1979年)

1979

小 槐 花

地方名　粘人草子(通称)，长荚粘毛草子（浦江），粘草子(开化)，粘货藤(常山)，金腰带(江山)。

形态特征　落叶小灌木，常呈草本状。高1—2.5尺。复叶互生，有3小叶，长椭圆形至披针形，先端尖，基部楔形，顶小叶大于两侧小叶，总叶柄有狭翅；托叶线状披针形。秋季开绿白色小花，成总状花序。荚果扁平，弯成新月形，有4—7节，表面密被钩状短毛，熟时能粘附它物。（图111）

生长环境及采集期　生于山坡路边、林内或林边草丛中。夏秋采根。

性味　微苦、温。

功能　解表散寒，祛风解毒。

应用　风寒咳嗽，吐血，毒蛇咬伤。

用量　五钱至一两。

322

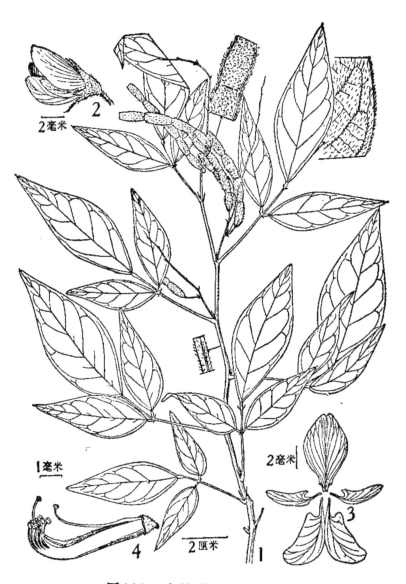

图111 小槐花（豆科）
Desmodium caudatum (Thunb.) DC.
1.果枝；2.花；3.花冠平展；4.花去花冠和
萼片后，示雄蕊和雌蕊。

323

1949

新中国
地方中草药
文献研究
(1949—1979年)

1979

山 蚂 蝗

地方名 麻月草子(金华),粘人草子(武义),粘糖狗剌(江山),粘草子(衢县),山扁豆(永康),背爷头(浦江),粘侬草子(义乌、东阳)。

形态特征 落叶小灌木,高2—3尺。基部直立或斜上,分枝有棱。复叶互生,小叶3片,顶端小叶长卵形至卵状菱形,先端狭钝尖,基部阔楔形;侧生小叶较小,基部偏斜;托叶线形。夏秋季开淡红色小花,成顶生圆锥花序或腋生总状花序。荚果有2节,深裂,每节呈半月形,上有钩状刚毛。(图112)

生长环境及采集期 生长于山坡、林边或荒草地上。夏秋采根及全草。

性味 微苦、温。

功能 解表散寒,祛风解毒,破瘀消肿,止血止痛。

应用 急性黄疸型肝炎,血崩,白带过多,跌打损伤,风湿痹痛,毒蛇咬伤。

用量 二至三两。

324

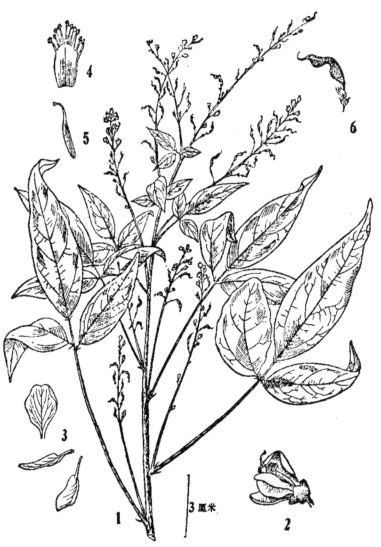

图112 山蚂蝗（豆科）
Desmodium racemosum (Thunb.) DC.
1.果枝；2.花；3.旗瓣、翼瓣和龙骨瓣；
4.雄蕊；5.雌蕊；6.荚果。

325

1949

新 中 国
地方中草药
文 献 研 究
(1949—1979年)

1979

马　棘

地方名　野绿豆（通称），千斤拔（金华），油麻船（江山）。

形态特征　落叶小灌木，高2—3尺。茎多分枝，小枝无毛。羽状复叶互生，由5—11片小叶组成，小叶矩形至倒卵形，两面有平贴的细毛。夏季开淡红色小蝶形花，成腋生的总状花序。荚果圆柱形。（图113）

生长环境及采集期　常生于溪边、山脚及山坡上。夏秋采根或全草。

性味　苦涩、温。

功能　清凉解毒，活血行瘀。

应用　疟疾，白喉，扁桃腺炎，口腔炎，颈淋巴结核，疔疮痈疽，毒蛇咬伤，风湿痹痛，跌打损伤，黄疸型肝炎。

用量　五钱至一两。

326

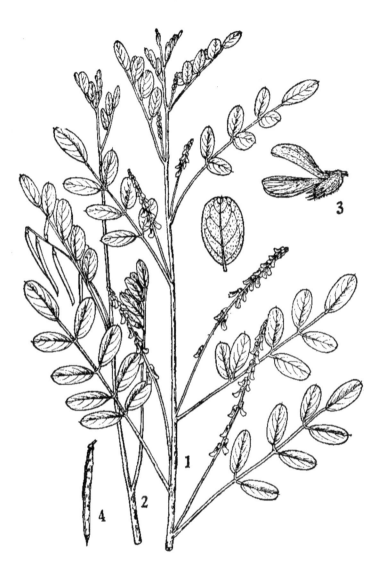

图113 马棘（豆科）
Indigofera pseudotinctoria Matsum.
1.着生花的枝条；2.着生果的枝条；3.花；4.果。

327

1949

新　中　国
地 方 中 草 药
文 献 研 究
(1949—1979年)

1979

中华胡枝子

地方名　马料梢（金华、永康），细叶马料梢（东阳），小叶马料梢（武义），鹁鸪梢（衢县），小号布纱（开化）。

形态特征　直立或铺散的小灌木。全株有平铺白色绒毛，幼嫩时更多。复叶互生，小叶 3 片，椭圆形或长椭圆形，长0.3—1寸，先端钝或微凹，有短尖，边缘稍反卷，下面密被白色绢状绒毛，侧脉较明显。秋季叶腋开黄白色带紫纹的蝶形花，形成极短的总状花序。荚果圆卵形。（图114）

生长环境及采集期　生于向阳山坡疏林下及林边草丛中。夏秋采枝叶。

应用　关节痛，痢疾。

用量　一至二两。

328

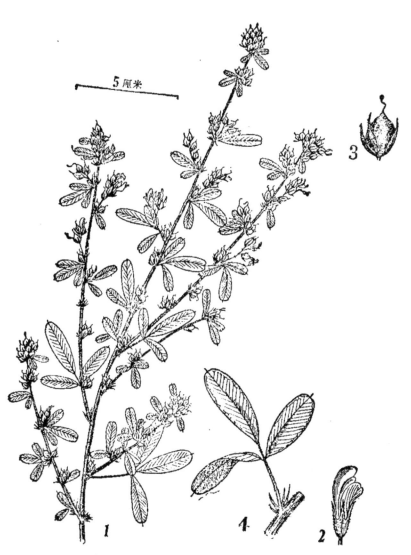

图114　中华胡枝子（豆科）

Lespedeza chinensis G. Don

1.果枝；2.花；3.荚果；4.叶放大，示毛茸。

329

1949
新 中 国
地 方 中 草 药
文 献 研 究
(1949—1979年)
1979

截叶铁扫帚

地方名 铁扫帚（江山、义乌、东阳），夜关门（衢县），关门草（武义），夜合（永康），细叶野落花生（浦江），马鞭草（常山），雉鸡尾巴（金华），小叶劳力草（兰溪）。

形态特征 落叶小灌木，高1.5—2.5尺。复叶互生，3小叶组成，小叶常为线形，先端截形，具短尖，基部楔形，全缘，叶背密被白色绢状毛。秋季，叶腋开黄色带紫斑的小花，单生或2—4朵簇生。荚果斜卵形，稍超出于萼。（图115）

生长环境及采集期 生在山坡或路旁空旷杂草丛中。夏秋采全草及根。

性味 苦、微寒。

功能 益肝明目，清热利尿，通经活血。

应用 疳积，糖尿病，脱肛，关节痛，坐骨神经痛，麻疹后支气管炎，失眠，乳汁不通，夜盲，肺痈。

用量 一至二两。

330

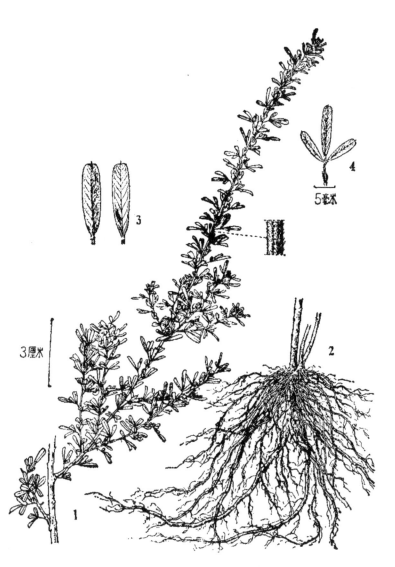

图115 截叶铁扫帚（豆科）
Lespedeza cuneata (Dum. Cour.) G. Don
1.花枝；2.根；3.小叶的正反面；4.叶放大。

331

1949

新 中 国
地 方 中 草 药
文 献 研 究
(1949—1979年)

1979

铁 马 鞭

地方名 野落花生（通称），狗尾巴（浦江），马鞭草（东阳）。

形态特征 多年生草本。植株被棕黄色长硬毛。枝条细长，斜上或匍伏地面。复叶互生，由3片小叶组成，小叶广卵圆形或倒卵形，先端圆或截形，有短尖。秋季叶腋开黄白色花，3—5朵成极短的总状花序。荚果卵圆形。（图116）

生长环境及采集期 生长在山坡、路边及草丛中。夏秋采全草。

性味 甘淡、温。

功能 祛风活络，健胃益气，安神。

应用 黄疸型肝炎，浮肿，神经衰弱，失眠，疳积，四肢酸痛。

用量 五钱至二两。

332

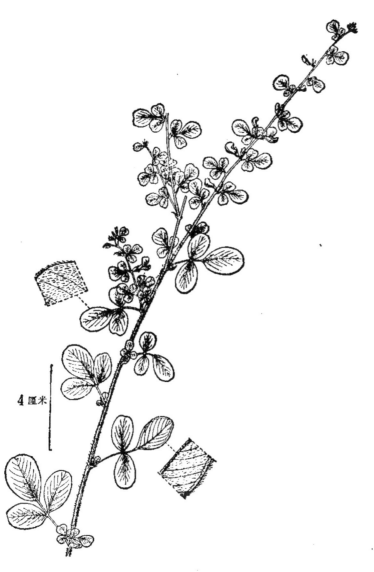

4厘米

图116 铁马鞭（豆科）
Lespedeza pilosa (Thunb.) Sieb. et Zucc.

333

1949

新　中　国
地方中草药
文　献　研　究
(1949—1979年)

1979

长萼鸡眼草

地方名　野花生草（金华、开化、兰溪），鸡眼草（衢县、浦江、东阳），铁钉草（武义、永康），莲子草（东阳），雄雌草（金华）。

形态特征　一年生小草本，茎匍伏，小枝直立。复叶互生，3小叶组成，倒卵形，长1.5—3分，先端凹头，基部阔楔形，叶脉明显。秋季叶腋开紫红色蝶形花。荚果卵形。近似种鸡眼草，小叶狭长，长3—4.5分，先端尖，可以相区别。（图117）

生长环境及采集期　生于旷地草丛中或田边路旁。春至秋采全草。

性味　甘、平。

功能　通淋浊，健脾止痢。

应用　疳积，痢疾，黄疸型肝炎，尿路感染，皮肤癣症，蛔虫。

用量　三钱至一两。

334

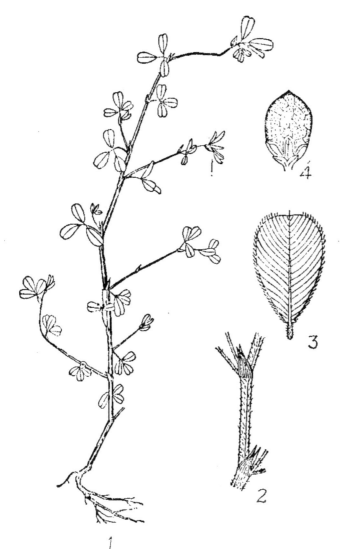

图117　长萼鸡眼草（豆科）
Kummerowia stipulacea (Maxim.) Makino
　1.植株全形；2.茎一段的放大；3.叶放大；
　4.果实放大。

335

1949
新 中 国
地 方 中 草 药
文 献 研 究
(1949—1979年)
1979

花 楹 木

地方名 烂锅柴（衢县），烂锅铁柴（开化、东阳）。

形态特征 常绿乔木。树皮青绿色,光滑,幼枝密被灰黄色绒毛。羽状复叶,互生,革质,小叶 5 —11 片,长椭圆形或卵状长椭圆形,全缘, 叶柄及叶背密被灰黄色绒毛, 各小叶通常略向下垂。夏季开黄白色蝶形花,成总状花序。荚果椭圆形,熟时木质。种子鲜红色。（图118）

生长环境及采集期 生于山坡及溪谷两旁林内。全年可采根皮。

性味 微辛、温。有毒。

功能 破瘀血,散结,祛风,消痈肿。

应用 跌打损伤,风湿性关节炎,无名肿毒。

用量 二至三钱。

336

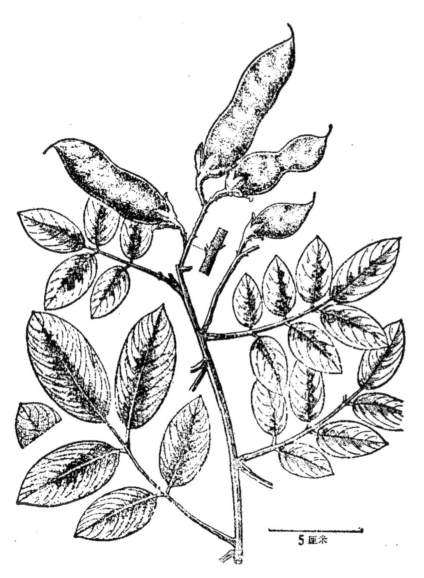

图118 花榈木（豆科）
Ormosia henryi Prain

5厘米

337

1949

新 中 国
地 方 中 草 药
文 献 研 究
(1949—1979年)

1979

苦 参

中药名　苦参。

地方名　牛苦参、牛人参(通称)。

形态特征　落叶亚灌木，高4尺左右。主根圆柱形，黄色，味苦。小枝绿色光滑。羽状复叶互生，小叶11—13对，卵状椭圆形或长椭圆状披针形，先端渐尖，全缘，背面苍绿色。初夏，茎顶开多数淡黄色蝶形花，成总状花序。荚果串珠状，熟时不开裂。(图119)

生长环境及采集期　多生于山坡林下。夏秋采根。

性味　苦、寒。

功能　清热燥湿利尿，祛风杀虫。

应用　痢疾，胃痛，黄疸，浮肿，尿路感染，湿疹，疣，白带过多。

用量　吞服：一至三钱。

338

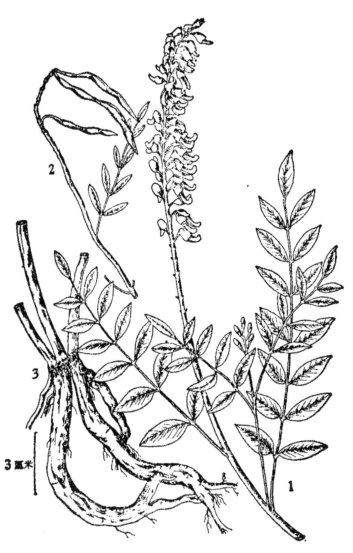

图119 苦参（豆科）
Sophora flavescens Ait.
1.花枝； 2.果枝； 3.根。

339

1949

新　中　国
地方中草药
文　献　研　究
(1949—1979年)

1979

槐

中药名　槐花米。

地方名　槐树(通称)。

形态特征　落叶乔木。树皮灰色，具不规则纵裂，内皮鲜黄色，有臭味。嫩枝绿色，皮孔明显。羽状复叶互生，小叶 7 —17片，近对生，卵形或卵状披针形，背面有白粉及短毛。秋季开黄白色蝶形花，成圆锥花序。荚果肉质串珠状，熟时不裂开。(图120)

生长环境及采集期　生于路旁屋边及山野。秋采花，冬采果，全年采根、皮。

性味　苦、平。

功能　凉血，止血。

应用　吐血，鼻衄，便血，痔疮，崩漏，高血压。

用量　一至三钱。

340

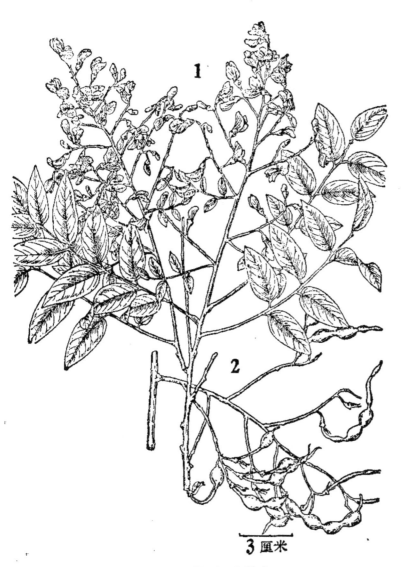

图120 槐（豆科）
Sophora japonica Linn.
1.花枝； 2.果枝。

341

1949

新 中 国
地 方 中 草 药
文 献 研 究
(1949—1979年)

1979

野 豇 豆

地方名 土高丽参(通称)。

形态特征 多年生缠绕草本。主根圆柱形或圆锥形,肉质,外皮橙黄色。茎下部木质化,中部柔靭,表面被浅棕黄色长粗毛,后脱落。叶互生, 3 出复叶,顶生小叶菱状卵形或广卵形,先端渐尖,基部近圆形,全缘;两侧小叶广卵形, 基部偏斜。秋季叶腋开淡紫红色蝶形花, 常 2 朵生于总轴顶端。荚果线形,圆筒状,外被棕褐色粗毛。种子椭圆形,黑色。(图121)

生长环境及采集期 生于向阳山坡、林缘和山野草丛中,干燥黄土中较多。夏秋采根。

性味 甘苦、微温。

功能 滋养强壮,清热解毒。

应用 劳伤脱力,淋巴结核,毒蛇咬伤,喉痛。

用量 三至五钱。

342

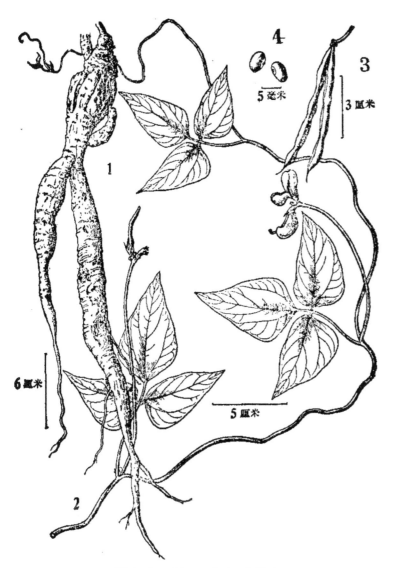

图121 野豇豆（豆科）
Vigna vexillata (Linn.) Benth.
1.根；2.花枝；3.荚果；4.种子。

343

1949

新 中 国
地 方 中 草 药
文 献 研 究
(1949—1979年)

1979

酢 浆 草

中药名 酢浆草。

地方名 伤筋草(金华、武义),三叶酸(兰溪、衢县、东阳),酸莓(义乌、东阳),酸草(浦江),老鸦酸(江山),酸腌菜(常山),酸浆草(开化、永康)。

形态特征 多年生匍匐小草本。茎叶有酸味,全株被细毛。茎多分枝,节节生根。叶互生,掌状 3 小叶,倒心脏形。花黄色,成腋生的伞形花序。蒴果角状,有棱。(图122)

生长环境及采集期 生于荒地、田塍边、菜园边较阴湿的地方。常年可采全草及根。

性味 酸、寒。

功能 散热消肿,止痛杀虫。

应用 黄疸肝炎,尿路感染,白带过多,痔疮,脱肛,疝气,扁桃腺炎,喘咳,慢性肾炎,疥癣,烫伤,毒蛇咬伤,扭伤。

用量 五钱至一两。

344

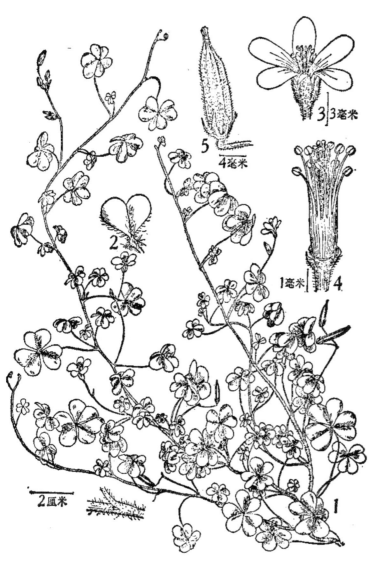

图122　酢浆草（酢浆草科）
Oxalis corniculata Linn.

1.植株的一部分；2.小叶片；3.花；4.雄蕊和
雌蕊；5.果实。

345

常山（日本常山）

中药名　常山。

地方名　常山（兰溪、浦江、东阳），灯 心 柴（开化），山灯草（常山），白鹤花（义乌）。

形态特征　落叶灌木。叶互生，倒卵形至卵状椭圆形，先端渐尖，基部阔楔形，边缘具细小的圆锯齿，叶对光透视，有半透明的细小腺点，带恶臭。春季开黄绿色单性花，雌雄异株。蒴果近球形。（图123）

生长环境及采集期　生于山坡、溪谷林下，亦常见栽培。夏秋采根。

性味　苦辛、微寒。

功能　舒筋活络，消炎止痛。

应用　跌打损伤，毒蛇咬伤。外治疮痈。

用量　三至五钱。

346

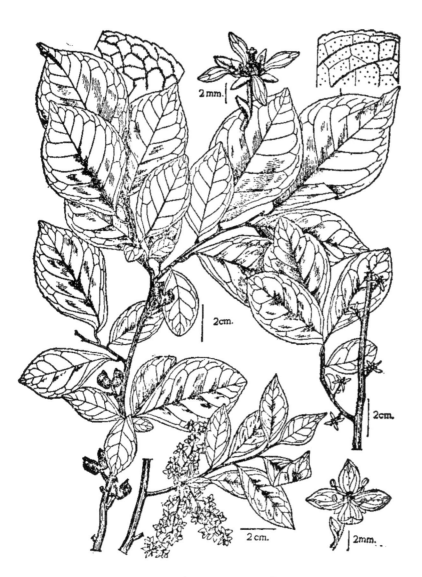

图123 常山（芸香科）
Orixa japonica Thunb.

1949

新 中 国
地 方 中 草 药
文 献 研 究
(1949—1979年)

1979

樗叶花椒

中药名 海桐皮。

地方名 海桐皮(通称),飞天蜈蚣(开化)。

形态特征 落叶乔木。树皮灰褐色,树干上有基部为圆环状突出的锐刺。羽状复叶互生,小叶11—27片,卵状长椭圆形或长椭圆形,先端渐尖或尾状,基部圆,略偏斜,边缘具浅圆锯齿,齿缝处有透明的腺点,背面粉绿色。夏秋枝端开淡绿色的单性小花,成伞房状圆锥花序。蓇葖果红色。(图124)

生长环境及采集期 生于山坡疏林内或山麓溪流附近。初夏采树皮,夏秋采根。

性味 平、苦。

功能 祛风湿,通经络。

应用 毒蛇咬伤,跌打损伤,腰膝疼痛,疥癣,鞘膜积液。

用量 五钱至一两。

348

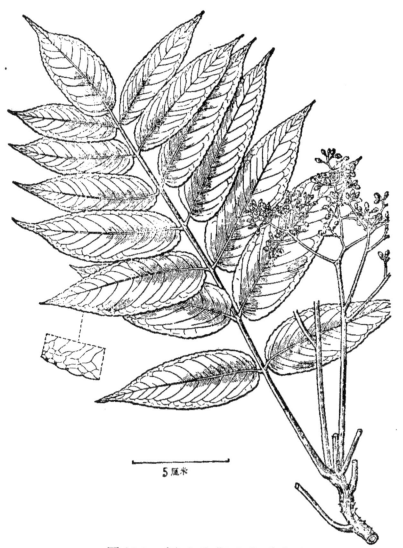

图124 樗叶花椒（芸香科）

Zanthoxylum ailanthoides Sieb. et Zucc.

5厘米

349

1949

新 中 国
地 方 中 草 药
文 献 研 究
(1949—1979年)

1979

竹 叶 椒

地方名　山胡椒（兰溪、常山、东阳、武义），野花椒（浦江、江山），野胡椒（金华），花椒（开化），青椒（永康），飞天蜈蚣（义乌）。

形态特征　芳香性常绿灌木或小乔木。树皮光滑，茎、枝、叶柄及主脉上都有刺。羽状复叶互生，薄革质，小叶 3 — 9 片，下面一对较小，披针形或椭圆状披针形，无柄，疏生透明腺点，叶轴上有翅。夏季叶腋开多数黄绿色单性小花。蒴果红色，内有黑色有光泽的种子。（图125）

生长环境及采集期　生于山坡、灌丛、岩石旁和溪流两岸。秋采果及种子，全年采根。

性味　苦辣、温。

功能　健胃祛风。

应用　胃神经痛，感冒，痧气腹痛，痢疾，急慢性肝炎，闭经，牙痛，风湿痹痛，跌打损伤，毒蛇咬伤。

用量　煎服：五钱至二两。吞服：五分至一钱。

350

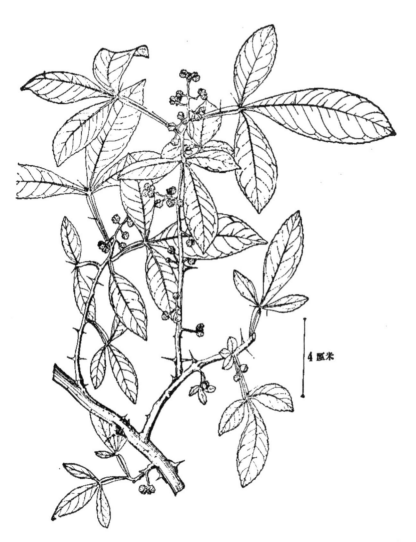

图125 竹叶椒（芸香科）
Zanthoxylum planispinum Sieb. et Zucc.
果 枝

351

1949

新 中 国
地 方 中 草 药
文 献 研 究
(1949—1979年)

1979

臭 椿

中药名 凤眼草(果),椿根皮(根皮)。

地方名 臭椿(通称)。

形态特征 落叶乔木。根皮淡白色,味苦。羽状复叶大,互生,长可达 2 尺,小叶13—25片,披针状卵形,近基部有 2—4 粗齿,齿的先端背面有一腺体,有臭气。春夏开绿色花,成顶生圆锥花序。翅果长椭圆形。(图126)

生长环境及采集期 生于山坡或路边、屋旁。初夏采根皮及枝,秋采初成熟的果实。

性味 苦涩、微寒。

功能 清热燥湿,敛肠固下。

应用 痢疾,肠炎,便血,阴道滴虫。

用量 五钱至一两。

352

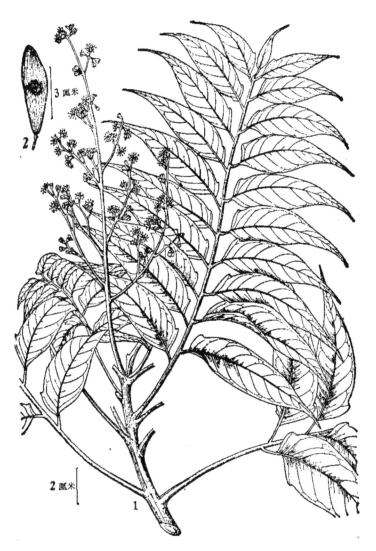

图126 臭椿（苦木科）
Ailanthus altissima (Mill.) Swingle
1.花枝；2.果实。

353

1949

新 中 国
地 方 中 草 药
文 献 研 究
(1949—1979年)

1979

苦　楝

中药名　苦楝。

地方名　楝子树（义乌、武义），楝树（东阳、永康）。

形态特征　落叶乔木。树皮绿褐色或紫褐色，有纵裂。老枝紫色，有多数灰白色细点状皮孔。2—3回羽状复叶互生，长0.6—2.5尺，小叶卵状披针形或椭圆形，先端长尖，基部阔楔形或圆形，边缘有深浅不一的锯齿。初夏开淡紫色花，成圆锥花序。果实椭圆状球形。（图127）

生长环境及采集期　生于路边屋旁、河流两岸。全年可采树皮或根皮，但以冬季为佳。

性味　苦、寒。有小毒。

功能　清热利湿，理气杀虫。

应用　鲜根白皮：驱蛔虫。种子：胸胁疼痛，腹痛，疝气。

用量　二至三钱。

354

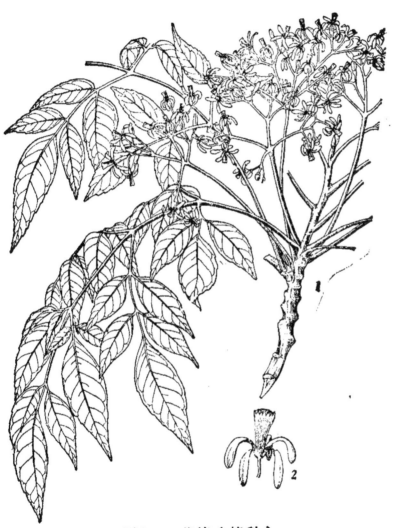

图127 苦楝（楝科）
Melia azedarach Linn.
1.开花的枝条；2.花放大。

355

1949
新 中 国
地 方 中 草 药
文 献 研 究
(1949—1979年)
1979

瓜 子 金

地方名 竹叶地丁（衢县、东阳），瓜子金（开化、武义），紫花地丁（金华、常山），远志（永康）。

形态特征 多年生小草本，高3—7寸。根圆柱形。茎多分枝，基部木质化，有短伏毛。叶互生，带革质，卵状披针形，先端短尖，基部圆或楔形，绿色或绿紫色。夏秋季开紫或淡紫色花，成短总状花序。蒴果扁平卵圆形，为2片大形萼片所包住。（图128）

生长环境及采集期 生于低山坡、路旁或荒野草丛中。春秋采根及全草。

性味 甘、温。

功能 安神益智，散郁化痰，消炎退肿。

应用 惊悸健忘，多梦失眠，支气管炎，白喉，痈肿疮毒。

用量 五钱至一两。

356

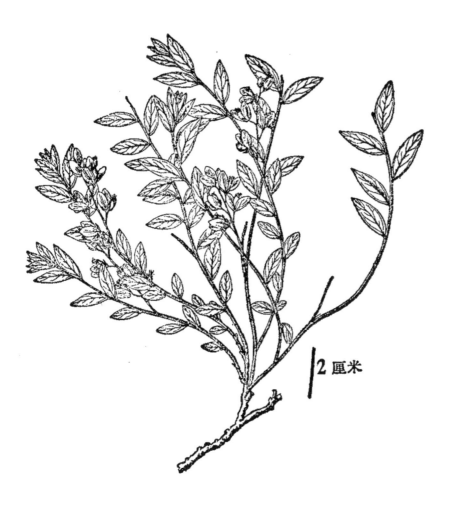

图128 瓜子金（远志科）
Polygala japonica Houtt.
花 枝

1949

新 中 国
地方中草药
文 献 研 究
(1949—1979年)

1979

铁苋菜（榎草）

中药名　血见愁。

地方名　畚斗草（东阳、武义），金畚斗（开化、常山、衢县），血苋菜（兰溪），海蚌含珠（衢县、浦江），金盘托珠（金华），畚斗装珍珠（浦江）。

形态特征　一年生草本，高1—2尺。茎直立，多分枝，具纵棱。叶互生，卵形，边缘具钝锯齿，基生三出脉，花单性，成腋生穗状花序，红褐色。蒴果，三角状扁圆形，基部托有一片三角状阔卵形的苞片。（图129）

生长环境及采集期　普遍生长于荒地、路旁。春夏采全草。

性味　微酸涩、凉。

功能　清肺解毒，凉血止血。

应用　小儿高热，痢疾，便血，血崩，刀伤出血，跌打损伤。

用量　五钱至一两。

358

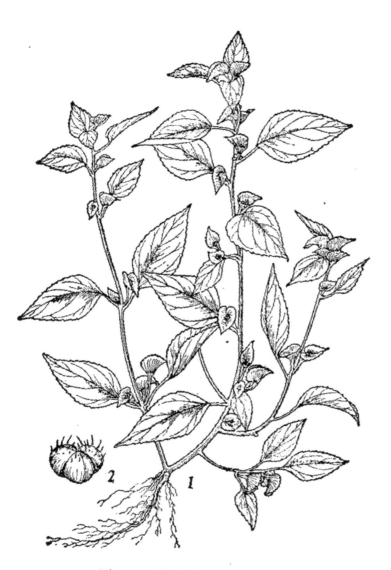

图129　铁苋菜（大戟科）
Acalypha australis Linn.
1.结果的植株全形；　2.果实放大。

359

1949

新 中 国
地 方 中 草 药
文 献 研 究
(1949—1979年)

1979

斑 地 锦

中药名 地锦草。

地方名 奶奶草(通称)，红筋草(衢县、东阳)，奶疳草(浦江)，细叶千斤苋(衢县)。

形态特征 一年生草本。茎叶折断后有白色乳汁，分枝较密，平铺地面，带紫红色，有白短毛。叶对生而小，成两列，椭圆形，长 1 — 2 分，表面中央有暗紫色的斑点。夏季，开淡紫红色小花。蒴果三棱状卵球形，有白色短毛。近似种地锦，叶面中央无暗紫色斑点，可以相区别。（图130）

生长环境及采集期 普遍生于路边、屋旁等地。夏秋采全草。

性味 苦、平。

功能 止血止痢，健胃通乳。

应用 痢疾，肠炎，黄疸，疳积，血淋，刀伤出血，乳汁不足。近似种地锦功效相同。

用量 五钱至二两。

360

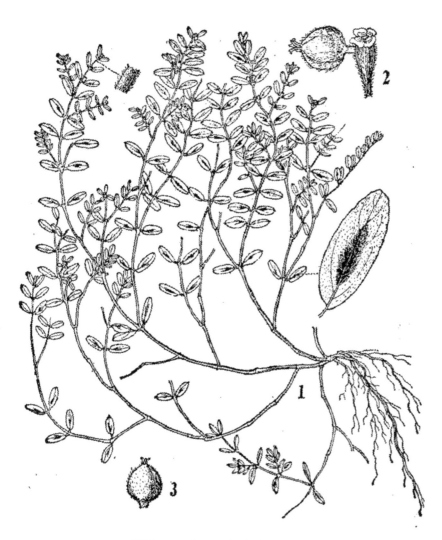

图130 斑地锦（大戟科）
Euphorbia supina Rafin.
1.植株全形；2.花放大；3.果放大。

361

1949

新 中 国
地 方 中 草 药
文 献 研 究
(1949—1979年)

1979

算 盘 子

地方名　算盘子(开化、武义),野麻楂(金华、武义),野南瓜(江山、常山、东阳),野毛钵(永康),朴树柴(义乌),鸡木突(衢县),西瓜柴(衢县)。

形态特征　落叶灌木，小枝有灰色或棕色短柔毛。叶互生,椭圆形或倒卵状长椭圆形，先端短尖,基部阔楔形,全缘,背面粉绿色，两面脉上均密生有毛。花单性,黄绿色,腋生。蒴果扁球形,有纵沟。种子黄红色。（图131）

生长环境及采集期　生于向阳的山坡、路边及灌木丛中。夏秋采茎叶,秋采果及根。

性味　微苦、平。有小毒。

功能　活血散瘀,消炎止痢。

应用　跌打损伤,颈淋巴结核,乳痈,咽喉肿痛,黄疸,痢疾,蛇虫咬伤，雷公藤中毒。

用量　三至五钱。

362

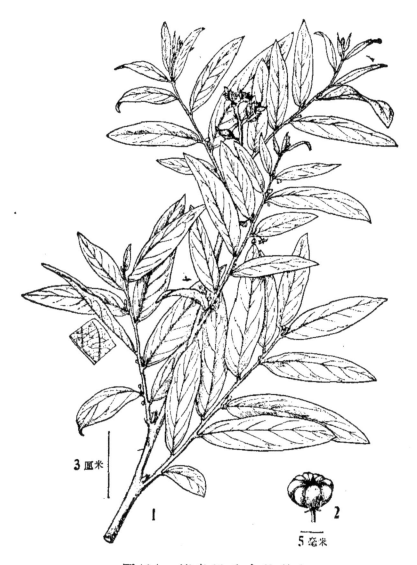

图131　算盘子（大戟科）

Glochidion puberum (Linn.) Hutch.

1.花枝；　2.果实。

363

1949

新　中　国
地 方 中 草 药
文　献　研　究
(1949—1979年)

1979

白　背　叶

地方名　野桐子树（江山），野芙蓉（东阳），山芙蓉（开化），八角枫（衢县），八角梧桐（兰溪、义乌、浦江）。

形态特征　落叶灌木或小乔木。幼枝密生灰白色星状绒毛。叶互生，圆卵形，先端长尖或 2—3 浅裂，基部与叶柄相接处有腺体一对，背面与叶柄均密被灰白色星状绒毛。花单性，雌雄异株。蒴果近球形，密被软刺。（图132）

生长环境及采集期　生于向阳的山坡、林缘及疏林中。夏秋采根皮及叶。

性味　微苦、平。

功能　止血收敛，消炎解毒。

应用　各种内出血，刀伤出血，口腔炎，疮毒，中耳炎，扁桃腺炎，脱肛，便后下血，子宫下垂，脾脏肿大。

用量　一至二两。

364

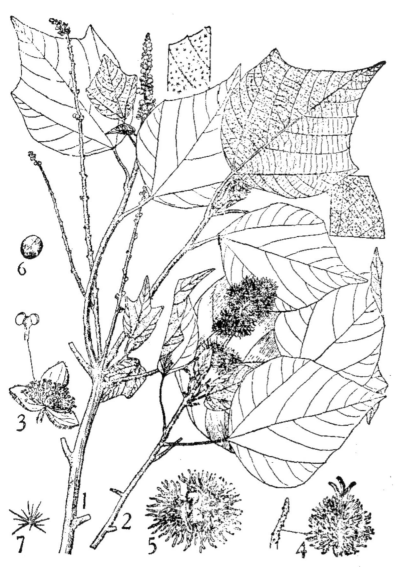

图132　白背叶（大戟科）
Mallotus apelta (Lour.) Muell.-Arg.
1.雄花枝；2.雌花枝；3.雄花；4.雌花；
5.蒴果；6.种子；7.星状毛。

365

1949

新 中 国
地方中草药
文 献 研 究
(1949—1979年)

1979

杠香藤(石岩枫)

地方名　万刺藤(义乌、浦江),犁头枫(衢县),犁头柴(东阳),石头竹(武义)。

形态特征　落叶蔓性灌木。幼枝及嫩芽有锈黄色的星状毛。叶互生,具长柄,卵形、三角状卵形或菱状卵形,先端渐尖,基部近圆形、截形或宽楔形,有时浅心形,全缘或呈波状,两面具黄色腺点,幼时并具星状毛。花单性,雌花成穗状,雄花成圆锥花序。蒴果圆球形,有锈黄色绒毛。(图133)

生长环境及采集期　生长于山坡、山沟中多石处和悬崖石缝的薄土层上。夏秋采根及茎叶。

功能　祛风。

应用　毒蛇咬伤,风湿痹痛,慢性溃疡。

用量　三至五钱。

366

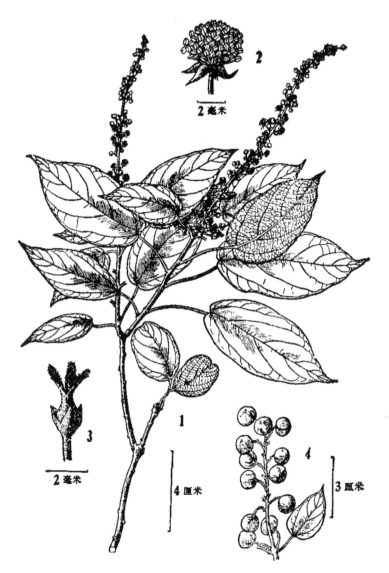

图133 杠香藤（大戟科）
Mallotus repandus (Willd.) Muell.-Arg.
1.花枝；2.雄花；3.雌花；4.果枝。

367

1949

新 中 国
地 方 中 草 药
文 献 研 究
(1949—1979年)

1979

叶 下 珠

地方名 叶下珠(通称),鸡盲草、疳积草(东阳)。

形态特征 一年生草本,高1尺左右。茎光滑无毛,常带红色。叶互生,近无柄,排成二列,长椭圆形,先端钝或具短尖头,基部圆,全缘,背面灰白色。夏季,叶腋开黄绿色单性小花。蒴果扁圆形,有疣状突起,无柄,贴生于叶下方,成熟后红棕色,三裂。近似种蜜柑草,叶长椭圆状披针形,排列较疏;果面光滑,有柄。(图134)

生长环境及采集期 生于路边、旷野或沟边草丛中。夏秋采全草。

性味 微苦、寒。

功能 清热解毒,健脾止泻。

应用 小儿疳积,痢疾,暑热,结膜炎,夜盲症,毒蛇咬伤。

用量 五钱至一两。

368

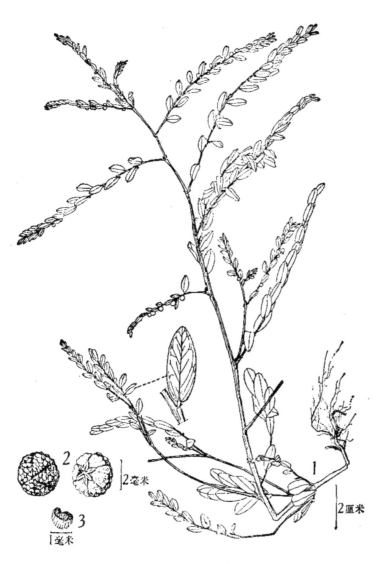

图134 叶下珠（大戟科）
Phyllanthus urinaria Linn.
1.植株全形；2.蒴果的基部和顶部；3.种子。

369

1949

新 中 国
地 方 中 草 药
文 献 研 究
(1949—1979年)

1979

黄 栌

地方名 漆大王（东阳）。

形态特征 落叶灌木或乔木，常呈丛生状。叶互生，有细长的柄，卵形至倒卵形，先端圆或微凹，基部圆或宽楔形，全缘。初夏，开淡黄色花，成大形疏松顶生的圆锥花序。核果小，肾形。（图135）

生长环境及采集期 生于山沟两侧及山坡上。全年采根。

功能 解毒。

应用 癞头，疔疮痈肿，漆疮，癣。

用量 一般只作外用。

370

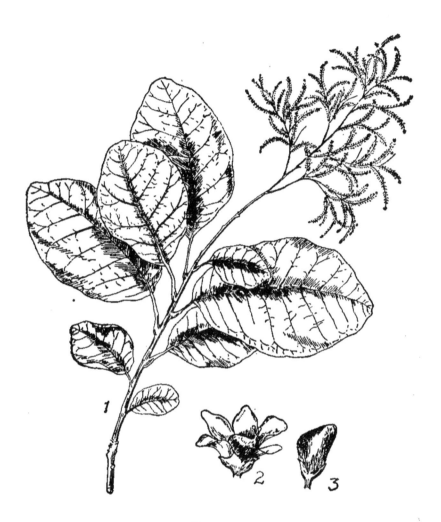

图135 黄栌（漆树科）
Cotinus coggygria Scop.
1.花枝；2.花；3.果实。

371

1949

新 中 国
地 方 中 草 药
文 献 研 究
(1949—1979年)

1979

盐 肤 木

地方名 五倍子、五倍子树（通称），倍子柴（义乌），肤盐桃（武义、浦江、开化），乌盐泡（衢县），蒲叶脑头（永康）。

形态特征 落叶灌木或小乔木。树皮灰褐色，小枝被褐色柔毛。羽状复叶互生；小叶 7 —13片，无柄，卵形、椭圆形至卵状长椭圆形，边缘具粗锯齿，叶轴常有狭翅。秋季，开白色小花，成顶生圆锥花序。核果小，近扁圆形，熟时红色。（图136）

生长环境及采集期 生于向阳的山坡疏林及灌木丛中。秋采根与叶上的虫瘿（五倍子）。

性味 酸咸、微寒。

功能 敛肺降火，敛汗止血。

应用 急性气管炎，哮喘，肺结核咯血，便血，子宫出血，骨折，黄疸，腹水，小儿疳积，毒蛇咬伤，疖痈，皲裂。

用量 五钱至一两。

372

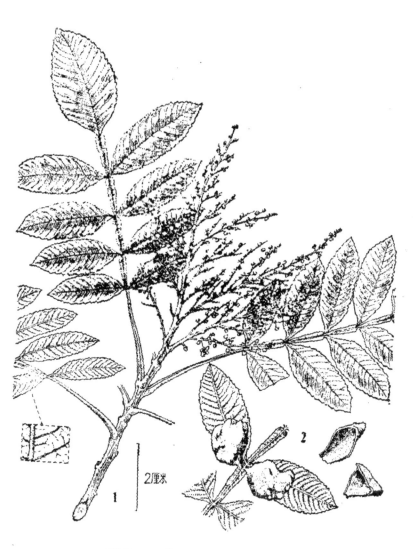

图136 盐肤木（漆树科）
Rhus chinensis Mill.
1.花枝；2.叶上的虫瘿。

373

1949

新　中　国
地 方 中 草 药
文　献　研　究
(1949—1979年)

1979

枸　骨

中药名　苦丁茶。

地方名　八角刺(通称)，老虎脚刺(衢县)，老虎刺(常山)，介狗刺(东阳)。

形态特征　常绿乔木，通常为灌木状。树皮灰白色，光滑。叶互生，硬革质，长方形，先端较宽，有坚硬针刺3枚，基部截形，两侧有1—2枚硬刺；老树上的叶，基部圆形，无刺，边缘硬骨质，反卷。初夏，开多数黄色的单性花，簇生于叶腋。果球形，熟时鲜红色。（图137）

生长环境及采集期　生于山谷溪沟、杂木林中。夏采根白皮、树皮及枝叶。

性味　苦、寒。

功能　清火平肝，舒筋活络。

应用　结膜炎，牙痛，头痛，百日咳，疮疖痈肿，流火，皲裂，灭蝇。

用量　根：一至二两。叶：三至七钱。

374

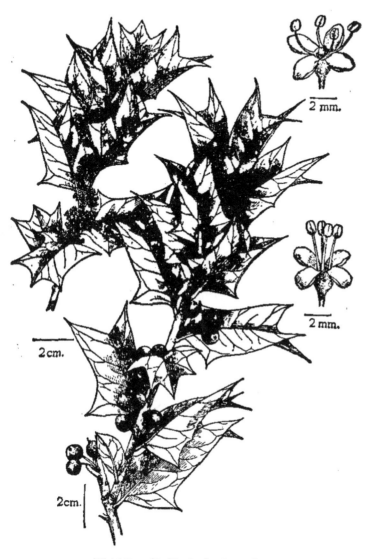

图137 枸骨（冬青科）
Ilex cornuta Lindl. et Paxt.

1949

新 中 国
地 方 中 草 药
文 献 研 究
(1949—1979年)

1979

毛 叶 冬 青

地方名　小叶野冬青(衢县、义乌)，小叶青(常山)。

形态特征　落叶灌木或小乔木。小枝、叶柄和叶的主脉上均被短柔毛。小枝有棱。叶互生，具短柄，卵矩圆形，长0.6—1寸，先端钝或渐尖，基部阔楔形，边缘有疏锯齿。初夏叶腋开3—4个淡紫色或白色小花，成无柄伞形花序。浆果球形，熟时红色。(图138)

生长环境及采集期　生长在山坡、林缘或灌木丛中。夏秋采叶。

性味　苦、微寒。

功能　凉血止血，清热解毒。

应用　烫伤，丹毒，外伤出血，疔疮，痢疾，走马牙疳。

用量　五钱至一两。

376

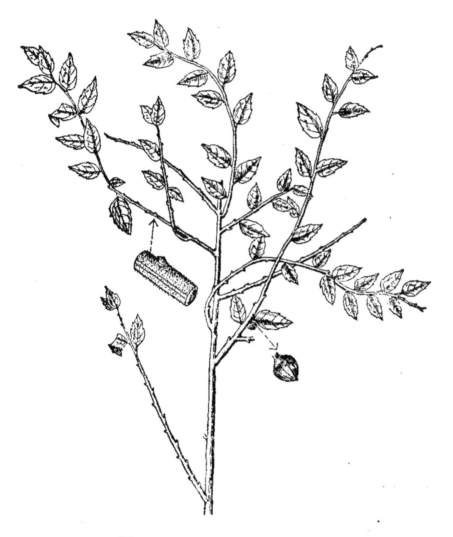

图138　毛叶冬青（冬青科）
Ilex pubescens Hook. et Arn.

1949

新　中　国
地方中草药
文　献　研　究
(1949—1979年)

1979

冬　青

地方名　冬青、大叶冬青（通称）。

形态特征　常绿乔木。树皮灰色或淡灰色,平滑;小枝具棱线。叶互生,革质,狭长椭圆形或卵长椭圆形,顶端渐尖,基部楔形,边缘疏生浅圆锯齿,侧脉8—9对。初夏开淡红紫色花,成腋生聚伞花序,雌雄异株。核果椭圆形或近球形,熟时红色。（图139）

生长环境及采集期　生于向阳的山坡林缘或灌丛中。全年采根及叶,果熟时采果。

性味　性凉、味甘苦。

功能　子:补虚怯风。叶:消炎止血。根白皮:消炎止痛。

应用　根白皮:烫伤。叶:皮肤皲裂。子:痔疮。

用量　叶:五钱至一两。子:二至三钱。

378

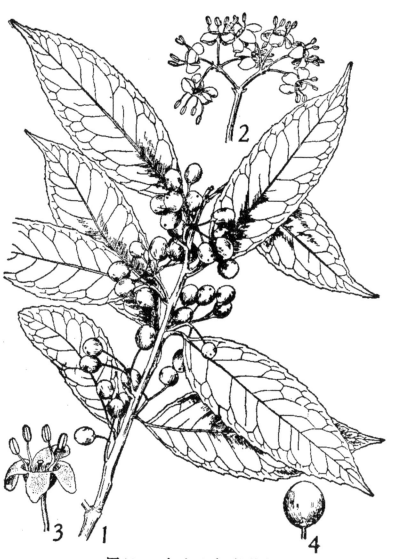

图139　冬青（冬青科）
Ilex chinensis Sims
1.果枝；2.雄花枝；3.雄花；4.核果。

379

1949

新 中 国
地 方 中 草 药
文 献 研 究
(1949—1979年)

1979

卫 矛

中药名 鬼箭羽。

地方名 鬼箭羽(通称)，四方柴(江山、常山)，风车草(金华、兰溪)，韦陀鞭(江山)，篦箕柴(永康)，雷毒柴(武义)。

形态特征 落叶灌木。树皮灰白色，光滑。茎多分枝，小枝带绿色，有2—4条棕褐色阔翅。叶对生，具短柄，菱状倒卵形或椭圆形，两头尖，边缘具细尖锯齿。初夏，叶腋开1—3朵黄色花，成聚伞花序。蒴果绿色或紫色。种子桔红色。（图140）

生长环境及采集期 生于山坡、林缘。全年采具翅的枝。

性味 苦、寒。

功能 祛风化湿，通经活血。

应用 风湿痛，腰痛，月经不调，跌打损伤，腹痛，血崩，白带过多。

用量 五钱至一两。孕妇忌用。忌雄黄。

380

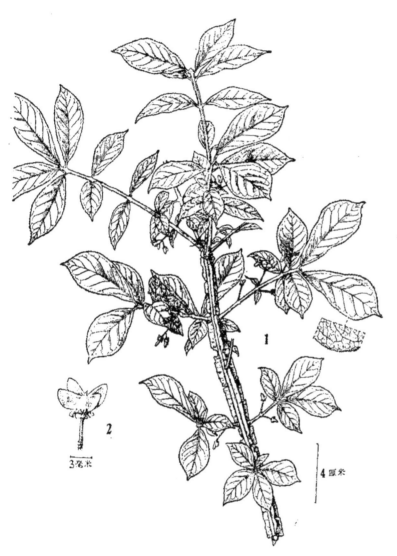

图140 卫矛（卫矛科）
Evonymus alata (Thunb.) Sieb.
1.果枝；2.果实。

381

1949

新 中 国
地 方 中 草 药
文 献 研 究
(1949—1979年)

1979

丝 棉 木

地方名　野杜仲(通称),老虎过墙(武义)。

形态特征　落叶灌木或小乔木。树皮灰色,小枝灰绿色,略呈四棱,树皮及叶拉断有细丝。叶对生,具叶柄,椭圆状卵形至椭圆状披针形,先端长渐尖,基部阔楔形,边缘有细锯齿。夏季,叶腋间开黄绿色花,3至数朵成聚伞花序。蒴果,边缘深陷成四棱。(图141)

生长环境及采集期　生于山坡林缘及山溪路旁。全年采根或树皮。

应用　跌打损伤,腰部扭伤。

用量　五钱至一两。

382

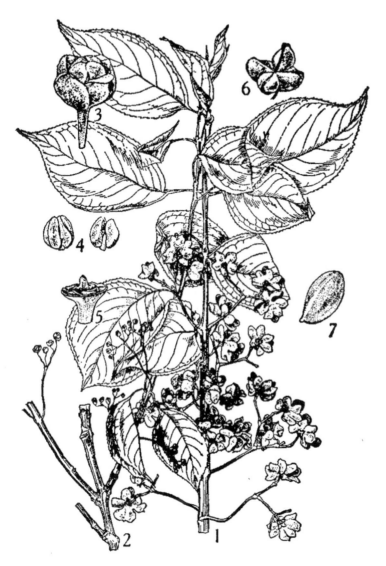

图141　丝棉木（卫矛科）
Evonymus bungeana Maxim.
1.果枝；2.花枝；3.花芽；4.花药；5.花去萼
和花瓣后，示雌蕊；6.蒴果；7.种子。

383

1949

新 中 国
地 方 中 草 药
文 献 研 究
(1949—1979年)

1979

扶 芳 藤

地方名　藤卫矛(义乌、永康)，野杜仲藤（开化)，白大股藤(东阳)，扶芳藤(兰溪、浦江、武义)。

形态特征　半常绿的木质藤本。节上生根。叶对生,稍带革质,椭圆形、卵状椭圆形至长椭圆状倒卵形,边缘具细锯齿,表面叶脉稍隆起,背面叶脉明显。夏季,叶腋开绿白色花,成聚伞花序。蒴果球形,种子桔红色。（图142）

生长环境及采集期　常攀缘于树干、岩壁及墙上。全年采茎藤及根。

性味　微苦、微温。

功能　补肝肾,强筋骨。

应用　腰肌劳伤,肾虚腰痛,肠炎。

用量　五钱至一两。

384

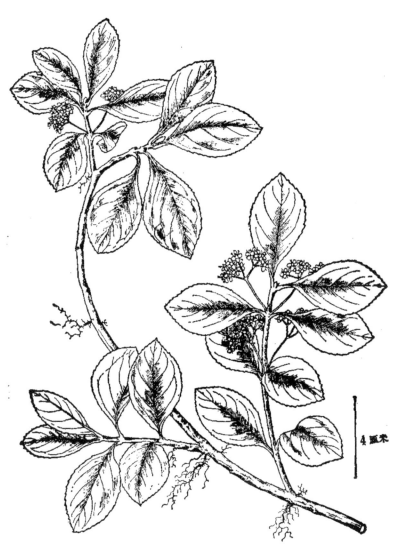

图142　扶芳藤（卫矛科）
Evonymus fortunei (Turcz.)Hand. Mazz.
花　枝

385

1949

新 中 国
地 方 中 草 药
文 献 研 究
(1949—1979年)

1979

清 风 藤

地方名　清风藤(永康、浦江)，一刺两个头(衢县)。

形态特征　落叶木质藤本。嫩枝绿色，有细毛。叶互生，革质而光滑，椭圆形至卵状椭圆形，全缘。落叶后，叶柄残留枝上成短刺状。春季在叶腋间开1—2朵黄色小花。花开于抽叶前。核果双生，略成球形。（图143）

生长环境及采集期　生于山坡路旁、林缘及灌木丛中，也常见于溪沟边。春至秋季采根及枝叶。

功能　祛风化湿，通络。

应用　风湿痹痛，疮毒，痤，狂犬咬伤。

用量　三至五钱。

386

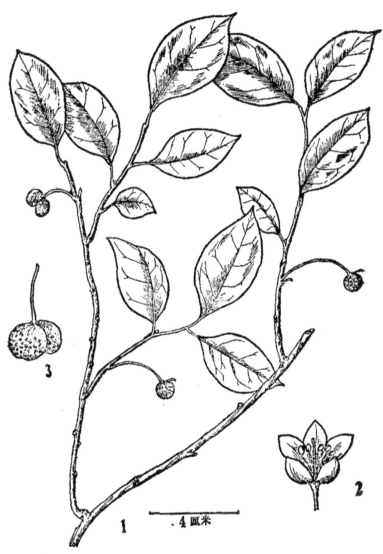

.4 匣米

图143 清风藤（清风藤科）
Sabia japonica Maxim.
1.果枝；2.花；3.果实。

387

1949

新 中 国
地 方 中 草 药
文 献 研 究
(1949—1979年)

1979

凤 仙 花

中药名 透骨草(茎干),急性子(子)。

地方名 指甲花(通称),凤仙花(浦江、兰溪、东阳、江山),急性子(衢县)。

形态特征 一年生草本。茎肉质,高 2 尺左右。叶互生,披针形或阔披针形,边缘有尖锐锯齿。夏季,叶腋间开白色、粉红或红色花。蒴果椭圆形,密被粗毛,成熟时果皮开裂反卷。(图144)

生长环境及采集期 常栽培。夏采花,秋采种子及全草(药用以开白色花者为佳)。

性味 全草:苦、寒。子:苦、温。花:甘、温。有小毒。

功能 活血消肿,清热解毒,止痛。子:活血通经。

应用 痢疾,血崩,腰胁痛,毒蛇咬伤。子:催生,通经,鱼骨梗喉。

用量 子:一钱。全草:三至五钱。孕妇忌用。

388

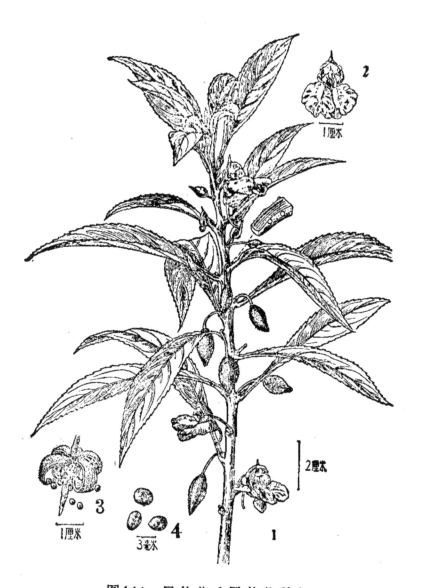

图144　凤仙花（凤仙花科）
Impatiens balsamina Linn.
1.植株的上部；2.花的顶面观；3.蒴果开裂；
4.种子。

389

1949

新 中 国
地 方 中 草 药
文 献 研 究
(1949—1979年)

1979

牯岭勾儿茶

地方名　青藤（金华），画眉杠（衢县），青藤根（东阳、浦江），铁骨散（义乌、东阳），常青藤（永康），山黄芪（武义），小叶青（开化）。

形态特征　落叶蔓性灌木。全株光滑无毛，小枝黄绿色有时稍带紫色。叶互生，卵形至卵状披针形，先端尖锐有小尖头，基部圆形，全缘。侧脉明显，7—10对。夏秋，开绿色小花，成顶生的狭长圆锥花序，核果长椭圆形，紫黑色。（图145）

生长环境及采集期　生于向阳的灌木丛中或林缘以及山坡路边。全年可采根。

性味　微涩、温。

功能　祛风利湿，通经活血。

应用　风湿痹痛，骨髓炎，慢性湿疹，小儿疳积，经闭。

用量　一至二两。

390

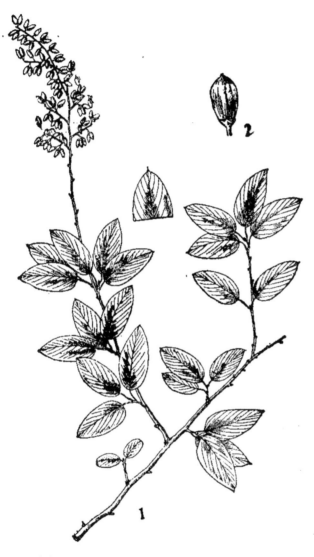

图145　牯岭勾儿茶（鼠李科）
Berchemia kulingensis Schneid.
1.花枝；2.果实。

391

1949

新　中　国
地 方 中 草 药
文 献 研 究
(1949—1979年)

1979

长叶冻绿（长叶鼠李）

地方名　绿篱柴（衢县、义乌），绿厘（武义、东阳），山砒霜（常山）。

形态特征　落叶灌木，不具棘针。嫩枝及嫩叶均被有锈色短柔毛。叶互生，倒卵状椭圆形、长椭圆形或披针状椭圆形，先端尖，基部圆形，边缘有圆而内弯的小锯齿；具披针形托叶。夏季叶腋开黄绿色小花，成有总柄的聚伞花序。果实球形，熟时紫黑色。（图146）

生长环境及采集期　生于向阳山坡及路旁灌丛中。夏采茎、叶，秋采根皮。

性味　苦、平。有毒。

功能　清热利湿，杀虫。

应用　外治疥疮，癞痢头，烂脚，慢性湿疹。

用量　二至五钱。

392

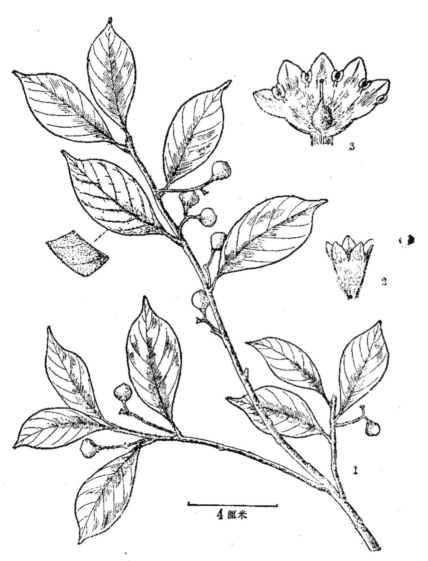

图146　长叶冻绿（鼠李科）
Rhamnus crenatus Sieb. et Zucc.
1.果枝；2.花；3.花剖开，示雌雄蕊。

393

1949

新 中 国
地 方 中 草 药
文 献 研 究
(1949—1979年)

1979

蛇 葡 萄

地方名 野葡萄（通称），过山龙（衢县），蛇葡萄（东阳）。

形态特征 落叶藤本。根棕色，皮有粘质。茎粗壮，上生卷须，先端分叉，髓白色。叶互生，具长柄，广卵形，通常 3—5 掌状分裂，基部浅心形，缘有不整齐的粗锯齿。初夏，开绿色小花，成聚伞花序。浆果球形。熟时青紫色、蓝色、偶白色。（图147）

生长环境及采集期 生于路边、溪沟边及山坡林下、灌木丛中。秋采根及果实。

性味 辛涩、温。有小毒。

功能 清热解毒，消肿止痛，舒筋活血。

应用 疔痈疮毒，痤，乳腺炎，腹股沟淋巴结炎，跌打损伤，风湿痹痛，接骨。

用量 五钱至一两。

394

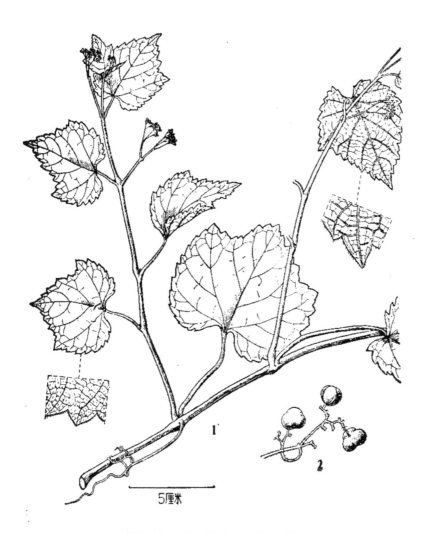

图147 蛇葡萄（葡萄科）
Ampelopsis brevipedunculata(Maxim.)Trautv.
1.花枝；2.果序。

395

1949

新 中 国
地 方 中 草 药
文 献 研 究
(1949—1979年)

1979

白　蔹

中药名　白蔹。

地方名　毒狗薯(江山)，野番薯、野猪睾丸(金华、兰溪)，鸡老丸、狗老丸(东阳)，山番薯(永康)，毒狗药(衢县)。

形态特征　落叶草质藤本。块根卵形，数个聚生。茎多分枝，光滑，散生点状皮孔，卷须与叶对生。掌状复叶，互生；小叶 3 — 5 片，常为羽状分裂，裂片卵形，先端渐尖，基部楔形，边缘疏生粗锯齿；总叶轴具翅。夏季，开淡黄色花，成聚伞花序与叶对生。浆果球形，熟时蓝紫色或白色。（图148）

生长环境及采集期　生于山坡林下或攀援于篱笆上。春、冬采根。

性味　苦、平。

功能　泻火，散结，生肌，止痛。

应用　痈肿，颈淋巴结核，痔漏，水火烫伤，白带过多，痢疾，下肢溃疡，止血。

用量　二至五钱。

396

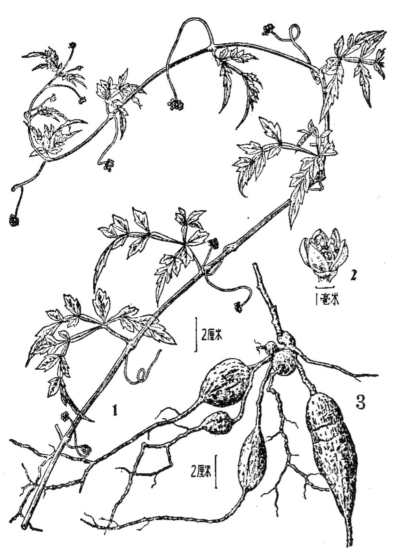

图148 白蔹（葡萄科）
Ampelopsis japonica (Thunb.) Makino
1.植株上部；2.花；3.块根。

397

1949

新 中 国
地 方 中 草 药
文 献 研 究
(1949—1979年)

1979

三 叶 青

地方名 金丝吊葫芦、三叶青（通称），吊葫芦（东阳），枫子（兰溪、武义、开化）。

形态特征 多年生草质藤本。根细长，顶端膨大常成葫芦状的块根，往往数个连生，块根肉质，表面暗棕色，内为白色。茎细长，有卷须，节上生根。叶互生，掌状3小叶，偶5小叶，顶端小叶大于二侧小叶，卵状披针形，先端锐尖头，基部楔形，边缘疏生锯齿。初夏，叶腋间开黄绿色小花，成聚伞花序。浆果球形，熟呈黑色。（图149）

生长环境及采集期 生于阴湿肥沃的山沟、山谷两边的林下或岩石缝内。全年采块根。

性味 微辛、平。

功能 清热化痰，解毒消肿。

应用 小儿肺炎，高热惊风，百日咳，口腔炎，疔疮痈疽，下肢溃疡，毒蛇咬伤，刀伤出血，烫伤。

用量 一至三钱。

398

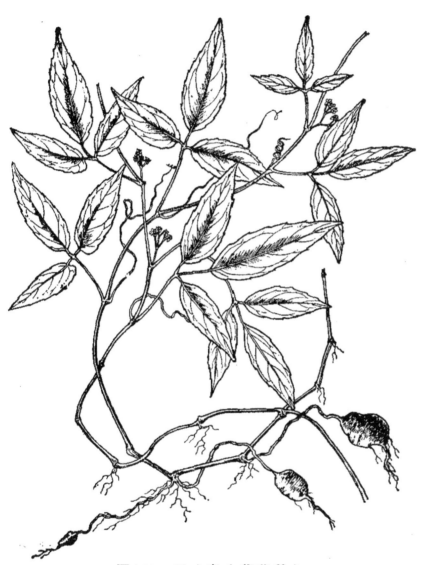

图149 三叶青（葡萄科）

Tetrastigma hemsleyana Diels et Gilg

399

1949
新 中 国
地 方 中 草 药
文 献 研 究
(1949—1979年)
1979

乌 蔹 莓

地方名　猪娘藤（通称），猪血藤（衢县、江山、东阳、常山），五爪龙（东阳、浦江），五爪金龙藤（兰溪），大号五爪龙（开化）。

形态特征　多年生草质藤本。茎细长，有棱，具卷须。掌状复叶，互生；小叶 5 片，排列成鸟趾状，中小叶椭圆状卵形，较大，两侧小叶渐小，成对着生于同一小叶柄上，各小叶具小柄。初夏，开黄绿色小花，成腋生聚伞花序。浆果球形，成熟时黑色。（图150）

生长环境及采集期　生于路旁、山谷及林下。夏秋采根或全草。

性味　酸苦、寒。

功能　清热解毒，消肿止痛。

应用　肺痨咳血，血尿，深部脓肿，指头炎，淋巴结炎，腮腺炎，烫伤，关节痹痛，跌打损伤，骨折，脱臼，毒蛇咬伤。

用量　三至五钱。

400

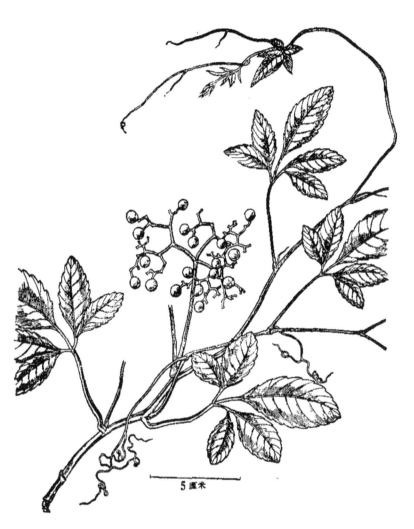

图150 乌蔹莓（葡萄科）
Cayratia japonica (Thunb.) Gagnep.
果　枝

5 厘米

401

1949

新 中 国
地 方 中 草 药
文 献 研 究
(1949—1979年)

1979

刺 葡 萄

地方名　野葡萄、刺葡萄(东阳)。

形态特征　落叶木质藤本。枝粗壮,棕红色,具卷须,幼枝密生刺。叶互生,广卵形, 有时具不明显的三浅裂,先端尖,基部心形,边缘具齿牙,背面灰白色, 叶背脉上及叶柄上有腺状刺毛。夏季开黄绿色小花,成圆锥花序。浆果黑色。(图151)

生长环境及采集期　通常生长在向阳山坡、溪边林内及灌木丛中。秋冬采根。

应用　民间试用于癌症。

用量　五钱至一两。

402

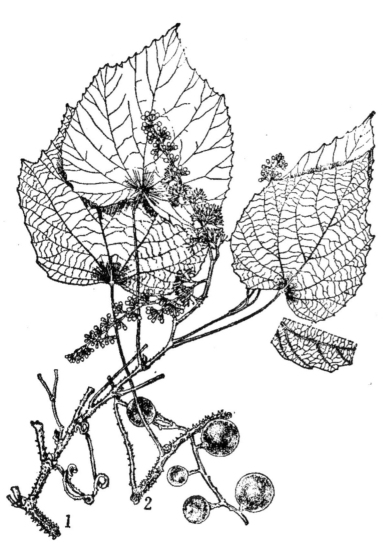

图151　刺葡萄（葡萄科）
Vitis davidi (Roman.) Foëx
1.花枝；2.果枝。

403

1949

新 中 国
地 方 中 草 药
文 献 研 究
(1949—1979年)

1979

木 芙 蓉

中药名 芙蓉花（花）。

地方名 芙蓉花（通称），芙蓉（武义、金华、东阳），芙蓉皮（浦江）。

形态特征 落叶大形灌木，具星状毛。叶大，互生，阔卵形至圆卵形，掌状 3 — 5 裂，裂片三角形，有掌状脉。秋开大形花，初开时为白色，后渐变为深红色。蒴果球形，具粗长毛。（图152）

生长环境及采集期 野生于草坡及溪边，常见栽培。夏秋采根及叶，秋采花。

性味 微辛、平。

功能 清热解毒，排脓消肿。

应用 痈疽肿毒，跌打损伤，毒蛇咬伤，烫伤，疳积。

用量 叶：二至三钱。花：三至七钱。

404

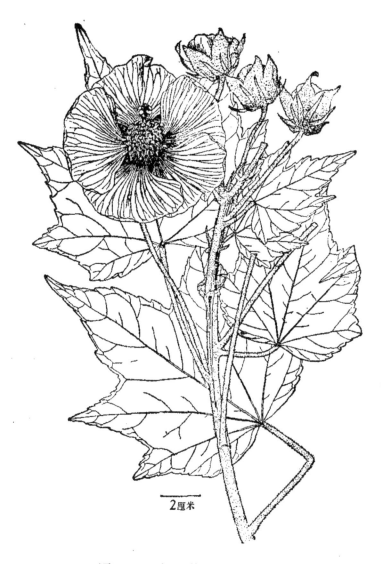

图152 木芙蓉（锦葵科）
Hibiscus mutabilis Linn.
花 枝

405

1949

新 中 国
地 方 中 草 药
文 献 研 究
(1949—1979年)

1979

木　槿

中药名　白槿花（花）。

地方名　木槿花（通称），木槿条（金华），白木槿（东阳），槿树杻（义乌），水槿胡（永康），水金牛乌（武义）。

形态特征　落叶灌木或小乔木。树皮灰褐色，幼枝密被黄色星状毛。叶互生，菱状卵形或卵形，具有深浅不同的锯齿，有三条明显的主脉。夏季开淡红色、白色或淡紫色的花，单生于叶腋。蒴果长椭圆形，具绒毛。（图153）

生长环境及采集期　生于路旁、沟边或屋旁。夏采花，夏秋采根皮及嫩梢。

性味　甘、平。

功能　花：清湿热，利尿。

应用　花：痢疾，白带过多。子：偏头痛。叶：外敷无名肿毒。根皮：痛经，跌打损伤，湿疮，风湿病。

用量　一至二两。

406

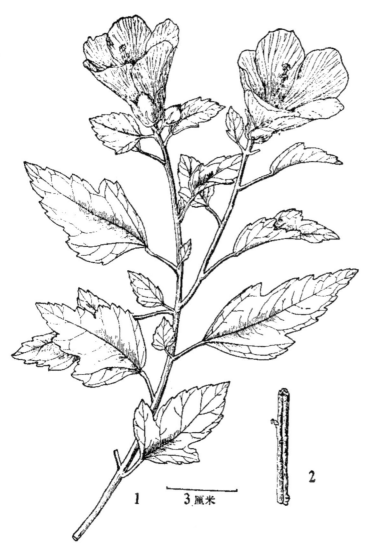

图153 木槿（锦葵科）
Hibiscus syriacus Linn.
1.花枝；2.茎皮。

1　3厘米

2

407

1949

新　中　国
地 方 中 草 药
文　献　研　究
(1949—1979年)

1979

梧　桐

地方名　梧桐（通称），青皮梧桐（金华）。

形态特征　落叶乔木。树干直，树皮绿色，平滑。叶互生，具长柄，圆心形，3—5掌状深裂。夏季开黄绿色单性小花，成顶生圆锥花序。果实成熟时，分裂成5个菁荚果。（图154）

生长环境及采集期　生于湿润肥沃的沙质土、林边及路旁。常见栽培。全年可采根，秋采种子。

性味　子：甘、平。叶：苦、寒。

功能　清热利湿，解毒消肿。

应用　子：小儿口疮。花：癞头，烫伤。叶：疳积，背痈。根：关节炎，痔疮，下肢溃疡。

用量　五钱至一两。

408

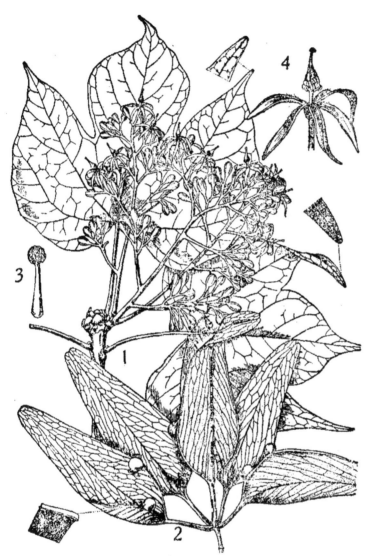

图154 梧桐（梧桐科）

Firmiana simplex (Linn.) W. F. Wight

1.花枝；2.果实；3.雄蕊柱及花药；4.雌花。

409

1949

新　中　国
地 方 中 草 药
文　献　研　究
(1949—1979年)

1979

猕　猴　桃

地方名　藤梨（通称），洋桃（衢县、江山、开化）。

形态特征　落叶木质藤本。根成不规则分枝，质地疏松，棕色。幼枝赤色，有毛；老枝红褐色，光滑。髓白色，片状。叶互生，具长柄，圆形、卵形至倒心形，先端圆或微凹，基部圆形或心形，边缘有短芒状的细锯齿，背面被灰棕色的星状绒毛。初夏开白花，后变黄色，3—6朵成腋生聚伞花序。浆果卵形或近球形，外具棕色毛。（图155）

生长环境及采集期　生于山坡、林缘或灌木丛中，在温暖潮湿地生长较好。秋采果实，全年采根。

性味　酸涩、凉。

功能　利尿解毒，化湿散结。

应用　颈淋巴结核，跌打损伤，关节炎，高血压。民间试治癌症。果、叶：尿路结石。

用量　五钱至二两。

410

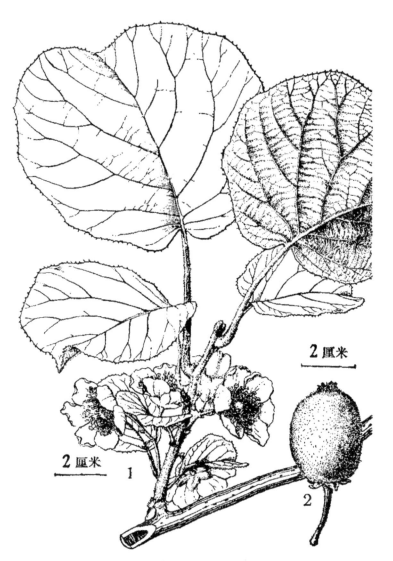

图155 猕猴桃（猕猴桃科）
Actinidia chinensis Planch.
1.花枝；2.果实。

411

1949

新中国
地方中草药
文献研究
(1949—1979年)

1979

木　荷

地方名　木荷(通称)，木艾树（开化、常山、江山、东阳）。

形态特征　常绿灌木。树皮灰褐色,有白色斑点。幼枝有柔毛。叶互生，常簇生在枝端,厚革质,长卵圆形至长椭圆形,先端渐尖,基部楔形，边缘有疏钝锯齿,叶背粉绿色。夏季开白花,成顶生的伞房花序。蒴果扁球形,果柄下弯。（图156）

生长环境及采集期　生于山地杂木林中。全年采根皮。

性味　有大毒,不可内服。

应用　外敷无名肿毒,疔疮,𤻮。

412

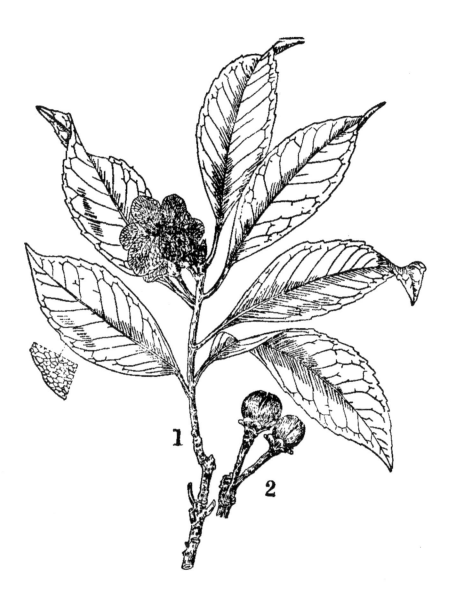

图156　木荷（山茶科）

Schima superba Gardn. et Champ.

1. 花枝；2. 果实。

413

1949

新　中　国
地 方 中 草 药
文 献 研 究
(1949—1979年)

1979

湖 南 连 翘

中药名　红旱莲。

地方名　红旱莲(东阳、义乌、武义)，大叶连翘(永康)，小元宝草(衢县、东阳)。

形态特征　多年生草本,高3尺左右。茎四棱,基部木质。叶对生,广披针形,先端尖,基部抱茎,全缘,具透明小点。夏季开黄色花,单生于枝端或数朵成顶生的聚伞花序。蒴果卵圆形。（图157）

生长环境及采集期　多生于山坡林下、路旁。夏采全草,秋采果实。

性味　凉。

功能　活血,平肝,利尿。

应用　头痛,吐血,胃痛，湿疹，扁桃腺炎，尿闭,毒蛇咬伤。

用量　三至八钱。

414

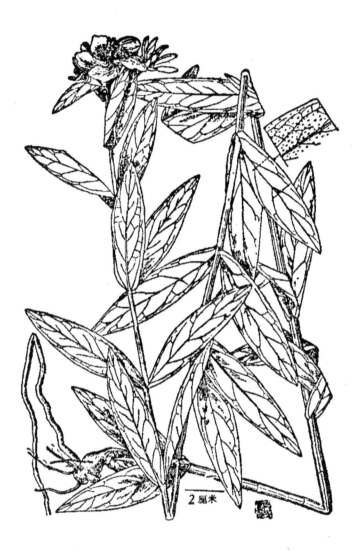

图157　湖南连翘（金丝桃科）
Hypericum ascyron Linn.

415

1949

新　中　国
地方中草药
文　献　研　究
(1949—1979年)

1979

小　连　翘

地方名　小元宝草(武义、东阳、衢县)，小连召(永康、东阳)。

形态特征　多年生草本，高0.7—1.5尺。茎圆柱形，光滑无毛。叶对生，广披针形至卵状椭圆形，先端锐尖，基部抱茎，全缘，叶面上有黑色腺点。夏季开黄色小花，成圆锥花序。萼片及花瓣沿边缘有黑色腺点。蒴果卵形，长1.7—3分。（图158）

生长环境及采集期　生于山野路旁。夏采全草。

功能　消肿止痛，凉血止血。

应用　吐血，咯血，鼻血，子宫出血，痈疽疔疮，跌打损伤。

用量　五钱至一两。

416

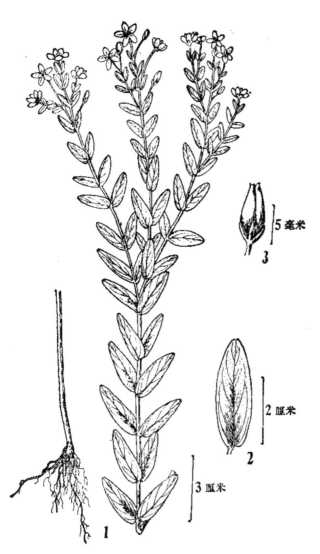

图158 小连翘（金丝桃科）
Hypericum erectum Thunb.
1.根和花枝；2.叶；3.蒴果。

417

1949
新 中 国
地 方 中 草 药
文 献 研 究
(1949—1979年)
1979

元 宝 草

地方名　元宝草(通称)。

形态特征　多年生草本,高0.9—1.5尺。茎圆柱形。叶对生,基部联合,长椭圆状披针形,先端钝,全缘,全面有透明小点,并散生有黑点。夏秋,开黄色花,成顶生聚伞花序。蒴果卵圆形,有赤褐色突起。(图159)

生长环境及采集期　生于山坡、路边或阳光充足而土壤潮湿的地方。夏秋采全草。

性味　辛、凉。

功能　清热解毒,凉血止血。

应用　小儿高热,毒蛇咬伤,痢疾,吐血,刀伤出血,劳伤脱力,防暑,麻疹不透。

用量　五钱至一两。

418

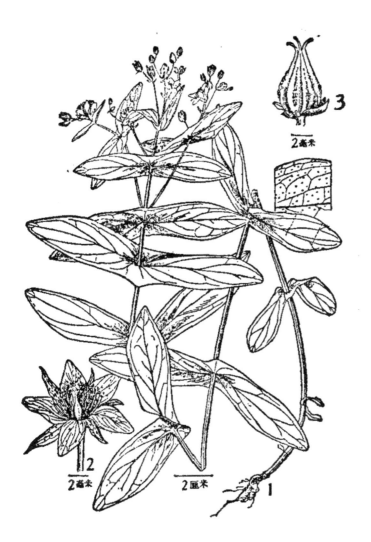

图159 元宝草（金丝桃科）
Hypericum sampsonii Hance
1.植株全形；2.花；3.蒴果。

419

1949

新 中 国
地 方 中 草 药
文 献 研 究
(1949—1979年)

1979

匍 伏 堇

地方名　抽脓白（通称），野白菜（永康），白花地丁（东阳），白鸡公相斗（开化），白雄鸡相打（衢县），白鸡公草、野苦草（江山），黄瓜菜（金华），金锁匙（义乌），白野菜（浦江）。

形态特征　一年生草本，全株密生白色柔毛。茎有细长的匍枝，顶端抽出新的叶丛。叶丛生，圆卵形或卵状椭圆形，顶端圆钝，边缘具圆钝锯齿，基部下延成有翅的叶柄，叶柄基部连有小形托叶。春至秋开白色小花。蒴果长椭圆形，三瓣裂开。（图160）

生长环境及采集期　生于山坡边、水沟边及林下湿润处。春至秋采全草及根。

性味　微苦、寒。

功能　清肺化痰，排脓消肿。

应用　百日咳，疔痈，睑缘炎，角膜炎。

用量　五钱至一两。

420

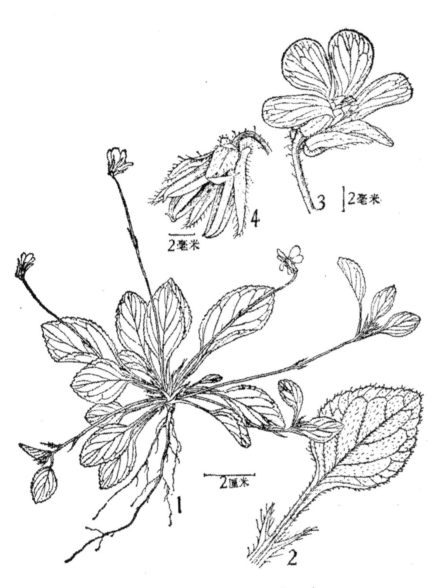

图160 匍伏堇（堇菜科）
Viola diffusa Ging.
1.植株全形；2.叶；3.花；4.果实。

421

1949

新 中 国
地 方 中 草 药
文 献 研 究
(1949—1979年)

1979

犁 头 草

地方名 犁头草(通称),犁头壁草(江山),紫花地丁(开化),地丁草(东阳),雄鸡相打(衢县)。

形态特征 多年生小草本。全株略带紫色,光滑无毛。主根粗短,白色。基出叶长卵形或三角形似犁头,基部浅心形,稍下延在柄上成狭翅,叶柄基部连有小形托叶。春季抽长花梗,上开紫色小花。蒴果三棱状长圆形,三瓣裂开。近似种紫花地丁,全株有短白毛,主根较粗长。叶长椭圆形或线状广披针形,叶柄短,有明显的翅,可以相区别。(图161)

生长环境及采集期 普遍生于田埂边、水沟边、荒地上及路边屋旁等处。常年采全草。

性味 辛苦、寒。

功能 清热解毒,活血散瘀。

应用 痈疽疔疮,蜂窝组织炎,无名肿毒,腮腺炎,咽喉肿痛,麦粒肿,盐卤中毒,毒蛇咬伤。紫花地丁作用相似。

用量 三钱至一两。

422

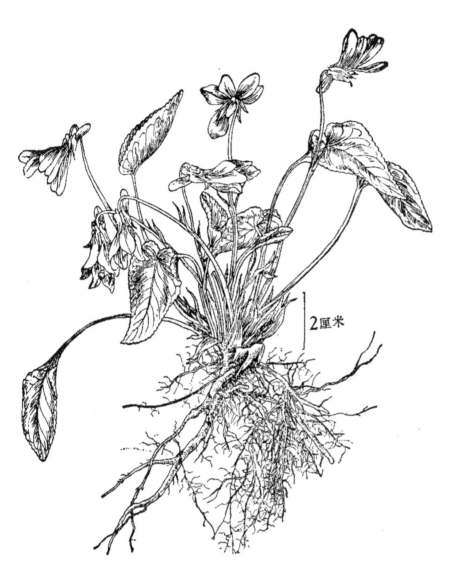

图161 犁头草（堇菜科）
Viola japonica Langsd.

1949

新 中 国
地 方 中 草 药
文 献 研 究
(1949—1979年)

1979

蒙 花 皮

地方名　白花瑞香（通称），金腰带（衢县、金华、兰溪、浦江）。

形态特征　常绿灌木，除花序外，全株光滑无毛。枝褐色，皮部很韧，不易拉断。叶互生，但在枝端常成簇生状，革质，有光泽，叶片倒披针形或长椭圆状披针形，先端短尖而钝头，基脚渐狭成短柄，全缘。春季开白花密集成顶生的头状花序，花被筒外密生细毛。果实椭圆状球形，熟时红色。（图162）

生长环境及采集期　生长在山坡岩石隙缝中。全年采茎及根皮。

性味　有大毒。

应用　跌打损伤。

用量　二至三分。孕妇忌用。

424

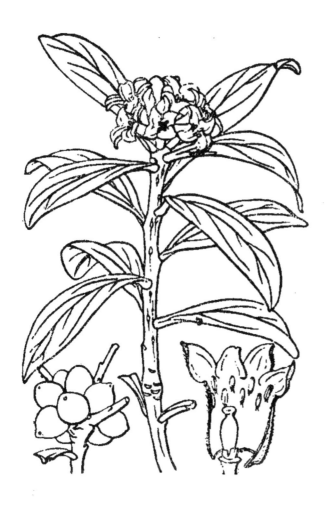

图162 蒙花皮（瑞香科）
Daphne kiusiana Miq. Var.
atrocaulis (Rehd.) Maekawa
花枝；左下：果枝；右下：花的纵剖面。

425

1949

新 中 国
地 方 中 草 药
文 献 研 究
(1949—1979年)

1979

芫　花

中药名　芫花。

地方名　山麻皮（衢县、武义）。

形态特征　落叶灌木，嫩枝有柔毛。叶对生，偶互生，椭圆形至长椭圆形，长 1 — 2 寸，先端尖，基部近楔形，全缘，背有绢状毛，脉上尤密。春季，叶未抽出前开淡紫色花，3 — 7 朵簇生于叶腋。核果。（图163）

生长环境及采集期　生于山坡林下、路旁及荫地灌木丛中。春采花，初夏采叶，秋采根。

性味　苦。有大毒。

功能　泻水，杀虫，平喘，止痛。

应用　浮肿腹水，喘咳，胃脘作痛，跌打损伤。

用量　五分至一钱。孕妇忌用。忌甘草。

426

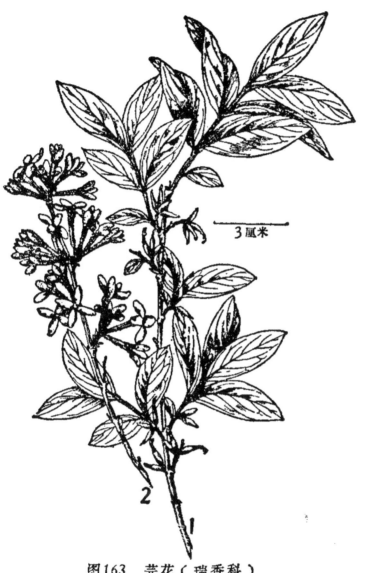

3厘米

图163 芫花（瑞香科）
Daphne genkwa Sieb. et Zucc.
1.果枝；2.花枝。

427

1949
新 中 国
地 方 中 草 药
文 献 研 究
(1949—1979年)
1979

南岭荛花（了哥王）

地方名　山麻皮（衢县），山棉皮（武义），紫皮（浦江），大麦前果（开化）。

形态特征　落叶小灌木，全株光滑无毛。茎皮强韧，枝红褐色。叶对生，质薄，倒卵状长椭圆形，先端钝或尖，基部楔形，全缘，侧脉10对左右。初夏开绿黄色花，数朵簇生在枝端，集成头状花序。核果卵形，熟呈红色。（图164）

生长环境及采集期　多生于山脚及山坡较阴湿环境的灌木丛中。春秋采根及茎皮，夏采叶。

性味　苦辛、温。有大毒。

功能　散瘀通络，破积下水。

应用　跌打损伤，风湿痹痛，胸腹胀痛。

用量　吞服三分。孕妇忌用。

428

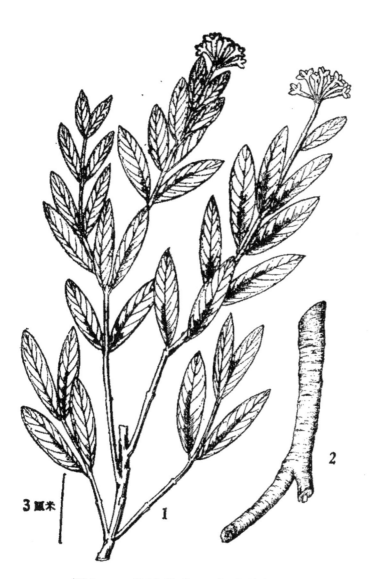

图164 南岭荛花（瑞香科）
Wikstroemia indica C. A. Mey.

429

1949

新 中 国
地 方 中 草 药
文 献 研 究
(1949—1979年)

1979

藤 胡 颓 子

地方名　旗枸(东阳)，小叶巴楂子(浦江)，小麦前果(开化)。

形态特征　常绿蔓性灌木。根表面褐色，内皮红色。茎无刺或稀具刺，小枝棕色，被暗灰色鳞斑。叶互生，卵状椭圆形至椭圆状披针形，先端渐尖，基部阔楔形，全缘，两面光亮，上面初散生鳞毛，后变无毛，下面红棕色杂有褐色斑点。秋末，在叶腋处簇生白色管状花。果椭圆形，灰或棕色，有鳞斑。（图165）

生长环境及采集期　生长于山地杂木林内和向阳的沟谷两旁。春采果，全年采根。

性味　辛涩、温。

功能　祛痰化湿，益气敛肺。

应用　急性黄疸型肝炎，喘咳，水肿，风湿痹痛，疖痈。

用量　五钱至一两。

430

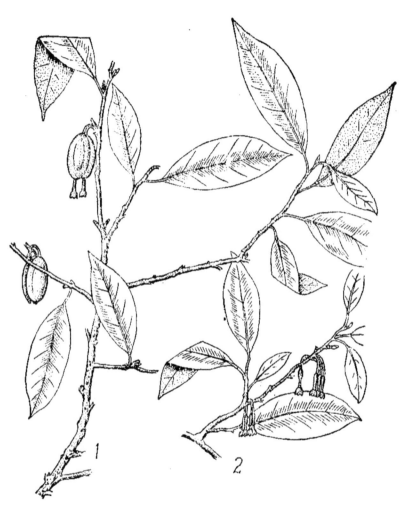

图165　藤胡颓子（胡颓子科）
Elaeagnus glabra Thunb.
1.果枝；2.花枝。

431

1949
新 中 国
地 方 中 草 药
文 献 研 究
(1949—1979年)
1979

胡 颓 子

地方名 斑楂(金华)，乾茄(江山、常山)，大麦前果（开化、武义），旗枸（东阳、永康），大叶巴楂子(浦江)。

形态特征 与藤胡颓子近似，但本种为直立散生灌木，茎有刺。叶椭圆形或长椭圆形,先端略钝，基部圆,背面银白色或灰白色,杂有棕色斑点，可以相区别。（图166）

生长环境及采集期 生长于山地杂木林内及向阳的沟谷旁。春采果,全年采根、叶。

性味 酸涩、微温。

功能 收敛止泻,止咳平喘。

应用 消化不良,疝气,喘咳,血崩,骨髓炎,痔疮,腰部扭伤。

用量 五钱至一两。

432

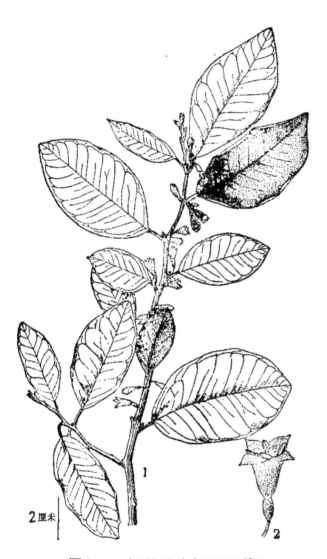

图166 胡颓子（胡颓子科）
Elaeagnus pungens Thunb.
1.花枝；2.花。

433

1949

新 中 国
地 方 中 草 药
文 献 研 究
(1949—1979年)

1979

八 角 枫

地方名　八角梧桐、八角枫（通称）。

形态特征　落叶灌木或小乔木。根木质，黄白色。树皮光滑，幼枝有短柔毛。叶互生，薄而软，常3—7浅裂，裂片三角形，先端尾状，基部稍心形，有短柔毛。春夏，开白色或黄白色花，1—7朵，成聚伞花序，花长0.9—1.2寸。核果球形。近似种华瓜木，叶通常全缘少分裂，基部两侧不对称，一侧斜上，一侧向下扩张；花短，长3—6分，聚伞花序有花3—23朵，可以相区别。（图167）

生长环境及采集期　生于向阳的山地。夏秋采茎叶，全年采根皮。

性味　辛、温。有大毒。

功能　祛风除湿，行气活血，消肿止痛。

应用　风湿麻木，跌打损伤，刀伤出血，足底脓肿。

用量　侧根三至五分。孕妇忌用。

434

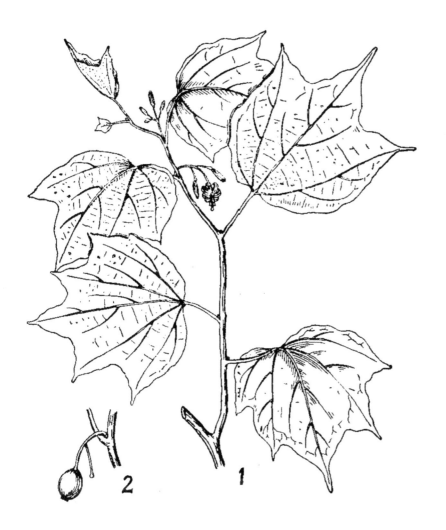

图167　八角枫（八角枫科）

Alangium platanifolium (Sieb. et zucc.) Harms.

1.花枝；2.果枝。

435

1949

新　中　国
地 方 中 草 药
文　献　研　究
(1949—1979年)

1979

地茄（铺地锦）

地方名　地落苏（通称），地茄（江山、开化），地桔（东阳、武义），伏地蜈蚣（衢县）。

形态特征　披散或匍匐状亚灌木。小枝有稀疏短粗毛。叶小对生，卵圆形，先端钝，基部圆形，三大脉，叶缘、叶背脉及叶柄都有短粗毛。夏秋开红紫色花，常1—3朵生于枝梢。浆果球形，有粗毛，熟时紫色。（图168）

生长环境及采集期　生于温暖山地、松林下、灌木丛中以及草地上。秋采全草。

性味　甘酸、平。

功能　消肿解毒，活血止血。

应用　痢疾，肾炎，尿路感染，刀伤出血，蛇虫咬伤，跌打损伤。

用量　一至二两。

436

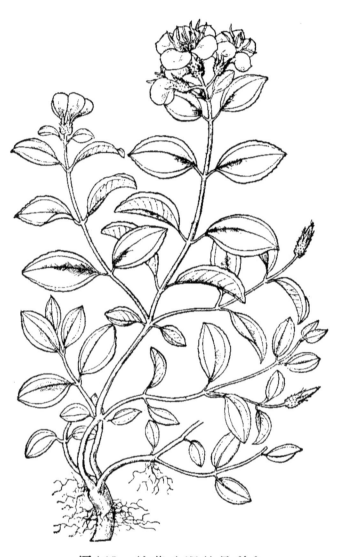

图168　地茄（野牡丹科）
Melastoma dodecamdrum Lour.
植株全形

437

1949

新 中 国
地 方 中 草 药
文 献 研 究
(1949—1979年)

1979

五　加

中药名　五加皮。

地方名　五加皮（通称），大号五加皮（开化）。

形态特征　落叶灌木。根皮黄褐色，内白色。茎直立或带蔓性，枝有刺或无刺，刺通常生于叶柄基部。掌状复叶互生；小叶通常5片，倒卵形或倒披针形，边缘中部以上有锯齿。初夏，开绿白色小花，成伞形花序。果实球形，黑色。近似种多刺五加，小枝密生黄褐色刚毛状刺，可以相区别。（图169）

生长环境及采集期　生于山地林缘、沟谷、路旁等处。春秋采根皮。

性味　辛、温。

功能　祛风湿，补肝肾，强筋骨。

应用　风湿痹痛，腰痛，跌打损伤，骨髓炎，阴囊湿症。

用量　五钱至一两。

438

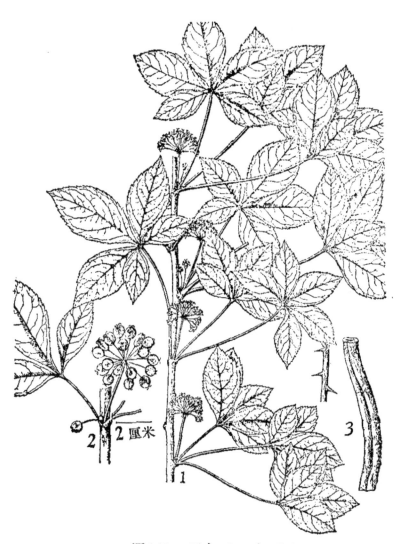

图169　五加（五加科）
Acanthopanax gracilistylus W. W. Smith
1.花枝；2.果枝；3.根皮。

439

1949

新 中 国
地 方 中 草 药
文 献 研 究
(1949—1979年)

1979

刺茎楤木（红楤木）

地方名　红楤木（通称），红老虎刺（兰溪、衢县、义乌），鸟不踏（衢县、常山、永康），红刺筒（东阳、永康、浦江），红鸟不宿（义乌）。

形态特征　落叶灌木或小乔木。茎直立，不分枝，树皮棕色，上生有较密的红棕色短刺针。叶为2—3回羽状复叶，在每一回分枝的基部，具小叶一对，全部小叶纸质，卵状椭圆形，先端长尖，基部圆形，边缘疏生细锯齿，背面带粉白色。夏季，枝顶开白色小花，伞形花序集成大形的圆锥花序。小花柄长2—5分，花序上及柄上均有红棕色毛。果实圆球形，紫黑色。近似种楤木，茎上部分枝，树皮灰白色，上有疏生的刺，小叶上有毛可以区别。（图170）

生长环境及采集期　生长于山沟、林缘及山坡土壤较湿润的地方。全年采根皮。

性味　微苦。

功能　活血破瘀，祛风行气，清热解毒。

应用　跌打损伤，骨折，妇女败血，骨髓炎，痈疽，狂犬咬伤，风湿痹痛。

用量　三至五钱。

440

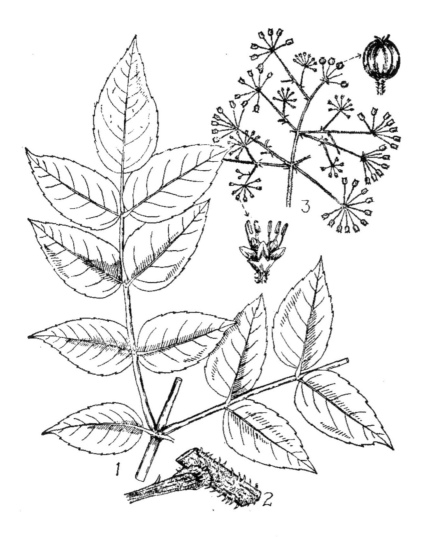

图170 刺茎楤木（五加科）
Aralia echinocaulis Hand.-Mazz.
1.叶枝一部分；2.茎和叶柄的一部分；
3.花序、花和果实。

441

1949

新 中 国
地 方 中 草 药
文 献 研 究
(1949—1979年)

1979

中华常春藤

地方名　三角枫藤（通称），常春藤（金华、义乌），紫枫藤（浦江）。

形态特征　常绿木质藤本。茎上有气根，能攀缘它物。叶互生，叶形多变化：营养枝的叶呈三角形至三角状卵形，基部通常截形，全缘或3裂；开花枝上的叶椭圆状卵形至椭圆状披针形，基部楔形，全缘。秋季，开黄绿色小花，成伞形花序。果实圆球形，黄色或红色。（图171）

生长环境及采集期　生于岩石上、山坡上、墙上及树上。全年采根及茎叶。

性味　苦、温。

功能　祛风除湿，活血消肿。

应用　风湿性关节痛，急性结膜炎，月经不调。

用置　三钱至一两。

442

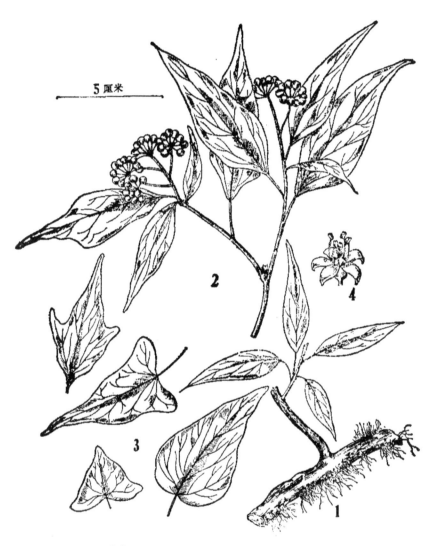

5 厘米

图171　中华常春藤（五加科）
Hedera nepalensis K. Koch var. sinensis
(Tobl.) Rehd.
　　1.叶枝（有气根）；2.果枝；3.各种
叶形；4.花。

443

1949

新 中 国
地 方 中 草 药
文 献 研 究
(1949—1979年)

1979

树　参

地方名　枫荷梨（通称），鸭脚板（浦江），半边枫（衢县、永康）。

形态特征　常绿乔木。树皮灰白色。叶互生，革质，叶形多变化；苗枝上的叶，2—5掌状深裂，偶有不裂；花枝或老枝上的叶不裂，椭圆形、倒卵状长圆形或卵状长椭圆形，先端渐尖，基部圆或楔形，全缘或有疏锯齿，基三出脉，叶脉网眼中对光透视，可见红棕色半透明点。夏季，开淡黄绿色小花，成顶生伞形花序。果实长椭圆形。（图172）

生长环境及采集期　生于较温暖的山野、路旁。全年采根及茎。

性味　甘、温。

功能　舒筋活血，祛风除湿。

应用　跌打损伤，风湿性关节炎，半身不遂。

用量　一至二两。

444

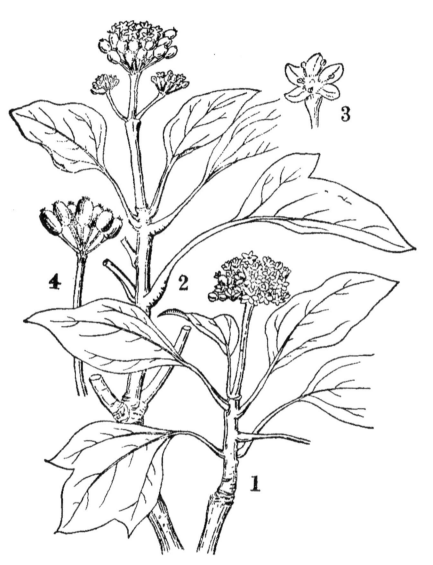

图172 树参（五加科）
Dendropanax chevalieri Merr.
1.花枝；2.果枝；3.花；4.果实。

445

1949
新 中 国
地 方 中 草 药
文 献 研 究
(1949—1979年)
1979

隔山香（柠檬香碱草）

地方名　隔山香（通称），天竹参、露天竹（衢县）。

形态特征　多年生草本，高1—4尺，全株光滑无毛。根狭纺锤形，有数条支根，外皮深黄色，肉质有香气。茎直立，下部略带紫红色，有浅棱，节间长。叶为2回3出羽状复叶，小叶椭圆形至披针形，边缘及中脉硬骨质。夏季，开白色小花，成伞形花序。果椭圆形，二侧具宽翅，有柠檬香味。（图173）

生长环境及采集期　生于向阳的林下草丛中。夏秋采根。

性味　辛甘、温。

功能　行气止痛，祛风散寒。

应用　胃痛，头痛，经闭，疝气痛，毒蛇咬伤。

用量　三至五钱。

446

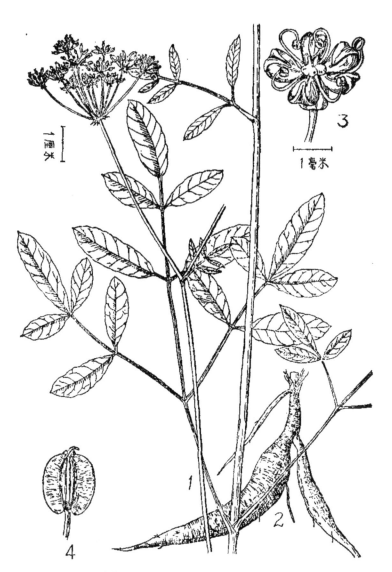

图173　隔山香（伞形科）
Angelica citriodora Hance
1.花序和枝叶；2.根；3.花；4.果实。

447

1949

新　中　国
地方中草药
文　献　研　究
(1949—1979年)

1979

积　雪　草

中药名　落得打。

地方名　落得打（通称），大叶金钱草（兰溪、衢县）。

形态特征　多年生小草本。茎细长匍伏，节节生根。叶3—4片集生，肾圆形，先端圆头，基部心脏形，边缘具钝齿。叶柄长，基部略扩大成鞘状。夏季，开淡红紫色小花，成腋生的小伞形花序。果实扁圆形。（图174）

生长环境及采集期　生于田野、路边、沟旁等阴湿的地方。春夏采全草。

性味　甘辛、微寒。

功能　清热解毒，利尿除湿，活血破瘀。

应用　黄疸，尿路感染，结膜炎，口腔炎，咽喉肿痛，麻疹，痈肿疔疮，跌打损伤，接骨，胆囊炎，荨麻症。

用量　五钱至一两。

448

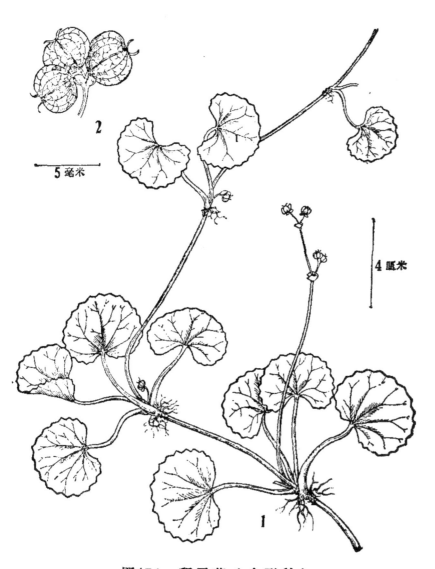

5毫米

4厘米

图174 积雪草（伞形科）
Centella asiatica (Linn.) Urban
1.花枝；2.果实。

1949

新　中　国
地方中草药
文　献　研　究
(1949—1979年)

1979

蛇　床　子

中药名　蛇床子(果实)。

地方名　蛇床子(通称)。

形态特征　一年生直立草本,高 1—2.5 尺。茎有棱,中空。叶为 2—3 回羽状全裂,最后的裂片线状披针形,先端尖,叶柄基部扩大成鞘状。茎上部叶和根生叶相似。夏季,开白色小花,成顶生或腋生的复伞形花序。果实椭圆状球形,光滑,表面有翅。(图175)

生长环境及采集期　生于溪沟边及草丛中。秋采果实。

性味　辛苦、温。有小毒。

功能　补肾阳,散风寒,燥湿杀虫。

应用　阳萎,阴囊湿痒,滴虫性阴道炎,不孕症。外用:疥癣湿疮。

用量　一至三钱。

450

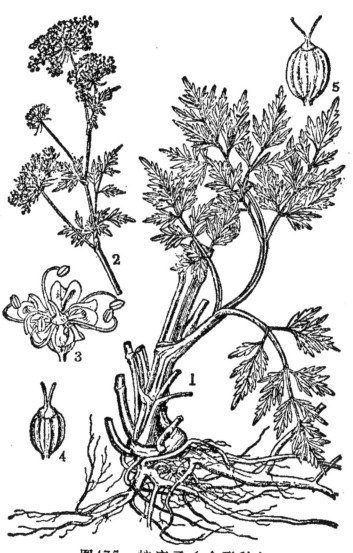

图175　蛇床子（伞形科）
Cnidium monnieri (L.) Cuss.
1.植株的下部；2.花枝；3.花；
4.雌蕊；5.果实。

451

1949

新 中 国
地 方 中 草 药
文 献 研 究
(1949—1979年)

1979

小 茴 香

中药名　谷茴香。

地方名　小茴香（通称）。

形态特征　多年生草本，高3—6尺。全株光滑，粉绿色，有强烈香气。茎圆形，表面有细棱。基出叶丛生，茎生叶互生，为3—4回羽状全裂，最后的裂片丝状，叶柄基部扩大呈鞘状，抱茎。夏秋，开黄色小花，成大形复伞形花序。果实长圆形。（图176）

生长环境及采集期　常见栽培。秋末采成熟果实。

性味　辛、温。

功能　理气止痛，调中和胃。

应用　腹胀，呕吐，疝气痛。

用量　五分至一钱五分。

452

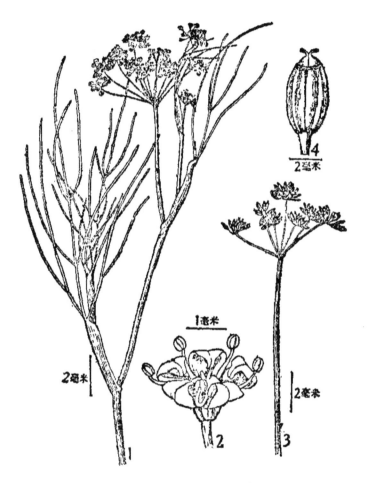

图176　小茴香（伞形科）
Foeniculum vulgare Mill.
1.花枝；2.花；3.果枝；4.果实。

453

1949

新 中 国
地 方 中 草 药
文 献 研 究
(1949—1979年)

1979

天胡荽（破铜钱）

地方名　小叶金钱草、破铜钱（通称），蚂蟥草（武义）。

形态特征　多年生草本。茎细长，平铺地面，节上生根。叶互生，圆形或近肾形，5—7浅裂，边缘有钝锯齿；叶柄基部略扩大。夏季，开绿白色小花，成伞形花序，与叶对生。果实近心形。（图177）

生长环境及采集期　生在阴湿的草地、路边及河边。常年采全草。

性味　辛、平。

功能　利尿消肿，开窍明目。

应用　尿路感染，结膜炎，暑热，肝炎，脚癣，漆疮，疟疾，支气管哮喘。

用量　三至五钱。

454

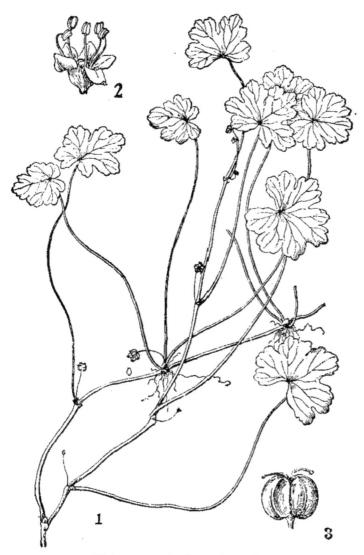

图177　天胡荽（伞形科）
Hydrocotyle sibthorpioides Lamarck
1.植株全形；2.花；3.果实。

455

1949
新 中 国
地 方 中 草 药
文 献 研 究
(1949—1979年)
1979

水 芹 菜

地方名　水芹菜（通称）。

形态特征　多年生草本，高0.6—2.5尺，有气味。地下有成丛须根。茎光滑，有棱，中空，基部匍匐，节处生根。叶为1—2回羽状分裂，最后裂片卵形或菱状披针形，先端尖，基部楔形，边缘有不规则缺刻状齿；叶柄基部扩大成鞘；上部的叶近无柄。夏季，开白色小花，成复伞形花序。果实四角状椭圆形，具棱。（图178）

生长环境及采集期　生于浅水、低湿地方，亦有栽培。春秋采全草。

功能　清热，利尿，镇痛。

应用　神经痛，肺炎，扁桃腺炎，氮水中毒。

用量　五钱至一两。

456

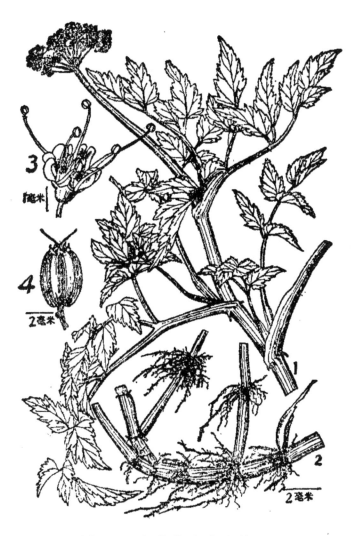

图178 水芹菜（伞形科）
Oenanthe stolonifera DC.
1.叶和花枝；2.匍茎；3.花；4.果实。

457

1949

新　中　国
地 方 中 草 药
文 献 研 究
(1949—1979年)

1979

白花前胡（岩风）

中药名　前胡。

地方名　前胡（通称），土当归（开化）。

形态特征　多年生高大草本，高3—6尺。主根粗壮，纺锤形，棕色。茎有细棱，上部分枝。基出叶和茎下部叶为2回三出裂叶到复叶，小叶卵状菱形，边缘羽状深裂；叶柄基部扩大成鞘状，略带紫白色。秋季，开白色小花，成顶生或腋生的复伞形花序。果椭圆形，上有3棱，边缘具翅。（图179）

生长环境及采集期　生于山地草丛中。春至秋采根。

性味　苦、微寒。

功能　发散风热，降气祛痰。

应用　感冒，胸胁胀满，痰稠喘息，乳汁不足。

用量　二至五钱。

458

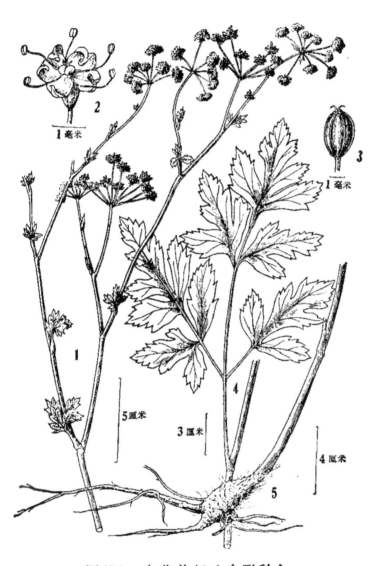

图179　白花前胡（伞形科）
Peucedanum praeruptorum Dunn
1.花枝；2.花；3.果实；4.叶；5.根。

459

1949

新 中 国
地 方 中 草 药
文 献 研 究
(1949—1979年)

1979

苦 爹 菜

地方名 百路通(通称)，羊腥草(浦江、开化)，铁打铃(永康)。

形态特征 多年生直立草本，高2—3尺。根黄褐色，有羊腥气。叶互生，叶型多变化，基出叶为卵心形和圆心形的单叶，具长柄，基部扩大成叶鞘；茎生叶逐步过渡到3全裂，或裂片再作羽状分裂，具短柄或近无柄。夏秋，开白色小花，成复伞形花序。果实球状卵形。（图180）

生长环境及采集期 生于阴湿的山野林地及路边草丛中。夏秋采全草及根。

性味 微辛、微温。

功能 清热，解毒，消暑。

应用 急性黄疸型肝炎，感冒，中暑，痢疾，牙痛，角膜炎，蕲蛇咬伤，无名肿毒，跌打损伤。

用量 五钱至一两。

460

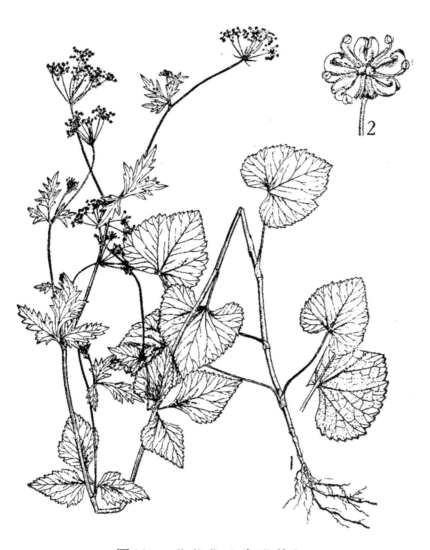

图180 苦爹菜（伞形科）
Pimpinella diversifolia DC.
1.植株全形；2.花。

461

1949

新中国
地方中草药
文献研究
(1949—1979年)

1979

鹿 蹄 草

地方名　鹿啣草、鹿含草（通称）。

形态特征　多年生常绿小草本，高8寸左右，具匍匐的根茎。叶集生基部，卵状椭圆形、椭圆形至广椭圆形，先端圆或微突，基部圆或楔形，表面深绿色，背面和叶柄常呈紫红色。夏季叶丛中抽花茎，开白色略下垂的小花，成顶生的总状花序。蒴果扁球形。（图181）

生长环境及采集期　喜生高山阴湿处，常见于林下、山沟两旁。常年采全草。

性味　苦、平。

功能　凉血止血，祛风止痛。

应用　肺痨咯血，外伤出血，月经不调，滞产，产后受风，腰痛，神经痛，避孕。

用量　五钱至一两。

462

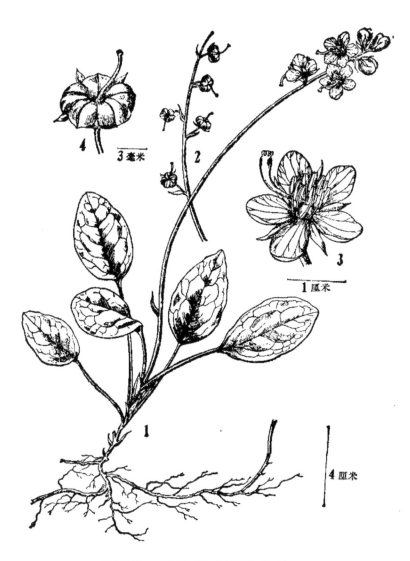

图181　鹿蹄草（鹿蹄草科）
Pyrola japonica Klenze
1.植株全形；2.果枝；3.花；4.果实。

463

1949

新 中 国
地 方 中 草 药
文 献 研 究
(1949—1979年)

1979

闹 羊 花

地方名　闹羊花、黄牯牛花(通称)。

形态特征　落叶直立灌木，幼枝密生毛。叶互生，常簇生枝顶端，长椭圆形或长圆状倒披针形，先端钝，具短尖头，基部楔形，边缘具刚毛，幼时背面密生灰白色柔毛。初夏，枝端开金黄色钟状漏斗形花，成伞形总状花序。蒴果长椭圆形。（图182）

生长环境及采集期　生于山坡、灌木丛中。夏采花，全年采侧根。

性味　辛热。有大毒。

功能　杀虫，通经，活血。

应用　跌打损伤，钩虫皮炎，灭蛆及臭虫。

用量　三至四分。

464

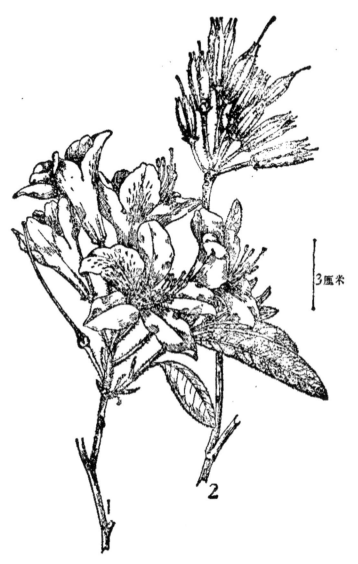

图182 闹羊花（杜鹃花科）
Rhododendron molle (BI.) G. Don
1.花枝；2.果枝。

465

1949

新 中 国
地 方 中 草 药
文 献 研 究
(1949—1979年)

1979

杜 鹃 花

地方名 映山红（通称），长毛花（东阳、永康），灯盏红花（江山、常山）。

形态特征 常绿或半常绿灌木，多分枝，常成轮生状，嫩枝具棕褐色平伏刚毛。叶散生枝上，常集于枝顶端，卵状椭圆形至披针形，两面均有棕褐色粗伏毛，背面较密。春末开红色或淡红色阔漏斗状花，2—6朵簇生枝顶。蒴果卵圆形。（图183）

生长环境及采集期 生在山坡、山谷及林缘。全年采根及叶。

性味 辛酸、平。

功能 活血止痛，祛风利湿。

应用 月经不调，白带过多，子宫出血，外伤出血，跌打损伤，风湿关节痛。

用量 五钱至一两。

466

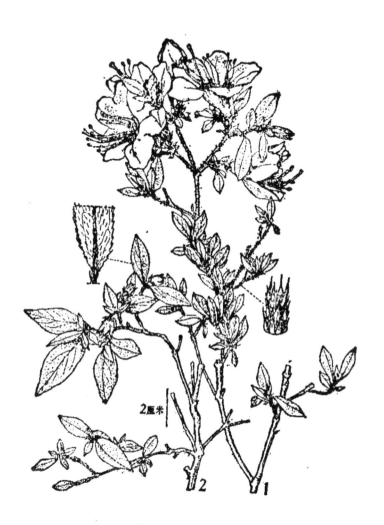

图183 杜鹃花（杜鹃花科）
Rhododendron simsii Planch.
1.花枝；2.果枝。

467

1949
新 中 国
地 方 中 草 药
文 献 研 究
(1949—1979年)
1979

短茎紫金牛

地方名　大叶紫金牛(衢县),大叶地茶(东阳),菊花参(开化)。

形态特征　常绿小灌木,外形与朱砂根相似;但其茎高仅4—5寸,地下侧根色较深,暗灰色,茎上部、叶柄及花序上均有灰褐色细毛。叶互生,质较薄,卵披针形,可以相区别。(图184)

生长环境及采集期　生在山地阴湿林下。秋冬采根及全草。

性味　苦涩微甘、微寒。

功能　祛痰,清热解毒,理气,活血散瘀。

应用　再生障碍性贫血,咽喉肿痛,跌打损伤,风湿关节痛,腰痛,胃痛,劳伤咳嗽。

用量　三至五钱。

468

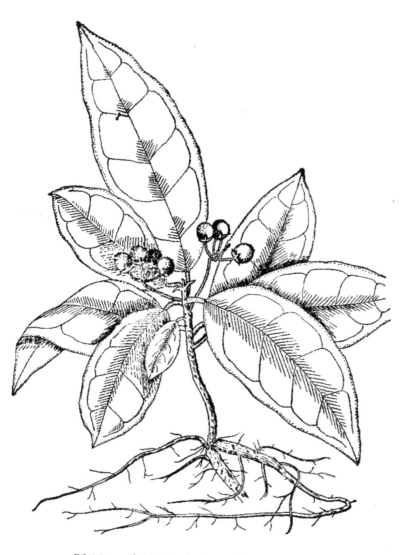

图184　短茎紫金牛（紫金牛科）
Ardisia brevicaulis Diels

469

1949

新　中　国
地 方 中 草 药
文 献 研 究
(1949—1979年)

1979

硃　砂　根

地方名　珍珠凉伞（通称），铁蛇药（武义）。

形态特征　常绿矮小灌木，高 1 —2.5尺。根多分枝，肉质，紫褐色。叶集生枝顶，质厚，长椭圆形或长圆状倒披针形，先端钝尖，基部楔形，边缘有钝圆波状粗齿，常扭卷。夏季，开白色或淡红色花，成伞形花序，腋生或生于侧枝顶端。核果球形，熟时呈红色。（图185）

生长环境及采集期　生于阴湿山坡的灌木林下及草丛中。秋冬采根及全草。

性味　苦涩、凉。有小毒。

功能　舒筋活血，清热解毒，止血止痛。

应用　偏头痛，肺痨咳血，跌打损伤，筋骨酸痛，毒蛇咬伤，湿热黄疸，感冒高热，小儿疳积，肾炎水肿，疝气，咽喉肿痛，白喉，痈疽，风火牙痛，蜂窝组织炎。

用量　一至三钱。

470

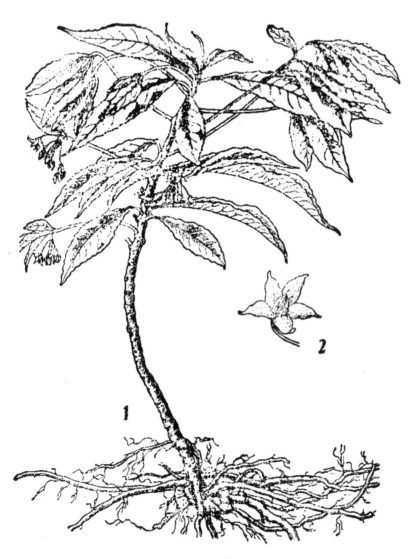

图185 硃砂根（紫金牛科）
Ardisia crenata Sims
1.植株全形；2.花。

471

1949
新 中 国
地 方 中 草 药
文 献 研 究
(1949—1979年)
1979

紫 金 牛

中药名　平地木。

地方名　平地木、老勿大(通称)，地茶(东阳、武义)。

形态特征　常绿矮小灌木，高约5寸。地下茎横生，细长。茎直立，不分枝或基部斜上。叶互生，常3—7片簇集于茎顶端，卵圆形或长椭圆形，边上有细锯齿，老时革质，有光泽。夏秋，茎端叶腋生白色小花成伞形花序。核果球形，熟呈鲜红色。(图186)

生长环境及采集期　多生于山坡、林下肥沃湿润处。常年采全草。

性味　苦、平。

功能　通经活血，凉血解毒。

应用　跌打损伤，筋骨疼痛，肺痨咳血，刀伤出血，无名肿毒，月经不调，小儿疳积，痢疾，脱肛，习惯性流产，少乳，慢性肾炎，高血压。

用量　五钱至一两。

472

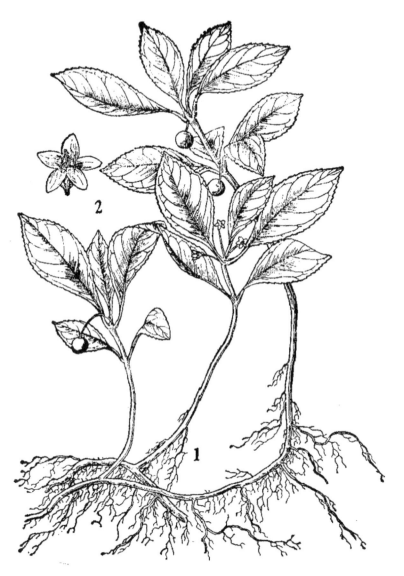

图186 紫金牛（紫金牛科）
Ardisia japonica (Thunb.) Blume
1.生花果的植株全形；2.花放大。

473

1949

新 中 国
地 方 中 草 药
文 献 研 究
(1949—1979年)

1979

过 路 黄

地方名 过路黄（通称），对坐草（衢县、江山、东阳）。

形态特征 多年生匍伏草本，全株近无毛。叶对生，卵形至心脏形，柄长等于叶片长的１－２倍。夏季叶腋单生黄色小花，花梗长达叶端。蒴果球形，叶、花和果实均具条纹状黑色腺及点。近似种少花排草（毛过路黄）茎叶及花梗、花萼均具短柔毛，叶背面有红色小腺点，没有条纹状腺，花梗短，果有毛，可以相区别。（图187）

生长环境及采集期 多生在林缘、沟边及路旁。春夏采全草。

性味 微辛苦、平。

功能 清热解毒，利尿通淋。

应用 跌打损伤，胆、肾结石，肾炎水肿，黄疸，肝肿，白带过多。少花排草作用相似。

用量 五钱至一两。

474

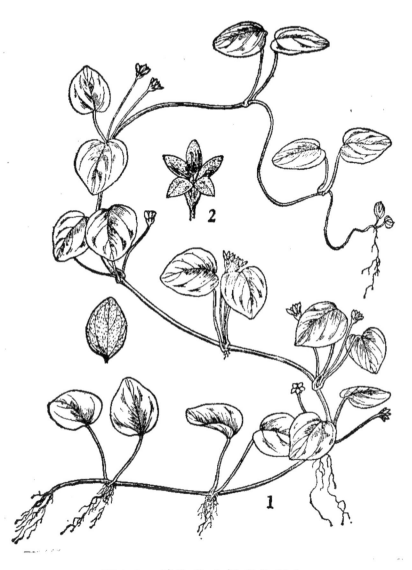

图187 过路黄（报春花科）
Lysimachia christinae Hance
1.植株全形；2.花放大。

475

1949

新 中 国
地 方 中 草 药
文 献 研 究
(1949—1979年)

1979

珍珠菜(福氏排草)

地方名　红头绳(通称)，地木禾(东阳)。

形态特征　多年生直立草本，高 1—2 尺。根茎细长，棕红色，茎有黑色细点，基部稍带红色。叶互生或对生，阔披针形或倒披针形，先端短尖或渐尖，基部渐狭，近于无柄。夏季，茎顶开白色多数有柄小花，成细长总状花序。蒴果球形。（图188）

生长环境及采集期　生于山坡及田塍边。春至秋季采根及全草。

性味　苦涩、微寒。

功能　活血散瘀，消肿。

应用　跌打损伤，关节疼痛，肺病，子宫出血，经闭腹痛，血淋血崩，急性角膜炎，扁桃腺炎，口腔炎，急性淋巴管炎，乳腺炎，遗精。

用量　五钱至一两。

476

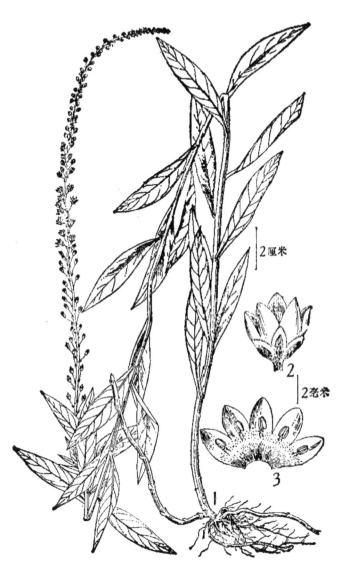

2厘米

2毫米

图188 珍珠菜（报春花科）
Lysimachia fortunci Maxim.
1.植株全形；**2.**花；**3.**花冠剖开。

477

1949

新　中　国
地 方 中 草 药
文　献　研　究
(1949—1979年)

1979

醉　鱼　草

地方名　野江子(通称),刺目烟子(江山),醉鱼草、萝卜火(东阳)。

形态特征　落叶灌木。小枝四棱略带翼状，淡绿色,老枝棕褐色,髓部疏松,白色。叶对生,卵形至长椭圆状披针形,先端渐尖,基部阔楔形，全缘或具稀疏锯齿，叶背上有粉末状锈色绒毛。秋季开多数淡紫色花,成偏向一侧的长穗状花序,稍下垂。蒴果长圆形。（图189）

生长环境及采集期　生于山地、溪边及河旁。春夏采叶,秋后采果,全年采根。

性味　淡、温。有小毒。

应用　寒喘痰饮,肺炎,跌打损伤,中耳炎,鱼骨梗喉,外伤出血。果:小儿疳积。

用量　根:三至四钱。果:三十粒。

478

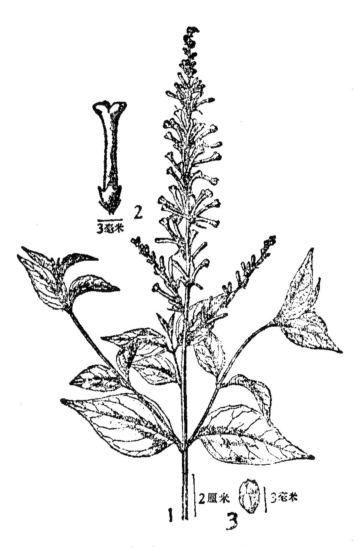

图189　醉鱼草（马钱科）
Buddleia lindleyana Fort.
1.花枝；2.花；3.蒴果。

479

1949
新 中 国
地 方 中 草 药
文 献 研 究
(1949—1979年)

1979

斑叶蔓龙胆(肺形草)

地方名　肺形草(通称),大叶青(义乌、东阳、武义),蔓龙胆(江山),大青(金华、兰溪)。

形态特征　多年生蔓性草本。叶对生,基生叶通常4片,2大2小,平铺地面,椭圆形或广椭圆形,表面暗绿色,有淡绿色网纹;背面紫色,有三条明显的脉;夏秋从叶丛中抽细长的花茎,茎生叶卵状披针形或披针形,愈至上部愈小。秋季叶腋间开1—2朵淡紫色的大形花。蒴果圆形。(图190)

生长环境及采集期　生于山坡,树阴下。夏采全草。

性味　辛苦、寒。

功能　清热解毒,清肺镇咳。

应用　溃疡性口腔炎,疮疖,指头炎,肺热咳嗽,肺痈,毒蛇咬伤。

用量　三至五钱。

480

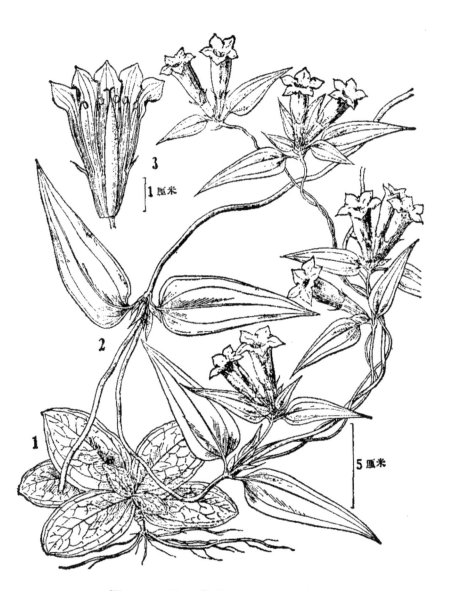

图190 斑叶蔓龙胆（龙胆科）
Crawfurdia fasciculata Wall.
1.基出叶；2.花枝；3.花剖开。

481

1949

新 中 国
地 方 中 草 药
文 献 研 究
(1949—1979年)

1979

龙　胆

中药名　龙胆草。

地方名　龙胆草（通称）。

形态特征　多年生草本，高1—2尺。茎直立，不分枝，稍带四棱形，节间通常较叶短，粗糙。叶对生，无柄，卵圆形至披针形，先端短尖或长尖，基部通常圆形，三出脉明显。秋冬茎顶单生蓝紫色钟形花，有时数朵成聚伞花序。蒴果卵圆形。（图191）

生长环境及采集期　生于山坡草地及灌丛中。春到秋末采根。

性味　苦、寒。

功能　清热解毒，泻肝胆湿热。

应用　毒蛇咬伤，咽痛，痈肿，急性结膜炎，下肢慢性溃疡，白带过多，黄疸，小儿高热惊风。

用量　五钱至一两。

482

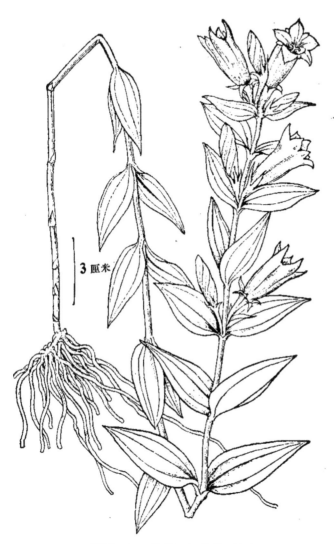

3厘米

图191 龙胆（龙胆科）
Gentiana scabra Bunge

1949

新　中　国
地 方 中 草 药
文　献　研　究
(1949—1979年)

1979

络　石

中药名　络石藤。

地方名　墙络藤（金华、武义），吸壁藤（常山），石绑板（浦江），尖叶络石藤（衢县），打鼓藤（东阳），羊藤（开化），羊股藤（义乌）。

形态特征　常绿木质藤本。老枝赤褐色，光滑，有气根，有时有根瘤，幼枝密生褐色毛。茎叶折断有白色乳汁流出。叶对生，有短柄，革质，椭圆形或卵状披针形，全缘。初夏，开白色芳香小花，成腋生的聚伞花序。菁葖果２个，长角状，种子顶端具白色细毛。本种往往与薜荔易混淆，但薜荔的叶互生，先端钝圆，背有明显的隆起网纹。（图192）

生长环境及采集期　常攀缘在潮湿的山坡岩石上、墙上及树上。全年采根及叶。

性味　苦、微寒。

功能　祛风湿，通经络，化痰止咳。

应用　风湿关节痛，风湿腰痛，支气管炎，咽喉肿痛，婴儿湿疹，疔疮疖肿。

用量　五钱至一两。

484

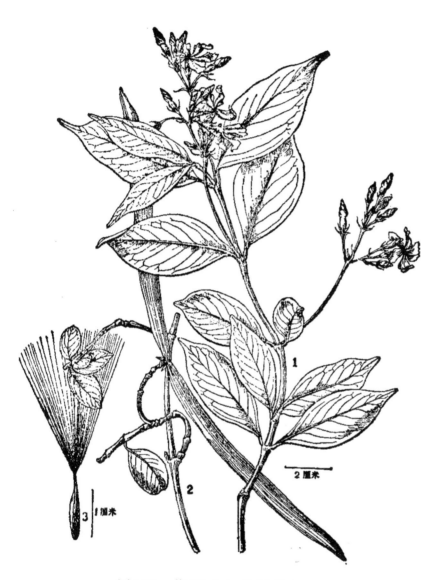

图192　络石（夹竹桃科）
Trachelospermum jasminoides Lem.
1.花枝；2.果枝；3.种子。

485

1949
新　中　国
地 方 中 草 药
文　献　研　究
(1949—1979年)
1979

飞　来　鹤

地方名　野番薯(东阳、浦江、武义)，山番薯(金华)，笔毛藤(江山)，开口丹(开化)，梨骨木(义乌)，双叶藤(东阳)，活血番薯(衢县)。

形态特征　多年生草质藤本。茎叶折断有白色乳汁流出。根圆锥状，肉质，黄白色。叶对生，有长柄，广卵形，先端短尖或渐尖，基部深心形，两侧呈圆耳状下延或内弯，全缘。秋季，叶腋开白色小花，成有长梗的聚伞花序。膏葖果对生，长角状，长3.5寸，阔3分左右。（图193）

生长环境及采集期　生于山坡、林下、路旁及溪边。夏秋采根。

性味　微苦涩、平。

功能　行气健胃，消肿散瘀。

应用　牙关紧闭，胸膈痞闷，胃脘疼痛，痢疾，小儿疝气，产后瘀血腹痛，瘰疬，毒蛇咬伤引起的溃疡，多年烂脚，感冒。民间也有用于肿瘤。

用量　一至三钱。

486

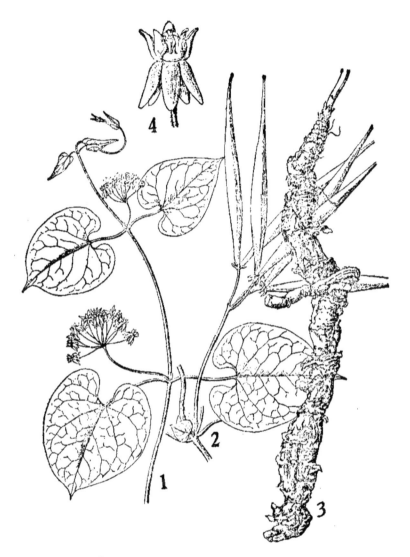

图193　飞来鹤（萝藦科）
Cynanchum auriculatum Royle
1.花枝；2.果枝；3.根；4.花。

487

1949
新 中 国
地 方 中 草 药
文 献 研 究
(1949—1979年)
1979

芫花叶白前

地方名　水杨柳（东阳、永康、义乌），火锦草（武义），石头草（衢县）。

形态特征　多年生草本，根茎匍匐，节上簇生多数细根。茎直立，少分枝，幼枝具棕色茸毛。叶对生，近无柄，椭圆形或长椭圆形，先端钝尖，基部楔形，全缘。秋季开黄白色花，成腋生聚伞花序。蓇葖果狭长卵形，长1.4寸，阔6分。（图194）

生长环境及采集期　生于溪滩、江边、山谷。秋采根茎及根。

性味　甘、寒。

功能　清肺热，降肺气，化痰止咳。

应用　咳嗽，喘息，慢性支气管炎，小儿高热惊厥。

用量　二至三钱。

488

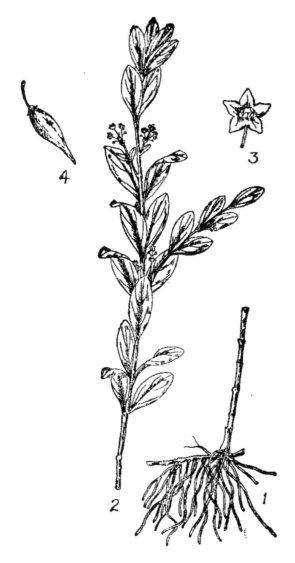

图194　芫花叶白前（萝藦科）
Cynanchum glaucescens Hand.-Mazz.
1.植株下部；2.花枝；3.花；4.果实。

489

1949

新 中 国
地 方 中 草 药
文 献 研 究
(1949—1979年)

1979

柳 叶 白 前

地方名　水杨柳（通称）。

形态特征　多年生草本，高0.8—1.8尺。根茎细长，匍匐，节上簇生细根。茎单生，圆柱形，具细棱，下部木质化。叶着生在茎的中部和上部，对生，披针形或线状披针形，长0.9—2.4寸，阔达2.4分，中脉明显，具短柄，无毛。夏季开紫色小花，成聚伞花序。蓇葖果长角状。（图195）

生长环境及采集期　生于溪边、江边及水沟边。秋采根及根茎。

性味　甘、寒。

功能　泻肺降火，祛痰止咳。

应用　肺痈，结膜炎，支气管炎。

用量　二至三钱。

490

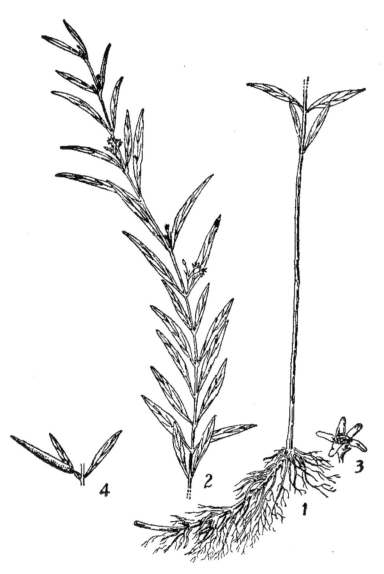

图195 柳叶白前（萝藦科）
Cynanchum stauntoni (Decne.) Hand.-Mazz.
1.2.全株；3.花；4.果实。

491

1949

新 中 国
地方中草药
文 献 研 究
(1949—1979年)

1979

徐 长 卿

地方名 一枝香（通称），金竹细辛（永康、武义）。

形态特征 多年生直立草本，高2尺左右。根茎短而斜生，有多数棕色绳索状细根，有特殊香气。茎细，节间长。叶对生，几无柄，狭披针形至线形，全缘，边缘有毛，背面中脉隆起。秋季开多数淡黄绿色的小花，成圆锥花序。蓇葖果长角状，长2寸左右。（图196）

生长环境及采集期 生在多石质的干山坡、干燥丘陵草地、杂木林及灌木丛中。秋采根。

性味 辛、温。

功能 芳香辟邪，解暑开窍，活血止痛。

应用 中暑腹痛，牙疼，毒蛇咬伤，跌打损伤。

用量 三至五钱。吞服，一至二分。

492

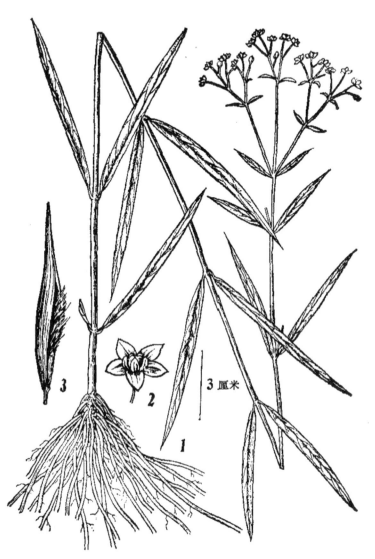

图196　徐长卿（萝藦科）
Pycnostelma paniculutum (Bunge) K. Schum.
1.植株全形；2.花；3.果实。

493

1949
新中国
地方中草药
文献研究
(1949—1979年)
1979

娃 儿 藤

地方名　娃儿藤（兰溪、东阳），九塔珠（开化），九塔子、凉帽阳、金丝线（衢县）。

形态特征　多年生藤本，茎细长，幼时被柔毛。叶对生，卵状披针形或披针形，长0.9—2.1寸，宽3—9分。先端尖锐，基部心形或截形。夏季开紫色花成腋生的聚伞花序。花后结2个蓇葖果，成直线开展，长椭圆状披针形，长0.7—1.5寸，宽1.5分，内有多数白色具长毛的种子。（图197）

生长环境及采集期　生长在山坡、林缘及旷地上。夏秋采全草。

性味　辛、甘。

功能　消炎解毒。

应用　蝮蛇咬伤。根可治一切疮毒。

用量　一至三钱。

494

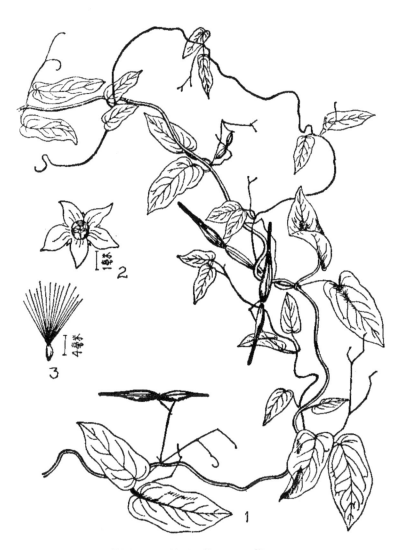

图197　娃儿藤（萝藦科）
Tylophora floribunda Miq.
1.果枝；2.花；3.种子。

495

1949
新中国
地方中草药
文献研究
(1949—1979年)

1979

马蹄金(黄胆草)

中药名 荷包草。

地方名 小叶金钱草(衢县、浦江)，荷包草(武义、开化)，黄胆草(东阳)，馄饨草（金华、兰溪、东阳)，玉馄饨(义乌、开化)，金茶匙(江山)。

形态特征 多年生草本，茎纤细匍匐，被白色毛，节上生根。叶互生，圆形或肾形，先端微凹入，基部心形，全缘。初夏叶腋单生黄白色花。蒴果近球形。（图198）

生长环境及采集期 生于阴湿的草地、路边、墙脚边及石隙间。常年采全草。

性味 淡、微寒。

功能 清肺化痰，利尿降火，活血止血。

应用 小儿风痰，扁桃腺炎，肺热咳嗽，肺咯血，湿热黄疸，肠炎，湿疹，瘰疬，疝气，跌打损伤。

用量 五钱至二两。

496

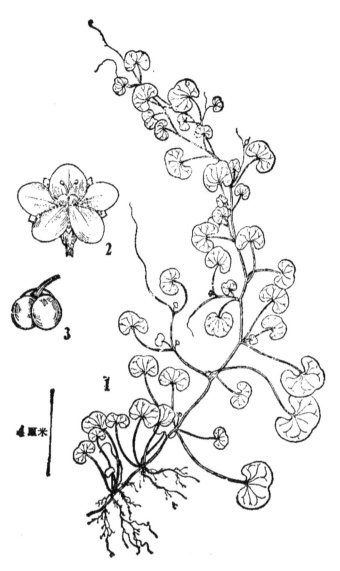

图198　马蹄金（旋花科）
Dichondra repens Forst.
1.植株全形；2.花；3.果实。

1949

新 中 国
地 方 中 草 药
文 献 研 究
(1949—1979年)

1979

华 紫 珠

地方名　小叶珍珠风（衢县），小叶散风柴（开化）。

形态特征　落叶灌木。小枝纤细，光滑无毛。叶对生，卵状披针形，先端渐尖，基部楔形，背面有显著的红腺点，边缘具细锯齿，侧脉 5 — 7 对。秋季开紫色小花，成腋生聚伞花序。果球形，紫色。（图199）

生长环境及采集期　生于山坡、路旁、溪边及灌木丛中。全年采叶。

性味　辛苦、平。

功能　散瘀，消肿，止血止痛。

应用　产后腹痛，疟疾，各种出血。

用量　根：五钱至一两。叶：一至二钱。

498

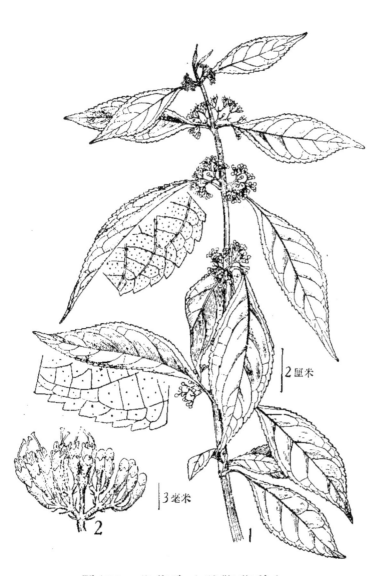

2厘米

3毫米

2

1

图199 华紫珠（马鞭草科）
Callicarpa cathayana Chang
1.花枝；2.花序。

499

1949

新中国
地方中草药
文献研究
(1949—1979年)

1979

兰 香 草

地方名　岩薄荷(武义)，石薄荷(浦江)，野蕴香(江山)，石兰香(义乌)，野薄荷(永康)，九塔花(东阳)，香草(常山)，石灰包草(衢县)。

形态特征　多年生草本，基部木质化，高2尺左右。小枝、叶背及花序均密生灰白色软毛。叶对生，具柄，卵形以至长椭圆状卵形，先端尖或钝，基部阔楔形，边缘有粗锯齿。夏季叶腋开多数紫色小花，密集成有柄的聚伞花序。小坚果4个。（图200）

生长环境及采集期　生于较干燥的岩石上及向阳的山坡、路旁。夏秋采全草。

性味　苦、凉。

功能　消炎，退肿。

应用　产后风痛，脚气水肿，尿路感染，急性淋巴管炎，肝肿，风湿疼痛，雷公藤中毒。

用量　五钱至一两。

500

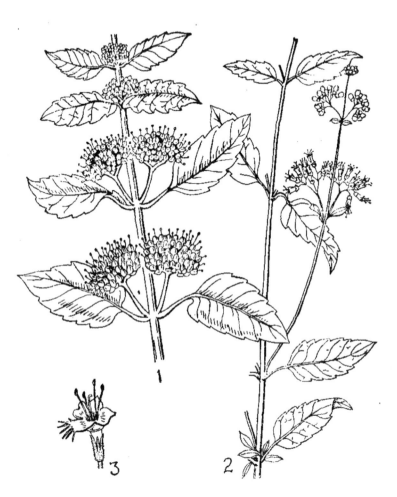

图200 兰香草（马鞭草科）
Caryopteris incana Miq.
1.花枝；2.果枝；3.花。

501

1949
新 中 国
地 方 中 草 药
文 献 研 究
(1949—1979年)
1979

臭 牡 丹

地方名 臭芙蓉（通称），白蚁花（武义、衢县），臭头莲（开化）。

形态特征 落叶矮灌木，全株被柔毛并有臭味。根黄白色。叶对生，广卵形，先端急尖，基部心脏形，边缘有粗锯齿或几近全缘，二面有稀疏的细腺点。秋季枝顶开多数玫瑰红色花，集成密生头状聚伞花序。核果球形。（图201）

生长环境及采集期 生于山坡、路旁及屋旁的阴湿肥沃地方。夏采茎叶，秋采根。

性味 辛、平。

功能 清热利湿，舒筋活血，解毒消肿，调理脾胃，降血压。

应用 荨麻疹，痔疮，骨髓炎，疔痈，风湿痹痛，吐血，高血压，毒蛇咬伤，胃痛，灭臭虫。

用量 五钱至二两。

502

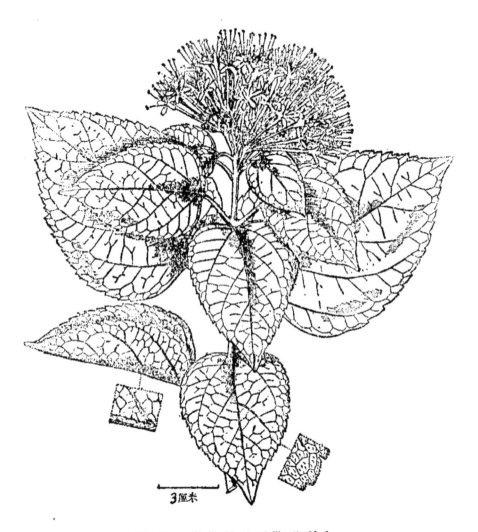

图201 臭牡丹（马鞭草科）
Clerodendron bungei Steud.

503

1949

新 中 国
地 方 中 草 药
文 献 研 究
(1949—1979年)

1979

大 青

地方名　野靛青（通称），土常山（兰溪），臭木桐（东阳），臭大青（金华），野大青（永康）。

形态特征　落叶小灌木，幼枝具短毛。叶对生，长椭圆形或披针状长椭圆形，先端渐尖，基部圆形，全缘。茎叶折断有特殊气味。夏季开白色小花，成顶生圆锥状聚伞花序。核果球形，熟呈蓝色。（图202）

生长环境及采集期　生在山地及林下。夏秋采叶及根。

性味　微苦、寒。

功能　清热解毒，凉血止血，利尿。

应用　高热发斑，丹毒，乙型脑炎，腮腺炎，肺痈，黄疸肝炎，毒蛇咬伤，扁桃腺炎，钩虫皮炎，风湿痹痛。本药对病毒引起高热疗效良好。

用量　根：一至二两。叶：三至五钱。

504

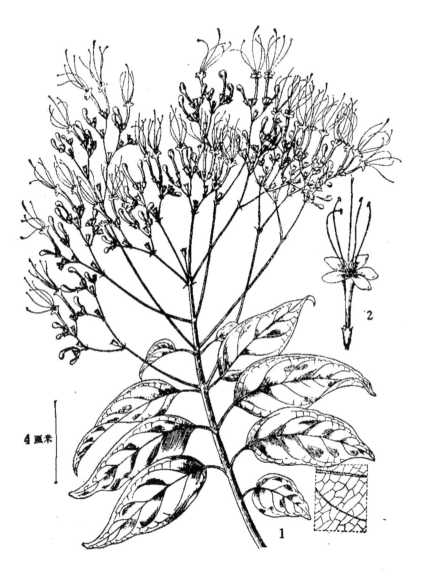

图202 大青（马鞭草科）
Clerodendron cyrtophyllum Turcz.
1.花枝；2.花。

505

1949

新 中 国
地 方 中 草 药
文 献 研 究
(1949—1979年)

1979

腐　婢

地方名　豆腐柴(通称)，老鸦乌(东阳)，大娘小妮(江山)。

形态特征　落叶灌木。茎多分枝，幼时有柔毛。叶对生，具短柄，卵形，先端急尖或渐尖，基部楔形，边缘上半部有疏锯齿，两面均有短柔毛，叶揉碎有粘汁。夏季开黄白色小唇形花，成顶生的圆锥花序。核果小，球形。（图203）

生长环境及采集期　生在山地、路旁及林下等处。叶、枝条随采随用。

性味　苦涩、寒。有小毒。

功能　清热解毒，消肿止血。

应用　小儿流涎，疳积，湿疹，无名肿毒，外伤出血，跌打损伤，雷公藤中毒，毒蛇咬伤。

用量　三至五钱。

506

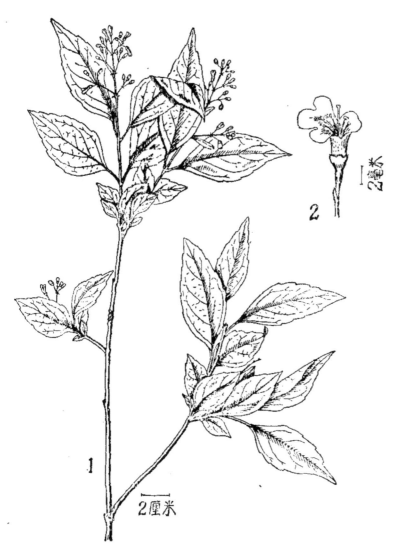

图203 腐婢（马鞭草科）
Premna microphylla Turcz.
1.花枝；2.花。

507

1949

新　中　国
地 方 中 草 药
文 献 研 究
(1949—1979年)

1979

马　鞭　草

中药名　马鞭草。

地方名　野荆芥(衢县),花荆芥(江山),土荆芥(开化、常山),铁马鞭(武义),九塔花(金华),分水钗(义乌)。

形态特征　多年生草本,高2尺左右。茎直立,基部木质,上部四方形。叶对生,基部叶有柄,倒卵形至椭圆形,边缘有粗齿或深裂;茎生叶无柄,菱形,深羽状分裂。夏季,开淡蓝紫色唇形小花,成细长紧密的穗状花序,似马鞭状。蒴果长圆形。（图204）

生长环境及采集期　多生在山野、溪边、菜园边及村庄路旁。秋采根及全草。

性味　苦、微寒。

功能　清热利尿,破血通经,杀虫。

应用　扁桃腺炎,疔疮痈肿,疟疾,痢疾,月经不调,经闭,湿热黄疸,扭伤,风湿关节痛。

用量　五钱至一两。

508

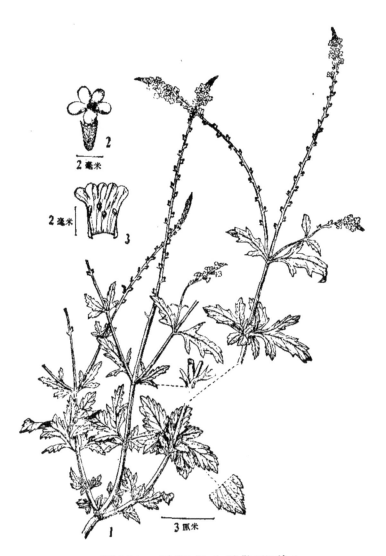

图204 马鞭草（马鞭草科）
Verbena officinalis Linn.
1.花、果枝；2.花；3.花冠剖开。

509

1949

新　中　国
地 方 中 草 药
文　献　研　究
(1949—1979年)

1979

牡　　荆

中药名　黄荆子(果)。

地方名　黄荆、黄荆柴、黄荆稍(通称)。

形态特征　落叶灌木,枝叶具有香味。根木质,黄白色。树皮灰褐色,小枝四棱,密生细毛。掌状复叶对生,小叶通常 5 片,中间 3 小叶较大,阔披针形;二侧小叶较小,卵形,先端长尖,基部楔形,边缘有粗大锯齿。夏秋开紫色小花,成顶生大形的圆锥花序。核果球形,褐色。近似种黄荆,小叶全缘或有浅锯齿,背面粉白色,密生细绒毛,可以相区别。（图205）

生长环境及采集期　生在山坡、路旁。夏秋采嫩枝叶,秋采果实,全年采根。

性味　辛、温。

功能　祛风解表,燥湿和胃。

应用　过敏性溶血性黄疸(蚕豆黄),中暑,蜈蚣咬伤,伤风咳嗽,脘腹疼痛。

用量　五钱至一两。

510

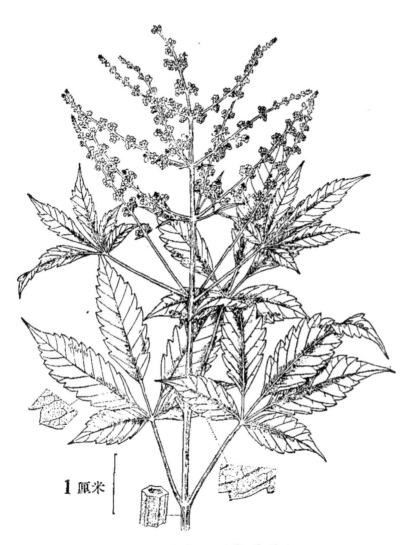

图205 牡荆（马鞭草科）
Vitex cannabifolia Sieb. et Zucc.
花 枝

1厘米

511

1949

新 中 国
地 方 中 草 药
文 献 研 究
(1949—1979年)

1979

筋 骨 草

地方名 白毛夏枯草(通称)，白松蒲头草（东阳、永康），白毛公(东阳)。

形态特征 多年生草本,高0.3—1尺，全株密生白色长软毛。茎丛生,基部常伏卧,四方形。叶对生,有柄,卵形,长椭圆形或倒卵形,基部楔形，下延于叶柄上， 边缘有波状粗齿。春季上部叶腋间开白色唇形小花,成多轮的聚伞花序。小坚果4个,灰黄色。（图206）

生长环境及采集期 生在山野路旁、屋边及阴湿地方。常年采全草。

性味 苦、寒。

功能 清火凉血,止痢解毒,消肿。

应用 喉痛,肺咯血,扁桃腺炎,结膜炎,高血压,痢疾,阑尾炎,肠结核,肛瘘,疖肿。

用量 三至七钱。

512

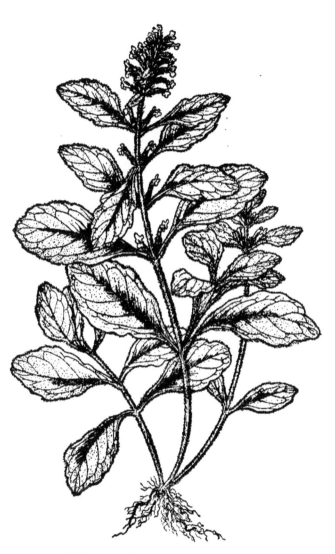

图206 筋骨草（唇形科）
Ajuga decumbens Thunb.

1949

新 中 国
地 方 中 草 药
文 献 研 究
(1949—1979年)

1979

风 轮 菜

地方名　九塔草(武义)，红九塔花(东阳)。

形态特征　多年生草本，高0.6—1.5尺，全株有香气。茎四棱，多分枝，具短柔毛，集中在四棱上。叶对生，卵形，先端尖或钝，基部楔形，边缘有锯齿，两面均有毛。秋季，上部叶腋或枝顶密生多数淡红或紫红色小唇形花，成轮状聚伞花序。小坚果4个，棕黄色。（图207）

生长环境及采集期　生于草地、山坡及路旁。夏秋采全草。

应用　痢疾。

用量　三至七钱。

514

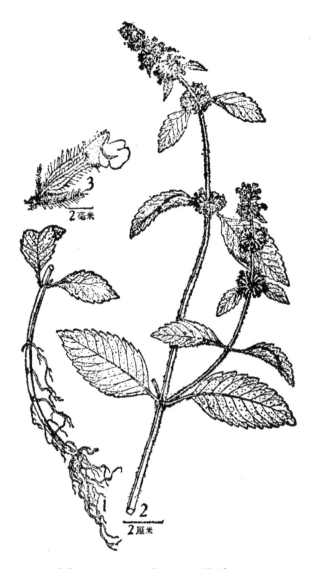

图207 风轮菜（唇形科）
Clinopodium chinense (Benth.) O.Kuntze
1.根；2.花枝；3.花和苞片。

515

1949

新 中 国
地 方 中 草 药
文 献 研 究
(1949—1979年)

1979

连钱草（活血丹）

地方名　金钱草（通称），大叶金钱草（开化、永康、浦江、东阳），活血丹（义乌、常山），十八缺（东阳），遍地香（衢县）。

形态特征　多年生草本，茎丛生，四棱，初直立，后伏卧地面而延伸。叶对生，有长柄，肾形至圆心脏形，边缘有钝圆齿。春末，叶腋开红紫色唇形花，数朵排列成轮状。小坚果 4 个，长圆形。（图208）

生长环境及采集期　生在田野、路旁、林下或屋旁附近较阴湿的地方。春到秋采全草。

性味　苦、寒。

功能　行气活血，利胆，利尿解毒。

应用　胆道结石，胆囊炎，黄疸，尿路结石，尿路感染，扭伤骨折，湿疹，糖尿病，小儿疳积，癫痫，唇疔。

用量　一至三两。

516

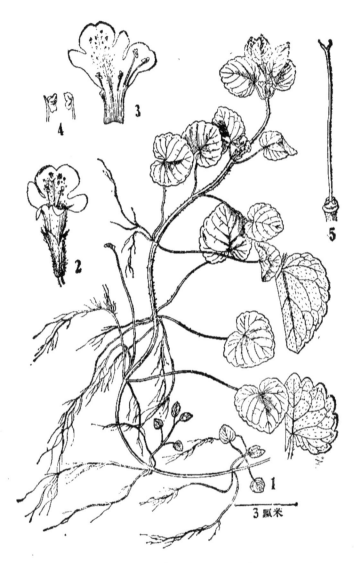

图208　连钱草（唇形科）
Glechoma hederacea Linn.
1.植株全形；2.花；3.花剖开；4.雄蕊；5.雌蕊。

517

1949

新　中　国
地 方 中 草 药
文 献 研 究
(1949—1979年)

1979

益　母　草

中药名　益母草。

地方名　益母草(通称),九塔花(金华、义乌、东阳),玉补丸草(武义)。

形态特征　1—2年生直立草本,高可达1—3尺。茎四棱,有倒生的细毛,在棱及节上更密。叶对生,形状有变化,下部的叶有长柄,叶片略呈圆形,5—9浅裂;中部的叶椭圆形,掌状3深裂;上部的叶无柄,线形。夏季,上部叶腋轮生数朵淡红色或紫红色唇形小花。小坚果4个,三棱形。(图209)

生长环境及采集期　生于荒地、路旁、田埂旁及溪边。夏秋采全草。

性味　苦辛、微寒。

功能　活血调经,祛瘀生新。

应用　月经不调,闭经痛经,子宫出血,产后瘀血腹痛,跌打损伤,痈肿,肾炎,高血压。

用量　五钱至一两。

518

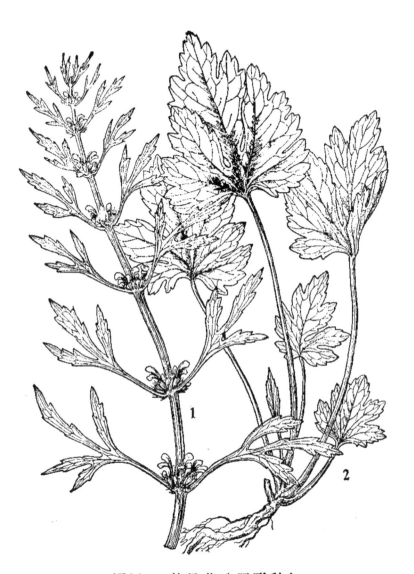

图209 益母草（唇形科）
Leonurus heterophyllus Sweet
1.花枝；2.基生叶及根。

519

1949
新 中 国
地 方 中 草 药
文 献 研 究
(1949—1979年)
1979

薄　荷

中药名　薄荷。

地方名　薄荷（通称）。

形态特征　多年生草本,具芳香,高0.5—2尺。根茎细长。茎直立或稍倾斜，方形，单一或有分枝。叶对生，长卵形至椭圆形。先端急尖,基部阔楔形,边缘尖锯齿,背面有腺点。秋季在叶腋开淡红色或白色小花,成轮状聚伞花序。小坚果4个,长圆状卵形。（图210）

生长环境及采集期　生于溪边、沟边或路旁潮湿的地方，常有栽培。夏秋采全草。

性味　辛、凉。

功能　发汗散风。

应用　感冒,头痛,咽喉肿痛，口腔炎,结膜炎,麻疹不透,中暑。

用量　一至三钱。

520

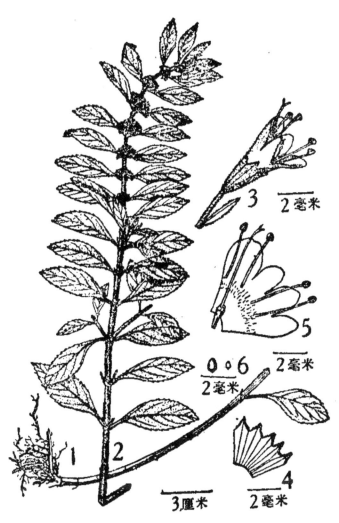

图210 薄荷（唇形科）
Mentha arvensis Linn.

1.植株的下部；2.植株的上部；3.花和苞片；4.花萼剖开；5.花冠剖开示雌雄蕊；6.小坚果和胚。

521

1949

新　中　国
地 方 中 草 药
文　献　研　究
(1949—1979年)

1979

华　荠　苎

地方名　石香薷(衢县、江山)，小香薷(永康、武义、东阳)，小叶香薷(义乌、开化)，野紫苏(金华)，山茵陈(浦江)。

形态特征　一年生芳香草本，高0.6—1.2尺。茎四棱，多分枝，灰绿色或淡紫色。叶对生，线形至线状披针形，边缘有不明显的疏锯齿，密布腺点。秋季枝梢轮生淡紫色小唇形花，每轮有花 2 朵，排列成短穗状。小坚果 4 个。（图211）

生长环境及采集期　多生于山坡、路旁及阳光充足地方。秋采全草。

性味　辛、凉。

功能　开膈理气，解表。

应用　中暑，感冒，胃痛，吐血，痱子。

用量　三至五钱。

522

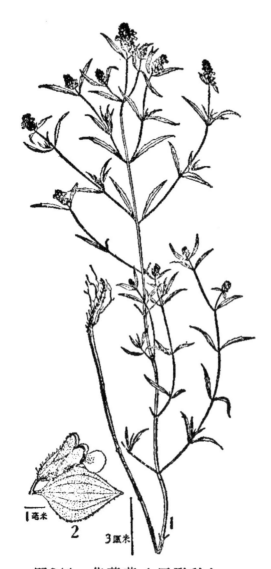

图211　华荠苧（唇形科）
Orthodon chinense (Maxim.) Kudo
1.植株全形；2.花和苞片。

523

1949

新 中 国
地方中草药
文 献 研 究
(1949—1979年)

1979

牛　至

地方名　山薄荷（通称）。

形态特征　多年生有芳香草本，高0.8--1.8尺。茎基部木质，光滑，上部有毛并有分枝。叶对生，卵圆形，长0.3—8分，先端钝，基部圆或阔楔形，全缘，两面都有腺点及细毛。秋季枝顶开紫红色唇形小花，每轮生2花，密集成穗状伞房花序。小坚果4个，褐色，外包有毛的花萼。（图212）

生长环境及采集期　生长在山坡上、路边及山谷。夏秋采全草。

性味　辛、温。

功能　发散风寒，凉血止血。

应用　感冒，呕吐，气喘咳嗽，外伤出血，腹痛，牙痛。

用量　一至三钱。

524

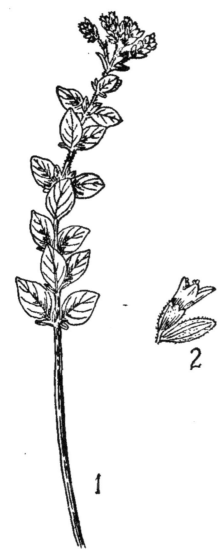

图212　牛至（唇形科）
Origanum vulgare Linn.
1.花枝；2.花。

525

1949

新 中 国
地 方 中 草 药
文 献 研 究
(1949—1979年)

1979

紫　苏

中药名　苏子(子)，苏梗(枝)。

地方名　紫苏(通称)。

形态特征　一年生芳香草本，高1—3尺。茎方形，有棱，带紫色，基部木质，上部分枝，有紫色长柔毛。叶对生，有长柄，卵形或卵圆形，先端渐尖，基部圆形，边缘有粗锯齿，两面或仅背面带紫色，有毛。夏季枝顶或叶腋开红或淡红色唇形小花，成偏侧的多轮总状花序，每轮有花2朵。小坚果4个，倒卵圆形，黄褐色，有网状皱纹。近似种白苏，全株有白色长柔毛，叶两面均为绿色，花白色，可以相区别。(图213)

生长环境及采集期　常栽培，适应性强，山坡、田野、路旁都能生长。夏季采全草，秋末采果。

性味　温。

功能　发汗镇咳，健胃利尿，芳香，和血。

应用　感冒。

用量　二至四钱。

526

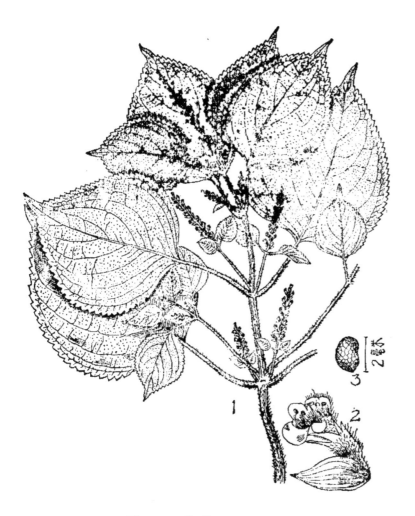

图213　紫苏（唇形科）
Perilla frutescens var. acuta Kudo
1.花枝；2.花；3.小坚果。

527

1949

新 中 国
地 方 中 草 药
文 献 研 究
(1949—1979年)

1979

香 茶 菜

地方名　铁菱角(通称),铁拳头(江山)。

形态特征　多年生直立草本,高 2～5 尺,全株有短毛。块根暗褐色,坚硬,多角形。茎方形,多分枝。叶对生,卵状披针形到披针形。秋季,叶腋或顶梢上开白色或淡紫色的小唇形花,成聚伞状圆锥花序。小坚果 4 个,广卵形。(图214)

生长环境及采集期　生于阴湿山坡、路旁、草丛及林下。夏秋采根。

性味　苦、寒。

功能　行气活血,解毒。

应用　胃痛,急性黄疸型肝炎,乳腺炎,痈肿疔疮,闭经,跌打损伤。

用量　五钱至一两。

528

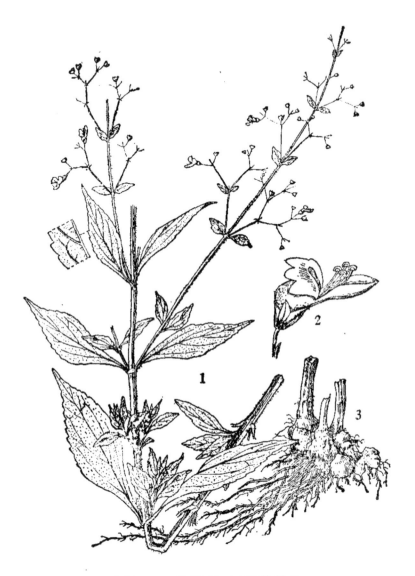

图214　香茶菜（唇形科）
Plectranthus amethystoides Benth.
1.花枝；2.花；3.根。

529

1949

新 中 国
地 方 中 草 药
文 献 研 究
(1949—1979年)

1979

夏 枯 草

中药名 夏枯草。

地方名 松蒲（头）草（通称），松蒲花（金华、兰溪），红松蒲头草（东阳），矮子大凉伞（常山），牛鹿角花（江山），牯打架（开化），地风蒲（衢县）。

形态特征 多年生草本，高0.4—1尺，有匍枝。茎方形，基部稍斜上。叶对生，椭圆状披针形，先端锐尖，基部楔形，全缘或有疏锯齿，叶背有腺点。夏季顶端开紫色唇形小花，密轮伞花序成圆筒状。小坚果4个，苞片大，卵状心形。夏末，果成熟后，全株即枯萎，故名夏枯草。（图215）

生长环境及采集期 生在山野、路旁及田边。夏采花穗及全草。

性味 辛苦、寒。

功能 清肝火，散郁结，消瘿瘤。

应用 高血压，头痛，结膜炎，淋巴结核，口腔炎，乳腺炎，腮腺炎，白带过多，疔疮，手指溃疡，中暑，吐血，预防流感。

用量 三至五钱。

530

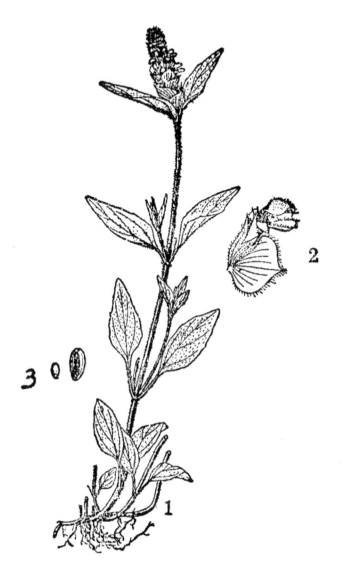

图215　夏枯草（唇形科）
Prunella vulgaris Linn. Var. Lilacina
Nakai
1.全株；2.花及苞片；3.种子。

531

1949
新　中　国
地方中草药
文　献　研　究
(1949—1979年)
1979

单叶鼠尾草

地方名　红根草(开化、武义)，野芥菜(常山、永康)，红根野芥菜(衢县)，小活血(金华)，红灯心（义乌），山野芥菜(东阳)。

形态特征　多年生草本,全株密被白色长毛。侧根多数，红色。基出叶丛生，矩状椭圆形或卵椭圆形,先端圆或钝尖,基部圆或截形，有时略有分裂成１—２小裂片,边缘钝锯齿偶全缘,叶脉及背面常带紫红色。春季枝顶抽分枝的花茎，其上轮生紫红色唇形花。（图216）

生长环境及采集期　生于山坡向阳处。夏秋采全草及根。

性味　苦辛、凉。

功能　活血消肿,凉血止血。

应用　吐血,鼻衄,妇女崩漏，乳腺炎，淋巴结炎,淋巴结核,痢疾,咽喉肿痛,无名肿毒,跌打损伤,急性黄疸性肝炎。

用量　五钱至一两。

532

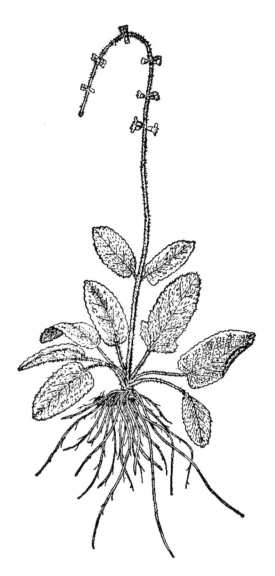

图216 单叶鼠尾草（唇形科）
Salvia sp. Prionitis Hance

533

1949

新 中 国
地 方 中 草 药
文 献 研 究
(1949—1979年)

1979

丹　参

中药名　丹参。

地方名　赤丹参（通称），红丹参（浦江、永康、义乌），四方梗（金华）。

形态特征　多年生草本，高1—2尺。全株密被黄白色长毛及腺毛。根细长，圆柱形，外皮朱红色。茎直立，方形。羽状复叶对生，小叶3—7片，椭圆状卵形至卵圆形，顶生小叶较两侧为大，先端渐尖或急尖，基部圆形或楔形，边缘有圆锯齿。夏秋季开紫色的唇形花，排成多轮的总状花序。小坚果4个。近似种紫参，茎上部为单叶，下部为三出复叶，可以相区别。（图217）

生长环境及采集期　生于山坡、路旁、林缘及草丛中。春至秋季采根。

性味　苦、微寒。

功能　活血通经，祛瘀生新，排脓生肌。

应用　月经不调，经闭，经痛，产后瘀血腹痛，痈肿丹毒，关节炎，腰背扭伤，失眠。

用量　三至七钱。

534

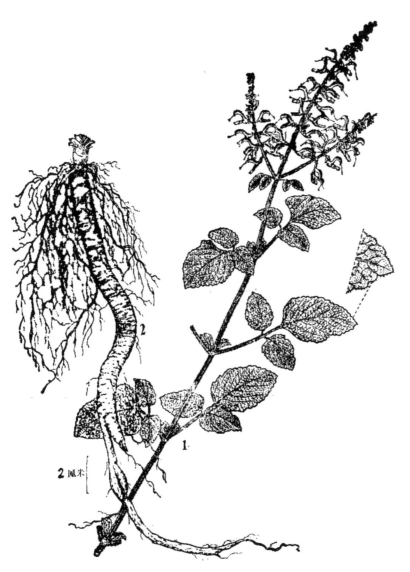

图217　丹参（唇形科）
Salvia miltiorrhiza Bunge
1.花枝；2.根。

535

1949

新 中 国
地 方 中 草 药
文 献 研 究
(1949—1979年)

1979

雪见草(荔枝草)

地方名 野芥菜(通称)。

形态特征 二年生草本,高1—2尺。全株被短柔毛。侧根多数,黄白色。茎方形,有棱,多分枝。基出叶丛生,长圆形或披针形,先端钝或急尖,基部圆形或广楔形,边缘有圆锯齿,叶面有显著皱缩,背有金黄色腺点。春季叶腋及枝顶开紫色唇形小花成轮状排列。小坚果4个,倒卵圆形,褐色。(图218)

生长环境及采集期 生长在河边及旷野。早春采全草。

性味 苦辛、凉。

功能 利水,消肿,降压,杀虫,除湿热。

应用 妇女阴痒,痔疮,腹水,高血压,牙痛,漆过敏。

用量 五钱至一两。

536

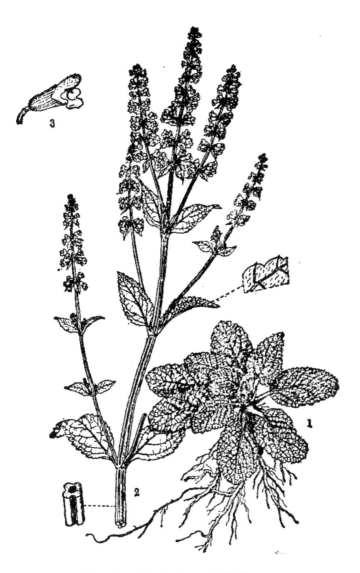

图218　雪见草（唇形科）
Salvia plebeia R. Br.
1.基生叶；2.花枝；3.花。

537

1949

新　中　国
地方中草药
文　献　研　究
(1949—1979年)

1979

疔疮草（印度黄芩）

地方名　疔疮草（兰溪、开化、义乌），大叶半枝莲（浦江），木勺草（金华），荷花仙草、铁瓢羹（衢县），金挖耳（常山），金木勺（东阳），金汤匙（永康、武义），昂天灯盏（武义）。

形态特征　多年生直立草本，高3—8寸，全株被毛。茎方形，基部倾卧。叶对生，卵圆形或圆心形，先端钝圆，基部心形，边缘有圆锯齿。夏季开淡紫色唇形花，每轮有花2朵，排成总状，偏向一侧。小坚果4个，卵圆形。（图219）

生长环境及采集期　生于山坡、路旁及草丛中。常年采全草。

性味　辛、平。

功能　清热解毒，活血消肿。

应用　疔肿，毒蛇咬伤，便血吐血，跌打损伤。

用量　五钱至一两。

538

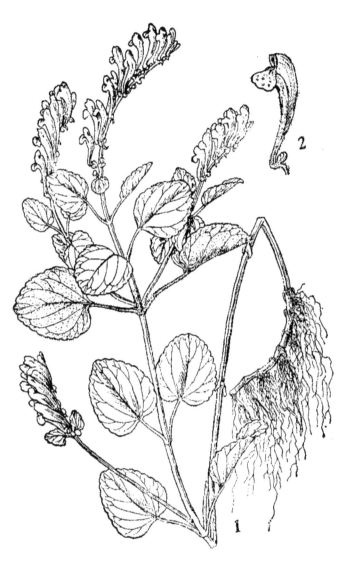

图219 疗疮草（唇形科）
Scutellaria indica Linn.
1.植株全形；2.花放大。

539

1949

新 中 国
地 方 中 草 药
文 献 研 究
(1949—1979年)

1979

并 头 草

中药名 半枝莲。

地方名 半枝莲（通称），四方梗（东阳）。

形态特征 多年生直立草本，高0.5—1.5尺，全株光滑。茎方形，基部匐伏生根。叶对生，叶型多变化，卵状椭圆形至线状披针形，先端钝，基部截形或圆，边缘有波状疏锯齿。春夏，枝梢叶腋开蓝紫色的唇形花，二花并生，偏向一侧，多轮排列成总状。小坚果4个。（图220）

生长环境及采集期 多生于田边、溪边肥沃湿润地方。夏采全草。

性味 辛、平。

功能 清热解毒，利尿消肿。

应用 痈疖，口腔炎，白带过多，乳腺炎，劳伤脱力，水火烫伤，毒蛇咬伤，蜂窝组织炎。

用量 五钱至一两。

540

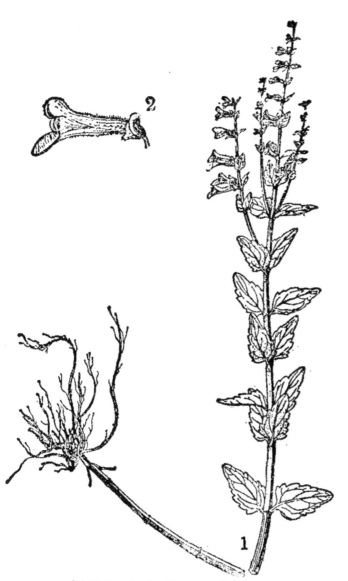

图220 并头草（唇形科）
Scutellaria barbata D. Don
(S. rivularis Wall.)
1.植株全形；2.花。

541

1949

新　中　国
地方中草药
文　献　研　究
(1949—1979年)

1979

白花曼陀罗

中药名　风茄花(花)。

地方名　风茄花(常山、义乌、东阳、浦江)，铁荔枝(衢县、开化、永康、武义)，千人花(金华)，疯(癫)花(东阳)，金盘托荔枝(江山)。

形态特征　直立粗壮草本，有时呈半灌木状，植株光滑。叶互生，有时上部对生，卵形至广卵形，基部两侧不等，全缘，带微波状或有锯齿，夏秋开白色喇叭状的花，单生于上部枝条分叉处或腋生。蒴果扁圆形，表面疏生短刺。（图321）

生长环境及采集期　常见栽培。夏秋采茎叶及花，秋冬采果。

性味　苦辛、温。有毒。

功能　止咳平喘，祛风镇痛。

应用　哮喘，风湿痛，疝痛，牙痛。

用量　花：一至二分。

542

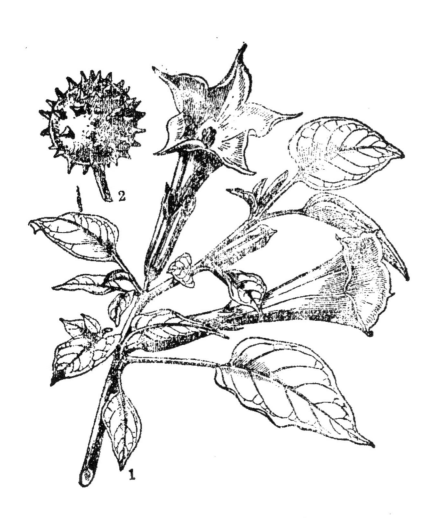

图221 白花曼陀罗（茄科）

Datura metel Linn. var. alba Teb.

1.花枝；2.果。

1949
新　中　国
地方中草药
文　献　研　究
(1949—1979年)
1979

苦　蘵

地方名　天泡草（通称），灯笼草（衢县、东阳），灯笼泡（兰溪、江山），天泡（东阳）。

形态特征　一年生草本，高0.8—1.5尺，植株有细毛。茎基部通常横卧斜生。叶互生，具长柄，卵圆形或长圆形，先端短尖，基部斜圆形，边缘全缘或具少数不规则锯齿。夏秋叶腋单生黄色小花。浆果球形，熟时绿色，外包膨大的绿色宿存萼，状如灯笼。近似种酸浆，多年生草本，植株光滑无毛，花白色，果及萼片熟时成为红色，可以区别。（图222）

生长环境及采集期　生于山坡、路边、田野、溪边及屋旁。夏秋采根及全草。

性味　酸苦、凉。

功能　清凉，解毒，利尿。

应用　天疱疮，风湿痛，预防白喉，疝气。

用量　一至三钱。孕妇忌用。

544

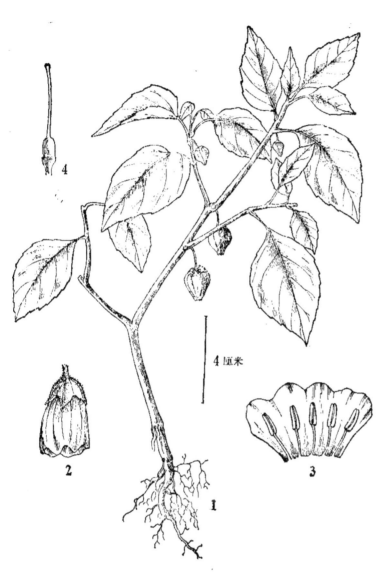

图222 苦蘵（茄科）

Physalis pubescens Linn.

1.植株全形；2.花；3.花冠剖开；4.雌蕊。

545

1949

新 中 国
地 方 中 草 药
文 献 研 究
(1949—1979年)

1979

白　英

中药名　白毛藤。

地方名　白毛藤（通称）。

形态特征　多年生的蔓性草本，植株密生白色长软毛。茎基部带木质。叶互生，卵形或卵状披针形，上部的叶多作戟状，有时成 3 — 5 裂。夏秋开白色小花，成聚伞花序，与叶对生。浆果球形，红色。（图223）

生长环境及采集期　生于路旁、溪沟边、草丛及灌木丛中。夏至冬季采全草及根。

性味　微苦、平。小毒。

功能　清热解毒，祛风止痛。

应用　感冒，扁桃腺炎，高热惊厥，牙痛，白带过多，阴道炎，子宫颈糜烂，关节痛，荨麻疹，乳腺炎。

用量　三至五钱。

546

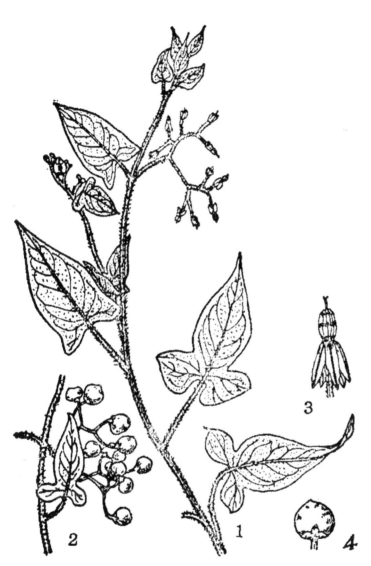

图223　白英（茄科）
Solanum lyratum Thunb.
1.花枝；2.果枝；3.花；4.浆果。

547

1949

新 中 国
地 方 中 草 药
文 献 研 究
(1949—1979年)

1979

龙　葵

地方名　野辣椒（通称）。

形态特征　一年生草本，高 1 — 2 尺，植株光滑或稍有柔毛。茎直立，多分枝，基部有时木质。叶互生，卵形，顶端尖，基部圆形或楔形，狭窄成柄，边缘有波状齿或近全缘。秋季开白色小花，成伞状的聚伞花序。浆果球形，熟时紫黑色。（图224）

生长环境及采集期　生于路边、屋旁及旷野间。夏秋采根及全草。

性味　苦、寒。有小毒。

功能　清热解毒，除湿止痒。

应用　疔痈，扁桃腺炎，牙痛，尿路感染，血小板减少性紫癜。

用量　三至五钱。

548

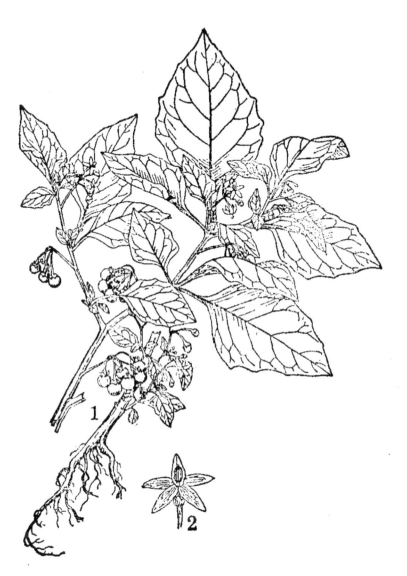

图224 龙葵（茄科）
Solanum nigrum Linn.
1.全株；2.花。

549

1949

新 中 国
地 方 中 草 药
文 献 研 究
(1949—1979年)

1979

腹 水 草

中药名　腹水草。

地方名　腹水草(义乌、东阳、永康、开化),两头蛇(常山),两头龙(衢县、武义),两头拉(江山),两头爬(金华)。

形态特征　多年生草本。茎细长,上部呈蔓状,先端着地能随处生根或萌生新植株。叶互生,具短柄,长卵形或长椭圆形,先端长尖,基部圆形或阔楔形,边缘有锯齿,背面有时带紫色。秋季叶腋开紫红色小花,成穗状花序。蒴果卵圆形。(图225)

生长环境及采集期　生于潮湿的溪边、山坡上及林缘。常年采全草。

性味　苦淡、寒。有小毒。

功能　逐水消肿,活血祛瘀。

应用　大小便不通,腹水,无名肿毒,慢性溃疡,外伤出血,跌打损伤。

用量　二至三钱。

550

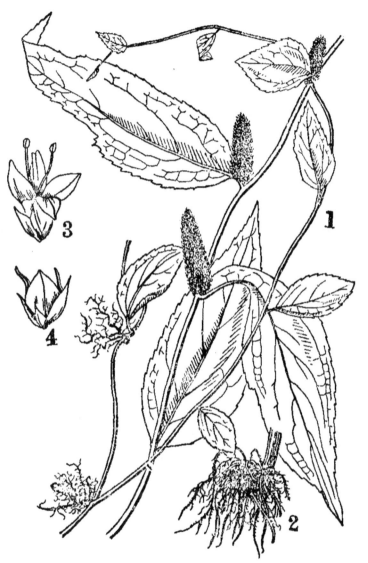

图225　腹水草（玄参科）
Botryopleuron axillare Hemsl.
1.花枝；2.根；3.花；4.果实。

551

1949

新中国
地方中草药
文献研究
(1949—1979年)

1979

沙氏鹿茸草

地方名 白蜈蚣(通称),满山白(东阳、江山),千年霜(衢县),六月霜(东阳)。

形态特征 二年生草本,高0.5—1尺,全株有白色绒毛,呈灰白色。茎丛生,节间短较密集。叶对生或3片轮生,无叶柄,狭披针形。初夏,茎上部叶腋单生淡红色的唇形花。蒴果长圆形。近似种鹿茸草,植株不呈灰白色,仅下部具细毛,节间长,叶全部对生,可以区别。(图226)

生长环境及采集期 生长在山坡岩石上及干燥的土壤上。常年采全草。

性味 苦、寒。

功能 清热凉血,利尿散结。

应用 副鼻窦炎,扁桃腺炎,口腔炎,感冒,气管炎,肠炎,吐血,尿路感染,白带过多,乳腺炎。

用量 五钱至一两。

552

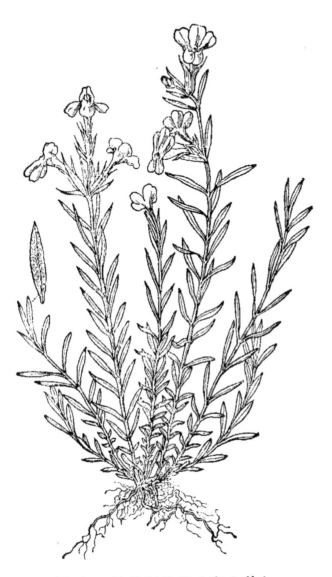

图226 沙氏鹿茸草（玄参科）
Monochasma savatieri Franch.

553

1949

新 中 国
地 方 中 草 药
文 献 研 究
(1949—1979年)

1979

浙玄参（宁波玄参）

中药名　浙玄参、玄参。

地方名　元参（通称）。

形态特征　多年生草本，高 2 — 4 尺。主根圆柱形，下部常分叉，外皮灰黄褐色。茎直立，四棱，光滑或有腺毛。叶对生，卵形或卵状椭圆形，先端尖或渐尖，基部圆形或近楔形，边缘钝锯齿。秋季开暗紫色唇形小花成疏散开展的聚伞花序，排成圆锥状，花序及花柄都有明显的腺毛。蒴果卵圆形。近似种玄参，花黄绿色，聚伞花序紧缩呈穗状。（图227）

生长环境及采集期　生于山坡林下，常有栽培。秋采根。

性味　苦咸、微寒。

功能　养阴生津，消炎解毒。

应用　咽喉肿痛，痈肿，颈淋巴结核，便秘。

用量　二至四钱。

554

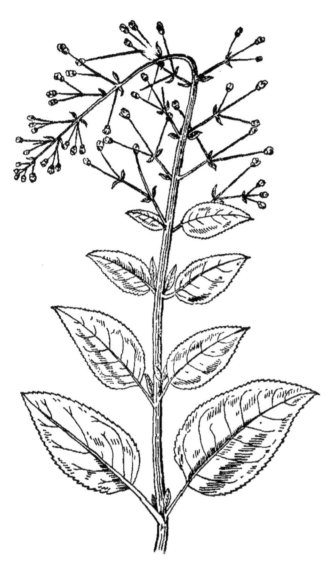

图227 浙玄参（玄参科）
Scrophularia ningpoensis Hemsl.

555

1949

新 中 国
地 方 中 草 药
文 献 研 究
(1949—1979年)

1979

紫花地黄

地方名　野生地(常山、东阳、武义、开化),生地黄(金华、江山),鲜生地(兰溪、衢县、东阳),野芥菜(永康),牛奶奶(浦江),糖嘴(东阳)。

形态特征　多年生草本,高1.7—2尺。根肥厚而弯曲,桔黄色略带红色。茎直立,单一或基部分枝。基出叶丛生,椭圆状矩形,基部圆形下延成柄,缘有不规则的钝锯齿,茎生叶互生,逐渐缩小。夏季开紫红色唇形花,单生叶腋。蒴果卵圆形,有多数种子。(图228)

生长环境及采集期　生长在荒山坡和旷野间。秋季采根及全草。

性味　苦甘、寒。

功能　润燥生津,清热凉血。

应用　急性扁桃腺炎,口腔炎,阴囊湿疹,过敏性皮炎,各种出血,水火烫伤,腹股沟淋巴结炎,黄疸肝炎。

用量　三至五钱。

556

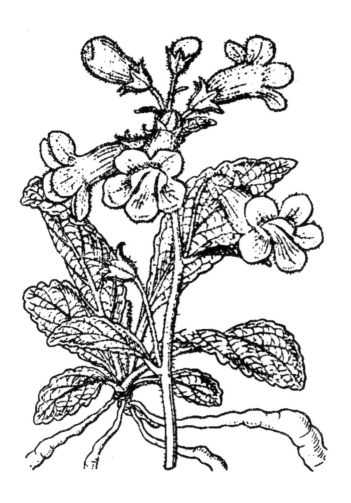

图228 紫花地黄（玄参科）
Rehmannia chingii Li

557

1949

新　中　国
地 方 中 草 药
文 献 研 究
(1949—1979年)

1979

阴　行　草

中药名　角茵陈(通称)。

地方名　山茵陈(金华、义乌、东阳、兰溪),金壶瓶(东阳、义乌),山油麻(常山)。

形态特征　一年生草本,高1—3尺,全株密生柔毛。茎直立,上部分枝。叶对生,间有互生,羽状分裂,裂片狭线形至披针状,似艾叶。秋季上部叶腋单生黄色唇形花,密集枝梢成穗状。蒴果狭长椭圆形,长约4分,外有宿存萼片。(图229)

生长环境及采集期　生在山坡草地向阳处。花期采全草。

性味　苦、寒。

功能　清热利湿。

应用　黄疸肝炎,胆囊炎,白带过多,急性肾炎,中暑。

用量　三至七钱。

558

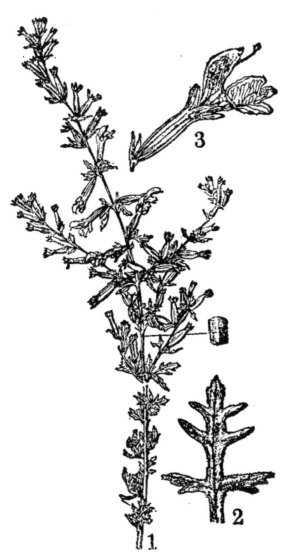

图229　阴行草（玄参科）
Siphonostegia chinensis Benth.
1.花、果枝；2.叶；3.花的侧面观。

559

1949
新 中 国
地 方 中 草 药
文 献 研 究
(1949—1979年)
1979

凌　霄

中药名　凌霄。

地方名　倒挂金钟（通称），穿骨龙（浦江、兰溪、东阳），凌霄花（江山），九龙藤（开化），惰药（武义）。

形态特征　落叶木质藤本。羽状复叶对生，小叶7—9片，卵形至卵状披针形，先端长尖，基部阔楔形或稍圆形，边缘上部有锯齿。秋季枝梢开鲜红色的钟形花，花后结蒴果。（图230）

生长环境及采集期　生于山坡、林缘及疏林中，常见栽培。全年采根，秋采花。

性味　酸、微寒。

功能　活血祛瘀。

应用　闭经，产后恶露不净，崩漏，风湿痹痛，跌打损伤。

用量　根：二至三钱。花：五分至一钱。

560

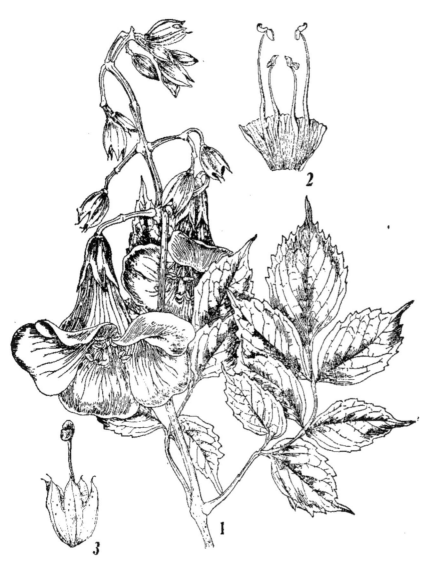

图230 凌霄（紫葳科）
Campsis grandiflora (Thunb.) Loisel.
1.花枝；2.雄蕊；3.花萼和雌蕊。

561

1949

新 中 国
地 方 中 草 药
文 献 研 究
(1949—1979年)

1979

野　菰

地方名　芒杆花（通称），金锁银开（义乌）。

形态特征　一年生无叶寄生草本，高4—7寸。秋季抽出极短的花茎，基部有鳞片状苞片，从苞腋内生几个直立的花梗，顶端一侧开淡紫色大形花，花萼仅有1片，花冠略呈唇形。蒴果，有多数小种子。（图231）

生长环境及采集期　常寄生在芒或其他禾本科杂草根间。秋采全草。

性味　苦、凉。

功能　清热。

应用　扁桃腺炎，小儿高热惊厥，吐血，遗精。

用量　二至四钱。

562

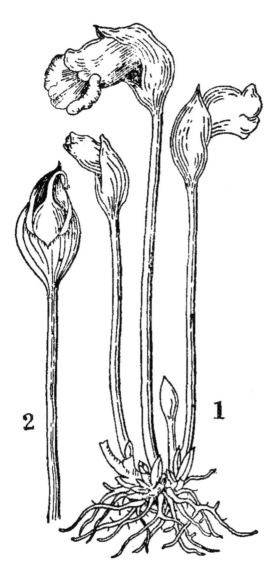

图231　野菰（列当科）
Aeginetia indica Linn.
1.花枝；2.果实。

563

1949

新 中 国
地 方 中 草 药
文 献 研 究
(1949—1979年)

1979

爵　床

中药名　小青草。

地方名　小青草(通称),疳积草(义乌、金华、东阳),辣茄草(浦江),野辣椒(武义)。

形态特征　一年生柔弱草本,高0.5—1.2尺。茎分枝,有棱,被灰白色柔毛,节略膨大,基部呈匍伏状。叶对生,卵状长椭圆形或广披针形,两面有短柔毛。夏秋间开粉红色的唇形小花,成圆柱形的穗状花序,顶生或腋生。蒴果线形,长约2分。(图232)

生长环境及采集期　喜生在旷野草地上、路旁或较阴湿地方。春至秋采全草。

性味　微苦、微寒。

功能　清热解毒,截疟,利尿。

应用　气管炎,痢疾,尿路感染,小儿肾炎,白带过多,疔疮瘰疬,婴儿湿疹,结膜炎,口腔炎,疟疾,疳积。

用量　五钱至一两。

564

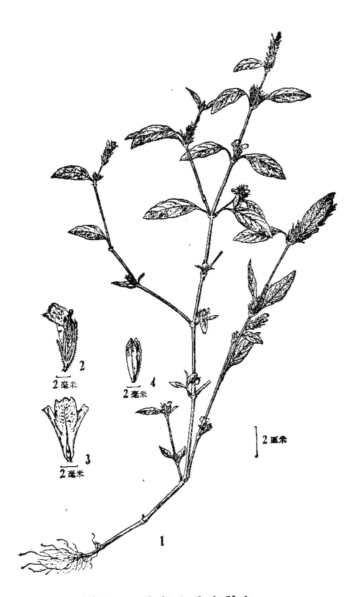

图232　爵床（爵床科）
Justicia procumbens Linn.
1.植株全形；2.花；3.花剖开；4.果实。

565

1949

新 中 国
地 方 中 草 药
文 献 研 究
(1949—1979年)

1979

九头狮子草

地方名　九头狮子草（通称）。

形态特征　一年生草本,高约 2 尺,全株有灰白色毛。茎四棱,节膨大,节间长。叶对生,椭圆形至披针状卵形,长 1 — 3 寸,阔0.4—1.2寸,先端渐尖,基部楔形,全缘,深绿色。夏秋开淡红色花, 花冠筒细长,上部分裂成 2 唇形,花下具有 2 片绿色苞片。蒴果椭圆形,有毛。（图233）

生长环境及采集期　生在沟边、杂草丛中或灌木林中。夏秋采全草。

性味　辛淡、凉。

功能　清热解毒,凉血散瘀,接骨止血。

应用　小儿惊风,扁桃腺炎,跌打损伤,毒蛇咬伤。

用量　三钱至一两。

566

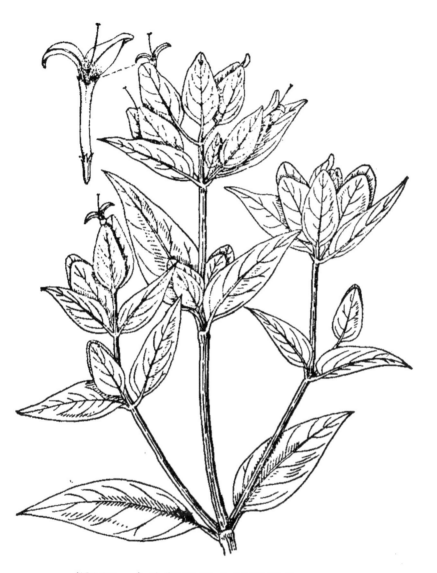

图233　九头狮子草（爵床科）
Peristrophe bivalvis (Linn.) Merr.

567

1949

新 中 国
地 方 中 草 药
文 献 研 究
(1949—1979年)

1979

车　前

中药名　车前子(果),车前草。

地方名　蛤蟆衣、蛙蟆草(通称)。

形态特征　多年生草本。茎粗短。叶基出,平铺地面,卵形或椭圆形,先端尖或钝。基部窄狭,全缘或呈不规则浅齿,通常有 5 — 7 条弧状脉。夏季,叶丛中抽出数条花茎,开绿白色小花,成狭长的穗状花序。花后结横裂的蒴果。（图234）

生长环境及采集期　生于较湿润的田野、旷野及路旁。秋采果实,常年采全草。

性味　甘、寒。

功能　草：清肝明目,利尿消肿。子：镇咳。

应用　急慢性肾炎,气管炎,肠炎,结膜炎,胆结石,高血压,腮腺炎。

用量　全草：五钱至一两。子：二至四钱。

568

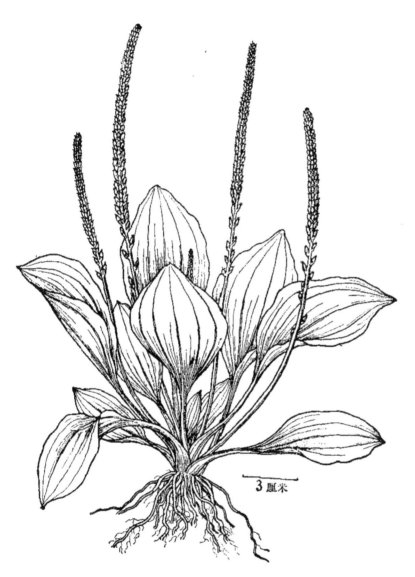

图234　车前（车前科）
Plantago asiatica Linn.

1949

新 中 国
地 方 中 草 药
文 献 研 究
(1949—1979年)

1979

水 杨 梅

地方名　水杨梅（通称），陈果皂（江山）。

形态特征　落叶灌木。枝细长，初时有褐色短毛，后无毛。叶对生，近无柄。卵状披针形或卵状椭圆形，先端渐尖，基部阔楔形，全缘。夏季，开紫红色花，成头状花序，顶生或腋生。蒴果。（图235）

生长环境及采集期　生于溪边、河边、沙滩等湿润的地方。全年采根皮。

性味　辛甘、微寒。

功能　清热润肺，消肿止痛，行气利湿。

应用　气管炎，黄疸肝炎，肾炎，月经不调，白带过多，疖痛，雷公藤中毒。

用量　根：一至三两。花、果：五钱至一两。

570

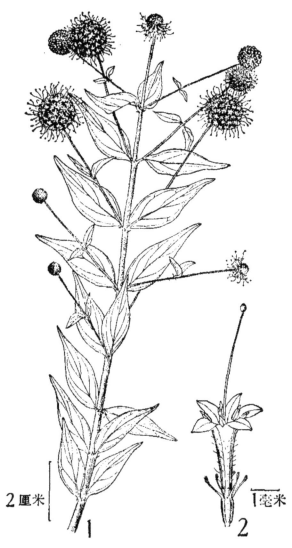

图235 水杨梅（茜草科）
Adina rubella Hance
1.花枝；2.花。

571

1949

新 中 国
地 方 中 草 药
文 献 研 究
(1949—1979年)

1979

虎　刺

地方名　绣花针（通称），老虎刺（永康），老鼠枪（江山），泥串珠（浦江），金锁匙（武义）。

形态特征　常绿光滑矮小灌木，高１—２尺。根皮黄白色或带肉色。枝细，多分枝，灰白色，针刺细直，象绣花的小针。叶对生，无柄，广卵形至广椭圆形，先端短尖，基部阔楔形或圆形，全缘。夏季叶腋开１—２朵白色漏斗状花。核果赤红色。近似种大叶虎刺，根为连珠状，小枝及叶柄具褐色短毛，叶较大，长0.6—1.5寸，可以区别。（图236）

生长环境及采集期　生于山野、林下及阴湿肥沃处。全年采根。

性味　苦、甘平。

功能　活血，凉血，利尿消肿，祛风除湿。

应用　跌打损伤，风湿关节痛，黄疸肝炎，水肿，月经不调，劳伤脱力。

用量　三钱至一两。

572

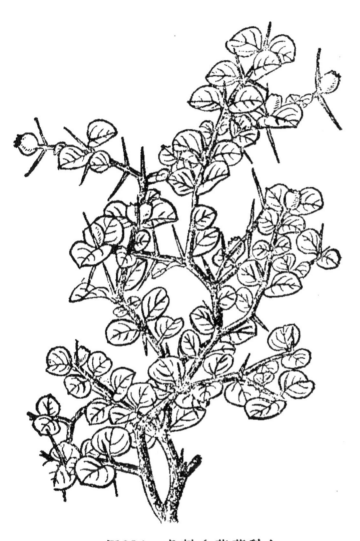

图236 虎刺（茜草科）
Damnacanthus indicus Gaertn. f.

573

1949

新 中 国
地 方 中 草 药
文 献 研 究
(1949—1979年)

1979

山　栀

中药名　山栀子。

地方名　山栀、黄栀（通称），水栀花（义乌）。

形态特征　常绿灌木。叶对生，有时3叶轮生，有短柄，革质，长椭圆状披针形或卵状披针形，先端渐尖，基部楔形，全缘；托叶膜质，基部合成一筒。春夏间叶腋或枝顶单生白色花，有芳香。果实黄色，倒卵形，具翅状纵棱，顶端有残留的花萼。（图237）

生长环境及采集期　生于肥沃、阴湿而温暖的疏林或山坡、沟旁及路边。秋采果实，全年采根。

性味　微苦、寒。

功能　清热解毒，利尿，止血。

应用　急性黄疸肝炎，胆结石症，胆囊炎，鼻衄，跌打损伤。

用量　根：一至二两。果：一至三钱。

574

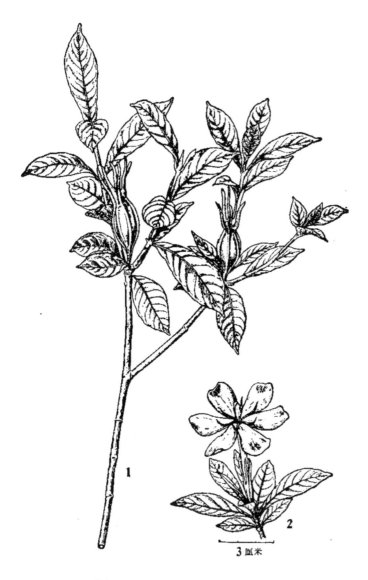

图237 山栀（茜草科）
Gardenia jasminoides Ellis
1.果枝；2.花枝。

3厘米

575

1949

新 中 国
地 方 中 草 药
文 献 研 究
(1949—1979年)

1979

黄毛耳草

地方名　过路蜈蚣（通称），铺地蜈蚣（衢县、江山、常山），大地蜈蚣（武义），蜈蚣草（浦江）。

形态特征　多年生匍匐状草本。全株均被有黄色细长柔毛。节细长，节上生根。叶对生，卵形至椭圆状披针形；托叶膜质，筒状，顶端具钻状齿。夏季开淡紫色或白色小花，数朵簇生于叶腋。蒴果扁球形。（图238）

生长环境及采集期　生于山坡、路旁、溪沟边、林下及田野草丛中。常年采全草。

性味　苦、平。

功能　清热利尿。

应用　急性肠炎，急性肾炎，肝炎，下肢溃疡，带状疱疹，外伤接骨，脱肛。

用量　五钱至一两。

576

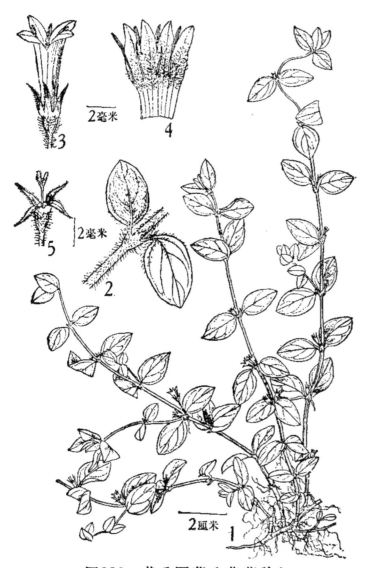

2毫米

2毫米

2厘米

图238 黄毛耳草（茜草科）
Oldenlandia chrysotricha (Palibin) Chun
1.植株全形；2.叶；3.花；4.花冠剖开；
5.花萼和雌蕊。

577

1949

新 中 国
地 方 中 草 药
文 献 研 究
(1949—1979年)

1979

白花蛇舌草

地方名　蛇雀草（东阳）。

形态特征　一年生草本，高0.3—1.5尺。茎纤细匍匐，略带方形或圆柱形，具显著纵棱，有分枝。叶对生，无柄，线形至线状披针形，先端渐尖，有锐尖头，基部下延，全缘，脉1条；托叶膜质，基部合生成鞘状。夏秋叶腋开1—2朵白色小花，蒴果扁球形。（图239）

生长环境及采集期　生于湿润的山坡、路旁及田边。秋季采全草。

性味　甘、寒。

功能　清热解毒，止痛消肿，活血行瘀，止咳祛痰。

应用　阑尾炎，肠炎，气管炎，急慢性肾炎，痈肿，流行性乙型脑炎，毒蛇咬伤，遗精，癌症。

用量　一至二两。

578

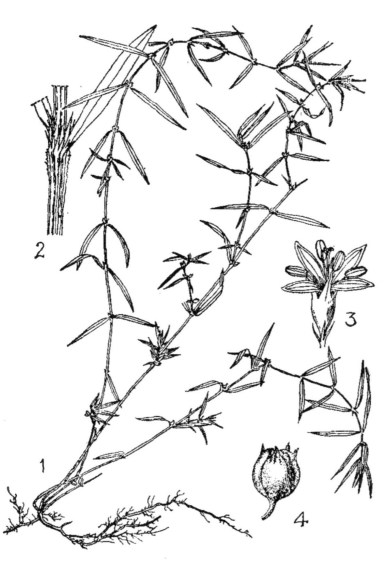

图239　白花蛇舌草（茜草科）
Oldenlandia diffusa Roxb.
1.植株全形；2.茎叶放大（示托叶）；
3.花；4.果实。

579

1949

新 中 国
地 方 中 草 药
文 献 研 究
(1949—1979年)

1979

蛇 根 草

地方名　雪里开花(东阳、浦江)，铁菱角(金华)，白地牛(衢县)，甲龟药(开化)。

形态特征　多年生草本,高0.5—1尺,全株常带紫绿色，干后变淡红紫色。茎多汁，基部呈匍匐状,生出分枝。叶对生,有柄,椭圆形或卵形,先端渐尖而钝,基部阔楔形或圆形,全缘。夏季开淡红色或白色小花，排成顶生的聚伞花序。蒴果倒三角形。(图240)

生长环境及采集期　生于山地林下阴湿处。常年采全草。

性味　淡、平。

功能　活血散瘀,清肺发散。

应用　咳血,月经不调,流火,扭伤,肝炎。

用量　五钱至一两。

580

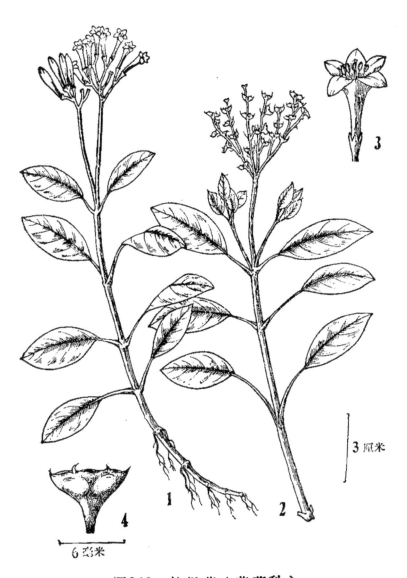

3 厘米

6 毫米

图240 蛇根草（茜草科）
Ophiorrhiza japonica Blume
1.花枝；2.果枝；3.花；4.蒴果。

1949

新中国
地方中草药
文献研究
(1949—1979年)

1979

茜　草

中药名　茜草。

地方名　小活血（通称），过山龙（江山、永康），损伤药（武义），牛人参（东阳）。

形态特征　多年生蔓性草本。根细长，圆柱形而微曲，外皮黄赤色，断面红色或淡红色。茎四棱形，棱上疏生细倒刺。叶卵状心形或狭卵形，通常 4 片轮生，具长柄，柄上有倒刺。夏季开淡黄色小花，成顶生或腋生圆锥状的聚伞花序。花后结球形肉质果，熟时呈黑色。（图241）

生长环境及采集期　生于路旁、沟边及山地林缘、灌木丛及草丛中。夏秋采根。

性味　苦、寒。

功能　活血止血，清热凉血。

应用　闭经，痛经，跌打损伤，风湿痹痛，黄疸，无名肿毒，腹股沟淋巴结炎，骨髓炎，脱肛，吐血，血尿。

用量　五钱至一两。孕妇忌用。

582

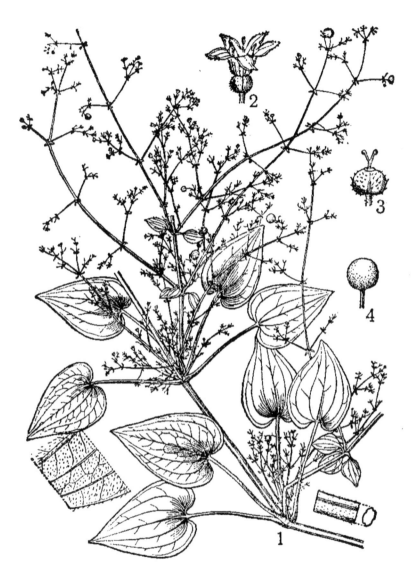

图241 茜草(茜草科)
Rubia akane Nakai
1.开花结果的枝;2.花放大;3.花萼
和雌蕊;4.果实。

583

1949

新 中 国
地 方 中 草 药
文 献 研 究
(1949—1979年)

1979

六 月 雪

中药名 六月雪。

地方名 鸡骨头柴（通称），白马骨（江山、开化、常山），牛米胖（兰溪、衢县），千年勿大（武义、兰溪）。

形态特征 常绿小灌木，高1—2.5尺。枝条灰白或青灰色，嫩枝有微毛。叶对生，卵形或长圆状卵形；托叶膜质，基部略扩大，顶端有锥状裂片数枚。夏季开白色花，数朵簇生于枝顶或叶腋。核果半球形。（图242）

生长环境及采集期 生于向阳的山坡路旁、溪谷两旁及空旷地带。全年采根、根皮及茎叶。

性味 微辛苦、温。

功能 平肝，利湿，健脾，止泻。

应用 肝炎，劳伤脱力，小儿疳积，肠炎，角膜炎，白带过多，闭经，雷公藤中毒，跌打损伤，风湿关节痛。

用量 五钱至一两。

584

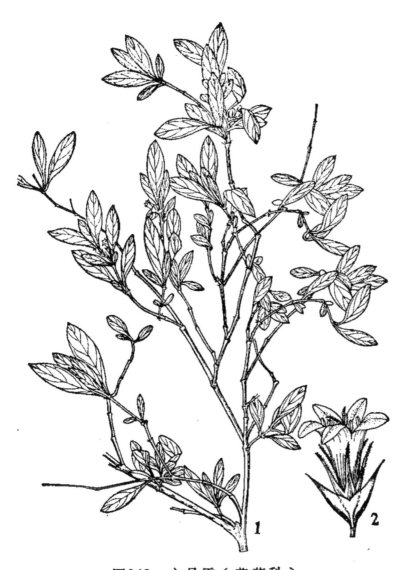

图242　六月雪（茜草科）
Serissa serissoides (DC.) Druce
1.花枝；2.花放大。

585

1949
新 中 国
地 方 中 草 药
文 献 研 究
(1949—1979年)
1979

钩 藤

中药名 钩藤。

地方名 钩藤(通称),双钩藤(兰溪),吊藤(江山)。

形态特征 常绿攀援灌木。小枝方形。叶对生,具柄,卵披针形或椭圆形,先端渐尖,基部渐狭或圆形,全缘;托叶2深裂。叶腋中有钩刺,钩向下弯曲,先端尖,基部稍宽。夏季开绿白色花,成头状花序,单生叶腋或枝梢。蒴果倒卵状椭圆形,熟时2裂。(图243)

生长环境及采集期 生在山谷、溪边的疏林下。秋采双钩,全年采根。

性味 微苦、寒。

功能 清热平肝,熄风镇痉。

应用 跌打损伤,风湿痹痛,小儿惊风,高血压,紫斑病,小儿夜啼。

用量 钩:二至五钱。根:五钱至二两。

586

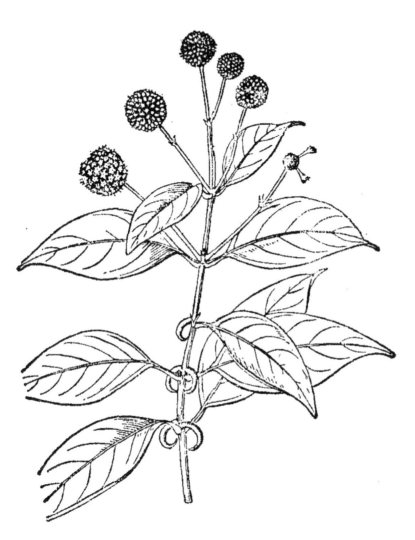

图243 钩藤（茜草科）
Uncaria rhynchophylla (Miq.) Jackson

1949

新 中 国
地 方 中 草 药
文 献 研 究
(1949—1979年)

1979

忍冬（金银花）

中药名　忍冬藤（藤），金银花（花）。

地方名　金银花（通称），银花（东阳），忍冬花（常山），双宝花（金华、开化）。

形态特征　半常绿藤本。茎细，中空，多分枝，幼枝被短柔毛及腺毛，老枝无毛。叶对生，卵形至长椭圆状卵形，先端短尖，基部圆或心形，全缘，幼时两面被柔毛，老时无毛。夏季开花，初白色，后渐变黄色，成对腋生。浆果小球形，熟后黑色。（图244）

生长环境及采集期　生在山坡路旁、沟旁、地边及石隙间。夏采花，全年采根、茎、叶。

性味　甘、寒。

功能　清热解毒，消肿止痛。

应用　感冒，麻疹，咽喉肿痛，结膜炎，萎缩性鼻炎，疮疖痈肿，流火，风湿性关节痛，白带过多，子宫下垂，疝气，腮腺炎，脑膜炎，肺痈。

用量　花：二至五钱。藤、叶：五钱至一两。

588

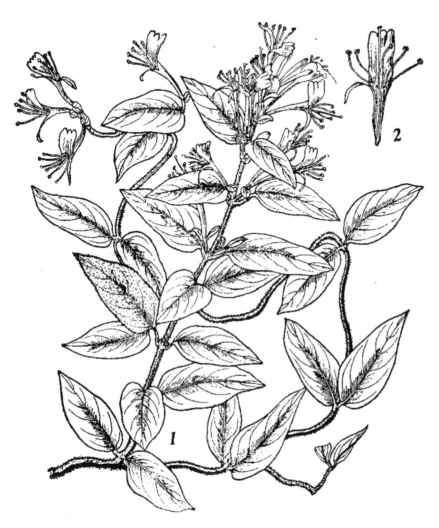

图244　忍冬（忍冬科）
Lonicera japonica Thunb.
1.花枝；2.花剖开。

589

1949

新 中 国
地 方 中 草 药
文 献 研 究
(1949—1979年)

1979

蒴 藋

地方名 马鞭三七（通称），千年健（金华），珍珠莲、铁凉伞（衢县），接骨木（兰溪），落得打（东阳、浦江）。

形态特征 多年生灌木状草本，高 3 — 8 尺。根茎横走，圆柱形，黄白色，节上生根。茎直立，有纵棱，无毛，髓白色。羽状复叶对生，小叶 5 — 9 片，近无柄，长椭圆状披针形，先端渐尖，基部偏斜，圆至阔楔形，边缘有锐锯齿。叶片破裂时发生臭气。秋季开白色花，成顶生复伞房花序。浆果球形，红色或橙黄色。（图245）

生长环境及采集期 生在山坡路旁、溪边及荒野灌木丛中。秋采根及全草。

性味 苦酸、温。

功能 祛风行水，通经活血。

应用 脚气浮肿，慢性肾炎，荨麻疹，跌打损伤。

用量 五钱至一两。

590

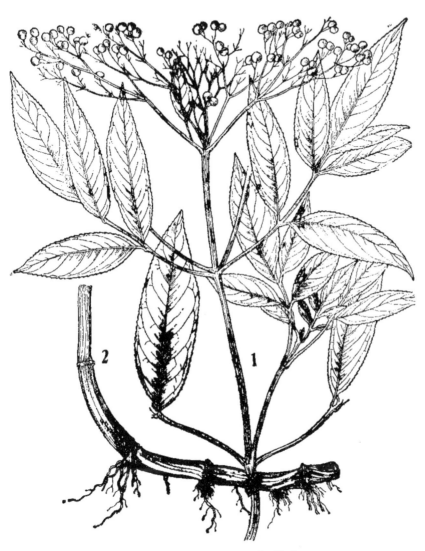

图245 蒴藋（忍冬科）
Sambucus javanica Reinw.
1.果枝；2.根茎。

591

1949
新中国
地方中草药
文献研究
(1949—1979年)
1979

王　瓜

中药名　栝楼皮（果皮），栝楼仁（子）。

地方名　王瓜蒌（金华），王不留（衢县），苦蒲（江山），瓜蒌（武义、兰溪、常山），老不黄（义乌），野瓜蒌（东阳），苦瓜（永康），狗瓜蒌（浦江）。

形态特征　多年生草质藤本。根肥厚块状。茎细长，有卷须。叶互生，卵状心形或五角状心形，3 — 5掌状浅裂，粗糙有毛茸。夏季叶腋开单性白色花。瓠果球形或长椭圆形，熟时带红色。种子茶褐色，中央有宽带状隆起。（图246）

生长环境及采集期　生于山野肥湿地区，亦常栽培。秋采根及果实。

性味　苦、寒。有小毒。

功能　清热解毒，利尿。

应用　咽喉肿痛，痈疖，毒蛇咬伤，扭伤肿痛。小便不利。

用量　三至五钱。

592

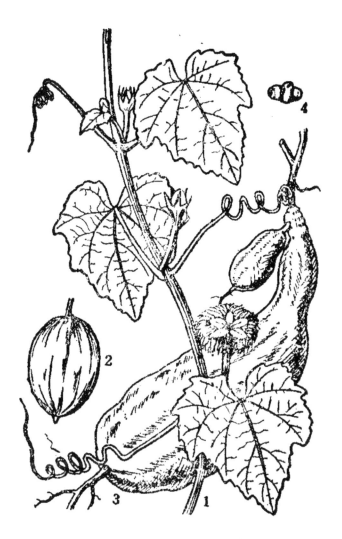

图246　王瓜（葫芦科）
Trichosanthes cucumeroides Maxim.
1.花枝；2.瓠果；3.块根；4.种子。

593

1949
新 中 国
地方中草药
文 献 研 究
(1949—1979年)

1979

栝 楼

中药名 瓜蒌(果),天花粉(根),瓜蒌仁(子)。

地方名 天花粉(兰溪、江山、义乌、永康),括蒌(常山、武义)。

形态特征 多年生草质藤本。块根肥厚,圆柱形,外皮灰黄色,内面白色。茎细长,多分枝,卷须腋生,先端两深裂。叶互生,具叶柄,近心脏形或圆形,掌状5—7深裂,裂片长圆形至长圆状披针形,边缘有疏齿或作缺刻状。夏季叶腋开单性白色花。瓠果卵圆形或广卵圆形,熟时黄褐色。种子多数,扁平,淡黄色。(图247)

生长环境及采集期 生在向阳山坡、石缝、田野草丛中,也有栽培。春及秋采块根,秋采果实。

性味 甘、寒。

功能 子:润肠。果:宽胸。根:清热。

应用 胸闷烦渴,少乳,胃痛,水肿,气管炎。

用量 三至五钱。

594

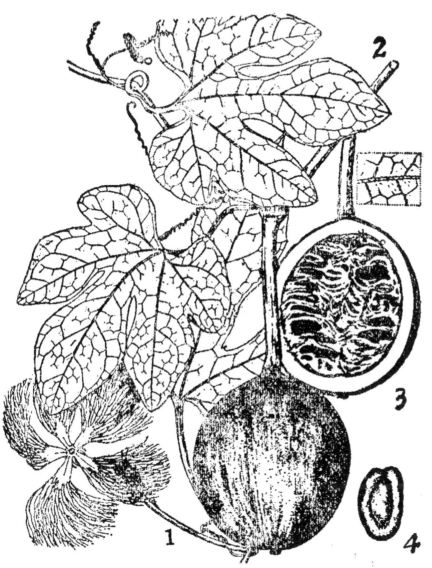

图247 栝楼（葫芦科）
Trichosanthes kirilowii Maxim.
1.雄株；2.雌株；3.果实的纵切面；4.种子。

595

1949

新 中 国
地 方 中 草 药
文 献 研 究
(1949—1979年)

1979

轮 叶 沙 参

中药名　南沙参、沙参。

地方名　空沙参（武义、东阳），沙参（永康），南沙参（衢县），雄桔梗（东阳）。

形态特征　多年生有乳汁草本，高1—3尺。根肥大，圆锥形，白色。茎单一或于顶端开花时分枝。基出叶有长柄，肾形或圆肾形；茎出叶通常3—4片轮生，偶有互生，卵状披针形，先端短尖，基部狭窄，边缘有不规则锯齿。夏季，开蓝紫色钟形花，成大形圆锥花序。蒴果卵圆形。（图248）

生长环境及采集期　生于山野、林缘或路旁。秋采根。

性味　甘、微寒。

功能　养阴清肺，祛痰止咳，除虚热。

应用　热病伤阴，虚热咳嗽，咯血。

用量　三钱至一两。

596

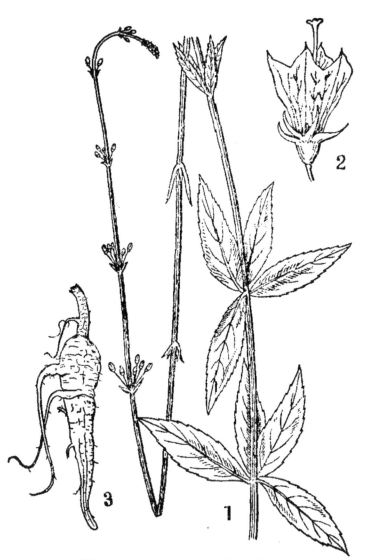

图248 轮叶沙参（桔梗科）
Adenophora triphylla A. DC.
1.花枝；2.花；3.根。

597

1949

新 中 国
地 方 中 草 药
文 献 研 究
(1949—1979年)

1979

羊 乳

中药名 山海螺(根)。

地方名 山海螺(通称)，四叶参(义乌、东阳)，山萝卜(衢县、常山)，臭头(永康)，羊芋(江山)。

形态特征 多年生草质藤本,有乳汁和臭气。根块状,倒卵状纺锤形,肉质, 外皮黄白色。茎光滑无毛。叶通常 2—4 片成轮生状, 菱状卵形,全缘或稍呈微波状,背面灰白色。夏季侧枝顶端开钟形花,外面白色,内面有紫色的斑点。蒴果倒圆锥形。(图249)

生长环境及采集期 生在山坡、林缘及灌木林下。秋采根。

性味 甘、温。

功能 清肺养阴,健脾催乳,排脓解毒。

应用 肺虚咳嗽,乳汁不足,肺痈,毒蛇咬伤,肠痈,子宫下垂。

用量 一至二两。

598

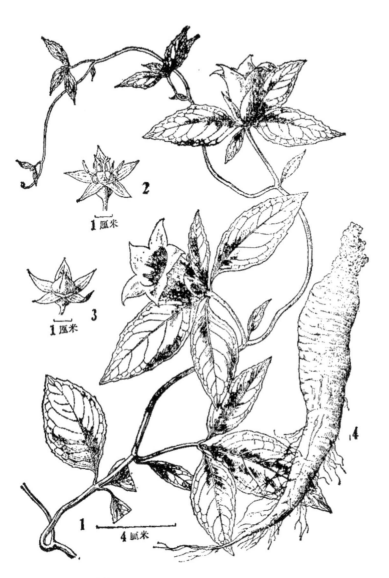

图249　羊乳（桔梗科）
Codonopsis lanceolata Benth. et Hook. f.
1.花枝；2.剥去花冠的花；3.幼果；4.根。

599

1949

新 中 国
地 方 中 草 药
文 献 研 究
(1949—1979年)

1979

半 边 莲

中药名 半边莲。

地方名 半边莲、半朵花(通称)，半朵菊花(浦江)，半爿花(武义)。

形态特征 多年生有乳汁小草本。茎细长，基部横卧，节上生根。叶互生，近于无柄，线状披针形或线形，先端尖，全缘或稍有疏锯齿。夏末，叶腋单生淡红色或浅紫色花，花冠偏向一侧。花后结蒴果。(图250)

生长环境及采集期 生长于路边、水田边及沟边潮湿地方。夏秋采全草。

性味 辛、平。

功能 清热解毒，利尿消肿。

应用 毒蛇咬伤，痈肿疔毒，指头炎，跌打损伤，结膜炎，黄疸，水肿，毒蕈中毒，乳腺炎。

用量 五钱至一两。

600

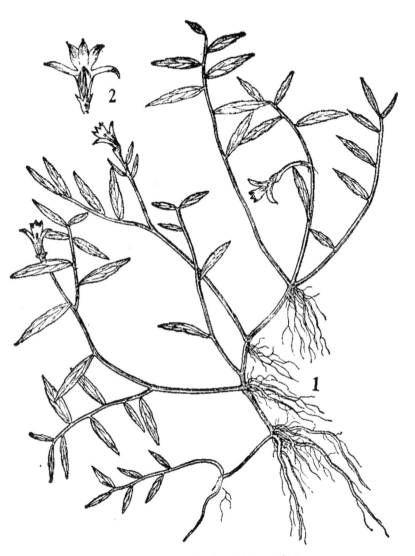

图250 半边莲（桔梗科）
Lobelia chinensis Lour.
1.植株全形；2.花放大。

601

1949

新　中　国
地 方 中 草 药
文　献　研　究
(1949—1979年)

1979

桔　梗

中药名　桔梗。

地方名　桔梗（通称）。

形态特征　多年生有乳汁草本，高 1 — 3 尺，全株光滑，多少带苍白色。根肥大，肉质，圆柱形，下部渐细，外皮淡黄褐色。茎单一或分枝。叶互生，也有轮生及对生，卵形至卵状披针形，先端尖，基部楔形或近圆形，边缘有不规则锯齿，背面淡绿色。秋季枝顶开蓝紫色钟状花，单朵或数朵成疏生的聚伞花序。蒴果圆卵形。（图251）

生长环境及采集期　生于荒山坡或干燥的山野中。春秋二季采根，但以秋采较好。

性味　辛苦、温。

功能　发散风寒，宣通肺气，祛痰止咳，排脓消毒。

应用　感冒，气管炎，胸胁胀满，肺痈，咽喉肿痛。

用量　一至三钱。

602

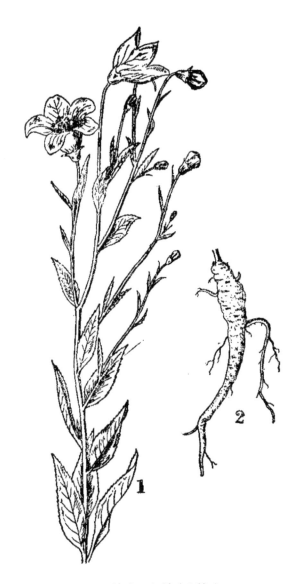

图251　桔梗（桔梗科）
Platycodon grandiflorus A. DC.
1.花枝；2.根。

1949
新 中 国
地 方 中 草 药
文 献 研 究
(1949—1979年)
1979

杏香兔耳风

地方名　兔耳风（通称），一支香（金华、衢县、东阳、武义），吸壁蝴蝶（常山），乌里茅草（浦江）。

形态特征　多年生草本，全株有黄棕色长毛。根茎短，下生多数细长的黄色根。叶基出，卵状椭圆形，大小不等，先端钝尖，基部深心形，全缘疏生短肉刺。秋季抽花茎，高约1尺余。头状花序，白色，细长，稀疏的排成总状。（图252）

生长环境及采集期　生在山坡灌木林下，溪沟边较阴湿的草丛中。夏秋采全草。

性味　辛、微温。

功能　清肺散结，利湿，清热解毒。

应用　疖疮，肺炎，肺病咯血，扁桃腺炎，白喉，口腔炎，疳积，胃痛，水肿，结膜炎，毒蛇咬伤，雷公藤中毒。

用量　五至八钱。

604

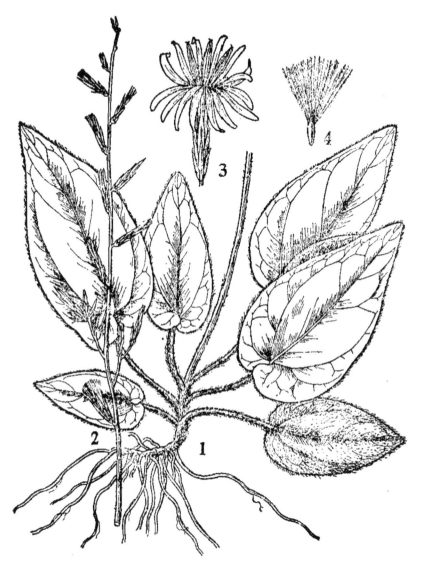

图252 杏香兔耳风（菊科）
Ainsliaea fragrans Champ.
1.植株的下部；2.花枝；3.花序放大；4.果实。

1949

新 中 国
地 方 中 草 药
文 献 研 究
(1949—1979年)

1979

牛　蒡

中药名　牛蒡子、大力子(果)。

地方名　牛蒡(义乌、永康)，大力子(江山)。

形态特征　二年生草本，高 3 —4.5尺，下具肉质根。茎直立粗壮，上部多分枝。基出叶丛生，茎生叶互生，广卵形或心脏形，边缘波状或具细锯齿，背面密生灰白色绒毛。夏季茎顶开紫色头状花序，外包带钩刺的苞片。（图253）

生长环境及采集期　生于山野草丛中，亦见栽培。秋采果及根。

性味　辛苦、寒。

功能　疏风散热，宣肺透疹，清热解毒。

应用　感冒，麻疹，肺炎，风疹，咽喉肿痛，痈肿。

用量　果：二至三钱。

606

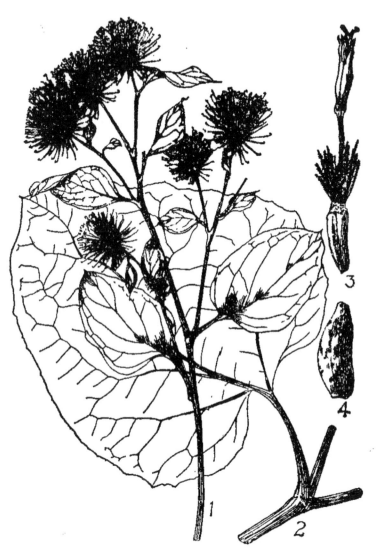

图253　牛蒡（菊科）
Arctium lappa Linn.
1.花枝；2.叶；3.管状花；4.瘦果。

607

1949

新 中 国
地 方 中 草 药
文 献 研 究
(1949—1979年)

1979

黄 花 蒿

中药名　青蒿。

地方名　青蒿(东阳、武义),鸡舍公(衢县)。

形态特征　一年生草本,高2—4.5尺, 全株黄绿色。茎圆柱形,有细棱,上部多分枝。叶互生,卵圆形,通常为三回羽状分裂,小裂片狭窄如线, 叶柄基部稍扩大抱茎,上部的叶无柄,细小呈线形。秋季开黄花,头状花序细小,径不到1分,多数排成圆锥状。近似种青蒿,全株深绿色,叶为二回羽状分裂,头状花序较大,径约1.5— 2分, 可以相区别。(图254)

生长环境及采集期　生在山野荒地、田边及路旁等肥沃地方。夏秋采全草。

性味　苦、寒。

功能　清暑利湿。

应用　中暑,黄疸,疟疾,湿疹,肺结核潮热。

用量　五钱至一两。

608

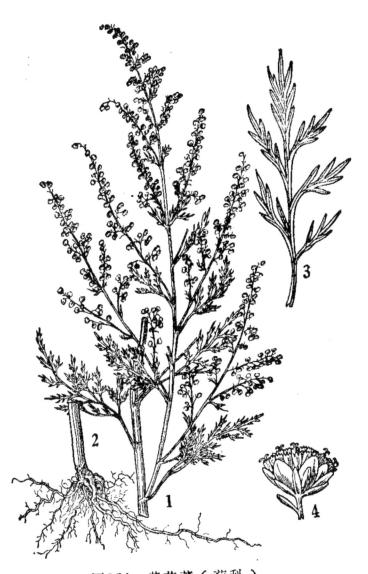

图254 黄花蒿（菊科）
Artemisia annua Linn.

1.花枝；2.根；3.叶片放大；4.花放大。

609

1949
新 中 国
地 方 中 草 药
文 献 研 究
(1949—1979年)
1979

六 月 霜

中药名 刘寄奴。

地方名 刘寄奴(通称),一枝梅(衢县)。

形态特征 多年生草本, 高 2 — 3 尺。茎有明显的纵棱, 被白色细毛。叶互生, 卵披针形, 先端长渐尖, 基部狭窄成短柄, 边缘具尖锐锯齿, 背有灰白色细毛, 上部叶小, 披针形。叶脉羽状, 可与三脉叶马兰区别。夏秋开白花, 头状花序钟形, 长 1 分左右, 排列成圆锥状。(图255)

生长环境及采集期 普遍生于山野、路边及草丛中。夏秋采全草。

性味 苦、温。

功能 破血通经, 除痰消肿。

应用 脘腹疼痛, 月经不调, 产后瘀血, 外伤出血, 中暑。

用量 二至五钱。

610

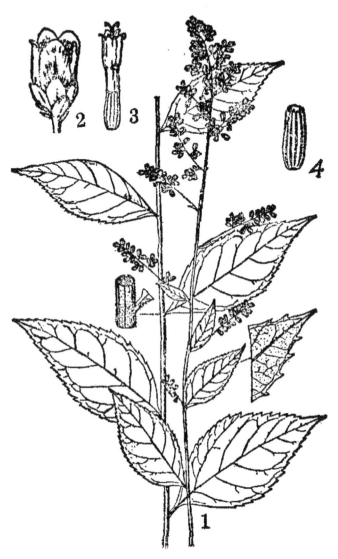

图255 六月霜（菊科）

Artemisia anomala S. Moore

1.花枝；2.头状花序；3.筒状花；4.瘦果。

611

1949

新 中 国
地 方 中 草 药
文 献 研 究
(1949—1979年)

1979

艾

中药名 艾。

地方名 艾(通称)。

形态特征 多年生有芳香草本，高1.5—4尺。茎直立，具明显棱条，密被灰白色绵毛，基部木质化。叶互生，中部叶卵状三角形或椭圆形，3出羽状深裂或浅裂，裂片椭圆形或椭圆状披针形，表面具有散生的白色小腺点，背面密被灰白色绒毛。夏秋开黄褐色花，成头状花序，密集于茎顶成圆锥状。瘦果无毛。近似种细叶艾，中部叶1—2回羽状分裂，裂片线形，表面不具白色腺点，可以相区别。（图256）

生长环境及采集期 生在湿润肥沃山野、草地，常见栽培。夏季采全草。

性味 苦、微温。

功能 温气血，逐寒湿，调经安胎。

应用 腹中寒痛，月经不调，胎动不安，鼻出血，小儿肺炎，气喘，肠胃炎。

用量 一至三钱。

612

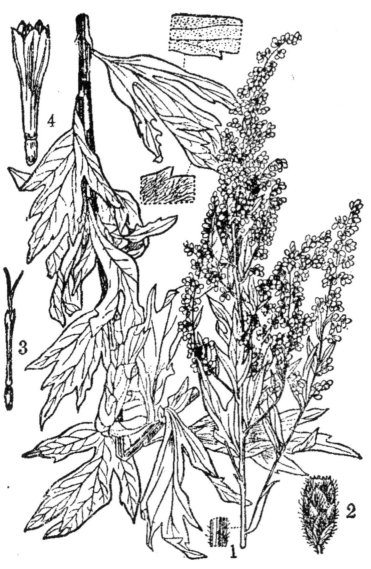

图256 艾（菊科）

Artemisia argyi Lévl. et Vant.

1.花枝；2.头状花序；3.雌花；4.两性花。

613

1949

新 中 国
地 方 中 草 药
文 献 研 究
(1949—1979年)

1979

茵 陈 蒿

中药名 绵茵陈。

地方名 绵茵陈(通称)，山茵陈(永康)，茵陈(开化)，松毛艾(江山)。

形态特征 多年生灌木状草本，高1—3尺。茎基部木质化，上部多分枝，幼时有灰白色软毛。叶互生，一到三回羽状全裂，小裂片线形或细毛状，常生绵白毛；叶在枝上有柄，在花枝上无柄，基部抱茎。秋季开花，头状花序球形或卵圆形，径约0.5分，多数密集成圆锥状。（图257）

生长环境及采集期 生于山坡、河岸及沙滩地上。春采全草。

性味 苦辛、微寒。

功能 清热利尿。

应用 尿路感染，胆石症，传染性肝炎。

用量 五钱至二两。

614

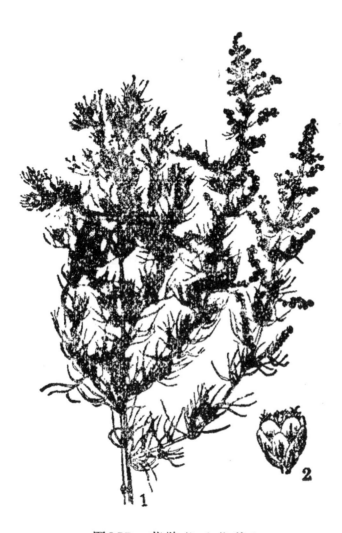

图257 茵陈蒿（菊科）
Artemisia capillaris Thunb.
1.花枝；2.头状花序。

615

1949
新中国
地方中草药
文献研究
(1949—1979年)
1979

牡 蒿

地方名　铁指甲(金华),野菊花菜(衢县),青蓬(江山),牡蒿(开化、兰溪), 火烧菜(常山), 油点青(东阳),油青(浦江),野蒿菜(武义)。

形态特征　多年生草本,高1—3尺。茎直立,上部有细柔毛。叶互生,常集生于茎顶端,匙形, 先端圆形,不整齐齿裂或羽裂,基部狭窄;花茎上的叶楔状匙形,先端往往三裂或羽裂,上部的叶线形。秋季开淡黄色花,头状花序排成圆锥状。(图258)

生长环境及采集期　生于山野路边及山坡上。夏秋采根及全草。

性味　苦微甘、温。

功能　散郁热,解毒,理气宽中。

应用　疝气,子宫出血,黄疸,湿疹, 风湿痹痛,头痛,浮肿,扁桃腺炎,疮疖痈肿,中暑腹痛。

用量　一至二两。

616

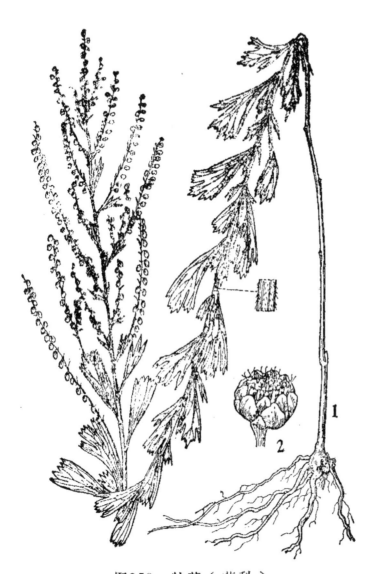

图258 牡蒿（菊科）
Artemisia japonica Thunb.
1.开花的植株全形；2.花序放大。

617

1949

新　中　国
地 方 中 草 药
文　献　研　究
(1949—1979年)

1979

三脉叶马兰

地方名　山马兰(衢县)，八月霜(江山、东阳)，八月白(武义)。

形态特征　多年生草本，高2—3尺。地下根须状，黄白色。茎直立，基部光滑或有毛。叶互生，有短柄，长椭圆状披针形，先端尖锐或渐尖，基部楔形，边缘具疏锯齿，叶脉通常三出，可与六月霜区别。秋季枝顶开紫色花，头状花序排成伞房状。瘦果椭圆形，有毛。（图259）

生长环境及采集期　生在山坡路旁及旷野。夏秋采根。

性味　苦、微寒。

功能　清热解毒。

应用　毒蛇咬伤，蜂螫虫咬伤，疖疮，扭伤，外伤出血。

用量　三至五钱。

618

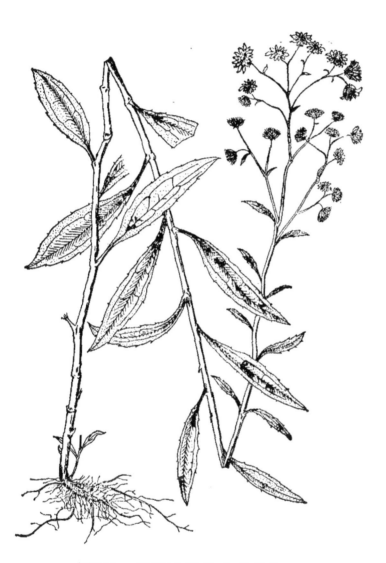

图259 三脉叶马兰（菊科）
Aster ageratoides var. trinervius Kitag.

619

1949

新 中 国
地 方 中 草 药
文 献 研 究
(1949—1979年)

1979

东 风 菜

地方名　烂屁股三七、烂屁股（通称），雌雄剑（金华、开化、永康），冷水丹（兰溪、浦江）。

形态特征　多年生草本，高3—4尺。根茎粗短，圆柱形，棕褐色，着生多数细长肉质根。茎下部木质化，上部及嫩枝被细柔毛。叶互生，基生叶卵心形，具长柄，边缘具齿牙，齿端有硬尖，背面灰白色至灰绿色；茎生叶三角状卵形，基部沿叶柄下延呈窄翼，两面均具短毛。秋季，开白色头状花，排成伞房状。瘦果顶端丛生多数黄白色的毛。（图260）

生长环境及采集期　生于山坡、路旁、林缘以及较潮湿的草丛中。秋采根。

性味　苦、寒。有小毒。

功能　清暑，解毒。

应用　跌打损伤，毒蛇咬伤，发痧腹痛。

用量　吞服五分至一钱。

620

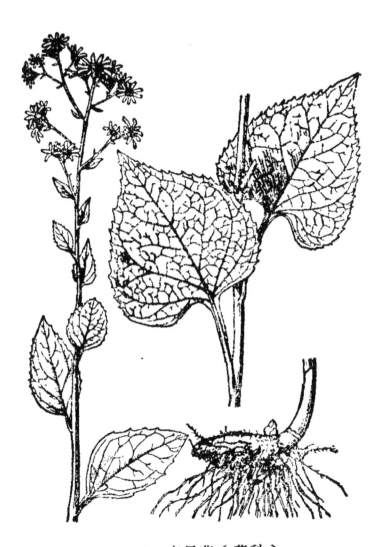

图260 东风菜（菊科）
Aster scaber Thunb.

621

1949

新 中 国
地方中草药
文 献 研 究
(1949—1979年)

1979

一 包 针

地方名 鬼针草(通称),粘糖草子(东阳),引线包、一把针(兰溪),一包针(开化)。

形态特征 一年生草本,高0.8—2.5尺,茎四棱形。中部叶对生,通常3深裂或羽状分裂,裂片卵形至卵状披针形,先端尖或渐尖,基部楔形或圆形,边缘有粗锯齿;上部叶对生或互生,3裂或不裂,线状披针形。秋季开黄白色花,成头状花序。瘦果扁平线形,有硬毛,具四棱,顶有刺。近似种婆婆针,中部叶二回羽状分裂,裂片边缘具不规则的齿裂,叶柄较长,可以相区别。(图261)

生长环境及采集期 生于较湿润的草丛及旷野中。秋季采全草。

性味 苦、平。

功能 清热解毒,消痈肿。

应用 劳伤脱力,小儿疳积,毒蛇咬伤,腰痛,咽喉肿痛,阑尾炎,肠炎,痢疾,结膜炎,尿路感染。

用量 五钱至一两。

622

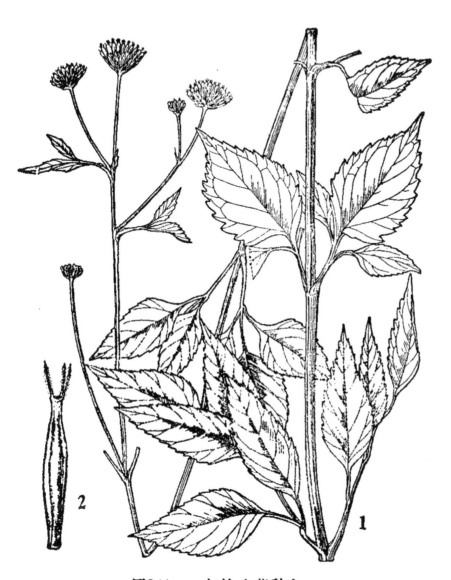

图261　一包针（菊科）
Bidens pilosa Linn.
1.果枝；2.果实放大。

623

1949
新　中　国
地 方 中 草 药
文　献　研　究
(1949—1979年)
1979

天　名　精

中药名　天名精。

地方名　野烟(通称),粘侬草子(义乌)。

形态特征　多年生草本,高2—3尺,全株有臭气。根纺锤形,木质。茎较粗壮,上部多分枝,与叶均密生细毛。基生叶广椭圆形,全缘或有钝锯齿,叶面皱缩,背面具腺点;茎生叶互生, 长椭圆形。夏秋叶腋单生黄色头状花序,近无梗,有时下垂。瘦果圆柱状,黑褐色,能粘附人衣。近似种金挖耳,叶形较狭小,质较薄,头花侧向,有梗,下有2—4片叶状苞片,可以相区别。（图262）

生长环境及采集期　生于山坡林下、旷野路边草丛中。春夏采全草,秋采根及果实。

性味　甘、寒。

功能　消炎,祛痰,催吐。

应用　扁桃腺炎,口腔炎,肺炎,颈淋巴结核,毒蛇咬伤,湿疹,月经不调。子:驱蛲虫、绦虫、蛔虫。

用量　三钱至一两。

624

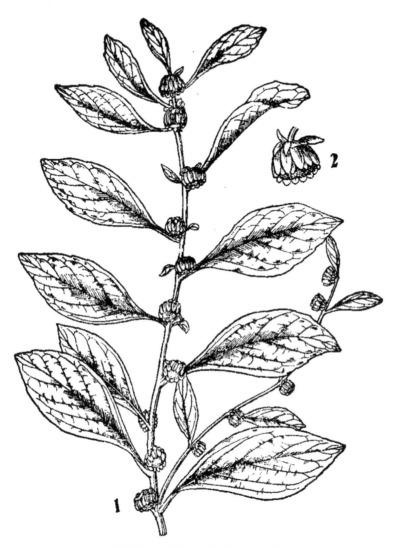

图262 天名精（菊科）
Carpesium abrotanoides Linn.
1.花枝；2.头状花序放大。

625

1949

新 中 国
地 方 中 草 药
文 献 研 究
(1949—1979年)

1979

石胡荽(球子草)

中药名 鹅不食草。

地方名 鹅不食草(通称)。

形态特征 一年生柔弱小草本,高 2 — 6 寸。茎多从基部分枝呈匍伏状,着地生根。叶小,互生,倒卵状椭圆形,先端钝,基部楔形,上部边缘有 3 — 5 锯齿,无柄。初夏叶腋单生细小绿色花,成球形头状花序,径约 1 分。瘦果具 4 棱。(图263)

生长环境及采集期 生于路旁、荒野及阴湿处。开花后采全草。

性味 辛、温。

功能 疏风散火,通气开窍,消翳明目,祛痰镇咳,散结退肿。

应用 鼻炎,中暑,目生星翳,百日咳,跌打损伤,鸡眼,疟疾。

用量 二至五钱。

626

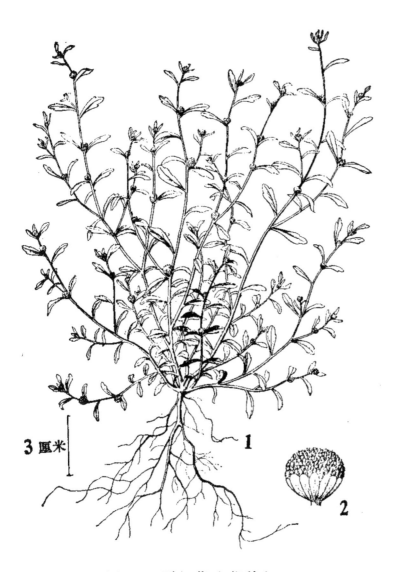

3 厘米

1

2

图263 石胡荽（菊科）
Centipeda minima (Linn.)
A. Braun et Aschers.
1.植株全形；2.花序。

627

1949

新 中 国
地 方 中 草 药
文 献 研 究
(1949—1979年)

1979

小蓟（刺儿菜）

中药名　小蓟。

地方名　小蓟（江山、东阳、永康、浦江），野红花（武义），刺菜（开化）。

形态特征　多年生草本，高0.8—2尺。主根细柱形，乳白色。茎有纵条纹，被白色绵毛。茎生叶互生，近无柄，长椭圆状披针形，边缘有波状疏齿牙，每齿具针刺。夏季茎顶单生紫红色头状花序，雌雄异株。（图264）

生长环境及采集期　生于荒地、路旁。夏秋采根及全草。

性味　甘、凉。

功能　清热，凉血，止血。

应用　颈淋巴结核，吐血，血尿，崩漏，习惯性流产，乳腺炎。

用量　三至五钱。

628

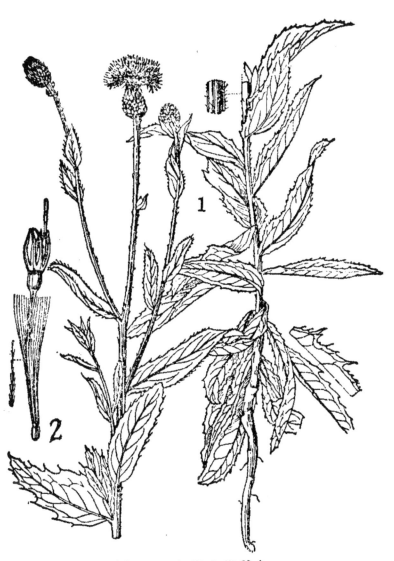

图264　小蓟（菊科）
Cephalanoplos segetum Kitam.
1.植株全形；2.筒状花。

629

1949

新 中 国
地 方 中 草 药
文 献 研 究
(1949—1979年)

1979

野 菊 花

中药名　野黄菊。

地方名　黄菊花、野黄菊、野菊花(通称)。

形态特征　多年生草本，高2—3尺。茎基部常倾卧，上部多分枝，具棱，且有细柔毛。叶互生，卵椭圆形，羽状分裂，顶端裂片稍大，侧面二对裂片椭圆形至长椭圆形，边缘具尖锐锯齿，两面均有细毛。秋季开黄色花，头状花序排成伞房状。瘦果具5纵纹。（图265）

生长环境及采集期　生于山坡、路边及林缘等处。夏秋采全草，秋采花。

性味　辛苦、凉。

功能　清热解毒，平肝明目，凉血降压。

应用　感冒，高血压，结膜炎，腮腺炎，疖痈，痔疮，流火，丹毒。

用量　根：五钱至一两。花：二至三钱。

630

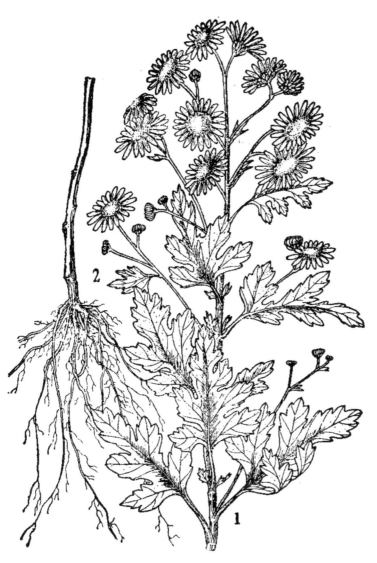

图265　野菊花（菊科）
Chrysanthemum indicum Linn.
1.花枝；2.根。

631

1949

新 中 国
地方中草药
文 献 研 究
(1949—1979年)

1979

大　蓟

中药名　大蓟。

地方名　牛口舌（金华、兰溪），牛口舌刺（义乌、东阳、常山），刺青（浦江），牛口蒲刺（武义、永康），牛戳口（衢县、开化），牛戳刺（江山）。

形态特征　多年生草本，高1.5— 3尺。根纺锤形或圆柱形，棕褐色。茎粗壮有纵条纹，密生白软毛。叶互生，倒披针形或倒卵状披针形，羽状深裂，裂片具缺刻状齿及针刺，表面疏生白色丝状毛，背面密生白色绵毛。夏季茎端开紫红色花，成单生的头状花序，总苞顶端生有针刺。（图266）

生长环境及采集期　生于山野、旷地。夏秋采根及全草。

性味　甘、凉。

功能　凉血，止血，破血行瘀。

应用　吐血，鼻出血，水火烫伤，疮疖肿毒，副鼻窦炎，腮腺炎，习惯性流产，乳腺炎。

用量　五钱至一两。

632

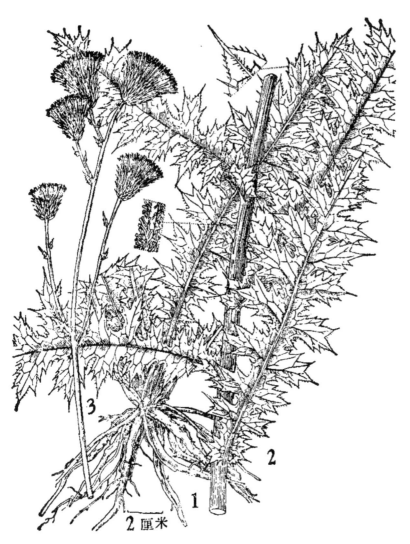

图266 大蓟（菊科）
Cirsium japonicum DC.
1.根；2.茎叶；3.花枝。

633

1949
新 中 国
地 方 中 草 药
文 献 研 究
(1949—1979年)
1979

鳢 肠

中药名 旱莲草。

地方名 墨旱莲(开化、义乌),旱莲草(兰溪、衢县、东阳),镰刀草(金华、兰溪、义乌、浦江),墨汁草(常山、义乌、东阳),灰层头(江山),杀剑草(武义、永康)。

形态特征 一年生草本,高0.5—2尺,全株生有白色糙伏毛,压干后变成黑色。茎直立或平伏,从基部分枝。叶对生,近无柄,披针形,椭圆状披针形或线状披针形,边缘具稀疏锯齿,质粗糙。秋季开白色花,成单生头状花序,径约3分。瘦果长椭圆形。(图267)

生长环境及采集期 生长在田野、路旁及溪边。夏秋采全草。

性味 甘酸、寒。

功能 止血收敛,凉血截疟。

应用 刀伤出血,吐血,鼻出血,肠出血,紫斑病,疳积,急性肠胃炎,痢疾,疟疾,白带过多。

用量 二至五钱。

634

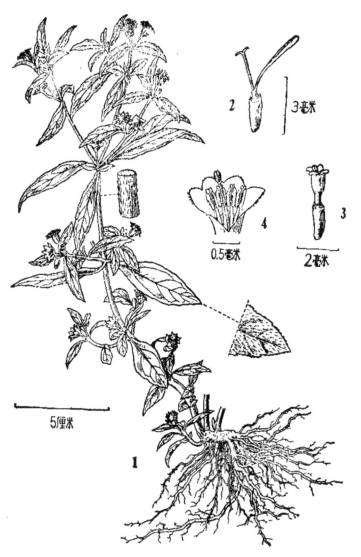

图267 鳢肠（菊科）
Eclipta prostrata Linn.
1.植株全形；2.舌状花；3.管状花；
4.管状花剖开。

635

1949

新　中　国
地方中草药
文　献　研　究
(1949—1979年)

1979

一　点　红

地方名　一点红(东阳、兰溪)。

形态特征　一年生有乳汁草本,全株带粉绿色。茎高0.6—1.3尺,上部稍有分枝。下部叶,略呈圆形,常羽状分裂,具长柄;上部叶,卵披针形,背面通常带紫红色,顶端长渐尖,基部箭形抱茎,全缘或稀疏齿。夏秋分枝顶端开淡红色头状花序,2—5个排成伞房状。(图268)

生长环境及采集期　生于山野路旁。夏秋可采全草。

性味　苦辛、寒。

功能　清热解毒,消肿止痛。

应用　扁桃腺炎,乳腺炎,指头炎,漆疮,中耳炎。

用量　三至五钱。

636

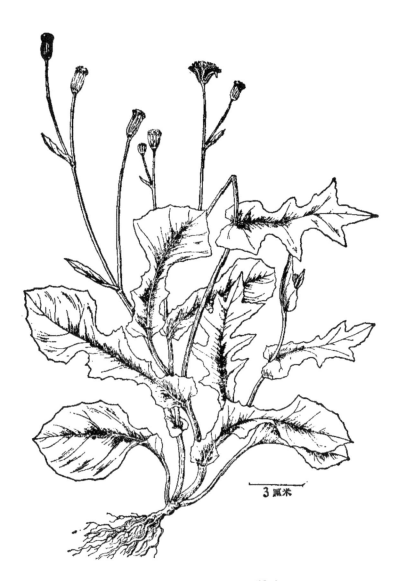

图268　一点红（菊科）
Emilia sonchifolia (Linn.) DC.

637

1949

新 中 国
地 方 中 草 药
文 献 研 究
(1949—1979年)

1979

泽兰（单叶泽兰）

中药名　佩兰。

地方名　佩兰（兰溪、衢县、江山），泽兰（义乌、永康），哽食花（东阳），一盘花（浦江），一支香（常山）。

形态特征　多年生草本，高2.5—6尺。根茎短。茎直立，圆柱形，常有细柔毛，散生有紫色斑点。叶对生，有短柄，卵状长椭圆形至椭圆形，先端尖锐，基部近圆形或阔楔形，边缘具锯齿，背面有腺点，二面均有毛。秋季茎顶开白色或带紫色的头状花序，排成伞房状。瘦果椭圆形。（图269）

生长环境及采集期　生长在山坡路旁、溪边草丛中。春夏采全草。

性味　苦辛、微温。

功能　化瘀止痛，通经利尿，健胃消食。

应用　胃痛，跌打损伤，闭经，子宫出血，痈肿。

用量　一至二两。

638

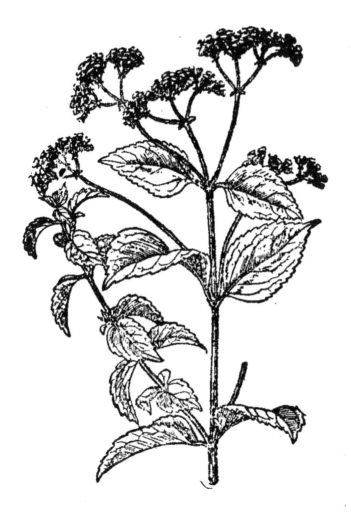

图269 泽兰（菊科）
Eupatorium chinense Linn. var.
simplicifolium Kitam.

639

1949

新 中 国
地 方 中 草 药
文 献 研 究
(1949—1979年)

1979

鼠 曲 草

中药名　佛耳草。

地方名　大山鼠菊草（江山），鼠食（金华），山鼠（永康），鼠午（武义），宽筋草（衢县），毛耳朵（兰溪），白芨（开化），田棉（义乌），田棉茵（东阳），棉紫头（浦江），七壳（常山）。

形态特征　一年生或二年生草本，高约0.3—1.5尺，全株密被白色绒毛。茎基部多分枝，成丛生状。叶互生，质厚柔软，倒披针形或匙形，先端圆钝，具尖头，基部狭窄，无柄，全缘，二面均具白色绵毛。春季枝顶着生黄色花，头状花序排成密伞房状。（图270）

生长环境及采集期　生于山野、路旁及草丛中。春采全草。

性味　甘、平。

功能　消炎润肺。

应用　气管炎，胃溃疡，外伤出血，烧伤。

用量　二至五钱。

640

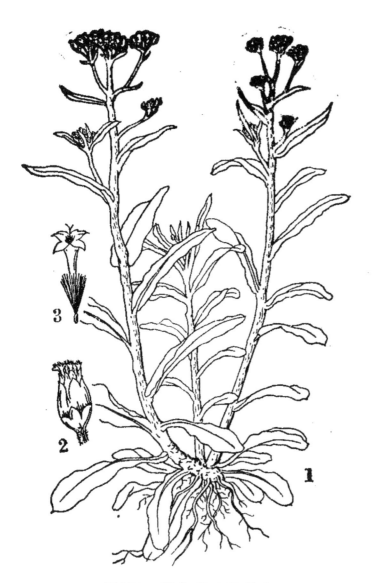

图270 鼠曲草（菊科）
Gnaphalium affine D. Don
1.全株；2.头状花；3.小花。

641

1949
新　中　国
地 方 中 草 药
文 献 研 究
(1949—1979年)

1979

天 青 地 白

地方名　上青下白(通称),伤筋鼠菊(江山),白草皮(开化),野棉艾(衢县)。

形态特征　多年生小草本。花期高 3 — 8 寸。茎有匍匐枝,可以抽生新的叶丛。基出叶多平铺地面,线状倒披针形,上面绿色, 背面密生白色绒毛;茎生叶互生,逐渐缩小成线形。春季叶丛中抽花茎,顶端簇生多数头状花序,棕褐色,总苞暗棕色。(图271)

生长环境及采集期　生于山坡、路旁。常年采全草。

性味　苦、寒。

功能　祛风化湿,清热利尿,解毒。

应用　产后感染,月经不调,白带过多,乳腺炎,百日咳,口腔炎,尿路结石,疮疖肿毒。

用量　五钱至一两。

642

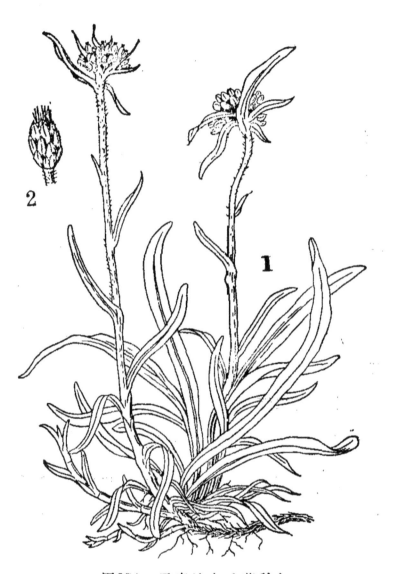

图271 天青地白（菊科）
Gnaphalium japonicum Thunb.
1.全株；2.头状花序。

6.4.3.

1949

新　中　国
地方中草药
文　献　研　究
(1949—1979年)

1979

马兰（鸡儿肠）

地方名　马兰头（通称）。

形态特征　多年生草本，高1—1.5尺，地下有根茎，可以抽生新的叶丛。茎基部带紫红色。基生叶丛生，披针形，有粗锯齿，质粗糙，嫩叶可供食用。秋天枝顶单生淡紫色头状花序，径7—8分。（图272）

生长环境及采集期　普遍生于田野、路旁、较湿润的地方。夏秋采全草及根。

性味　微辛涩、微温。

功能　疏肝明目，止血消肿。

应用　结膜炎，扁桃腺炎，白喉，口腔炎，急慢性肝炎，尿路感染，鼻出血，吐血，高血压，疳积，水火烫伤，毒蛇咬伤，腮腺炎。

用量　五钱至一两。

644

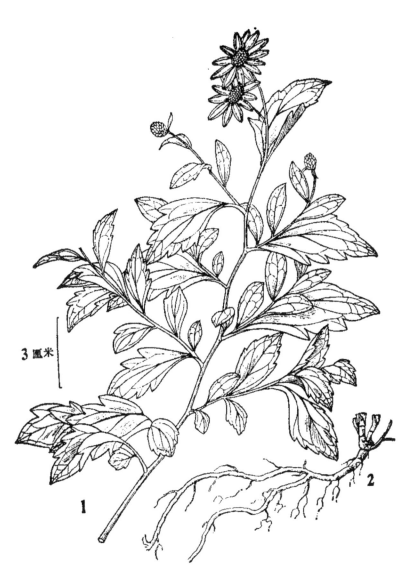

3厘米

1

2

图272　马兰（菊科）
Kalimeris indica (Linn.) Schultz.-Bip.
1.花枝；2.根。

645

1949

新 中 国
地 方 中 草 药
文 献 研 究
(1949—1979年)

1979

台 湾 莴 苣

地方名　野苦麻(通称)，双股金钗(衢县)。

形态特征　一年生或二年生有乳汁草本，高2.5—3.5尺，地下主根圆锥形，往往分二叉，淡黄褐色。茎直立有毛，上部多分枝。叶互生，披针形或长圆状披针形，羽状分裂，裂片边缘作齿牙状，顶端裂片较大，二侧裂片略下垂，先端尖，基部呈耳廓状抱茎，叶背主脉有毛。夏秋开黄色头状花。瘦果顶端有毛。（图273）

生长环境及采集期　生于山野、路边及草丛中。夏秋采根。

性味　苦。

功能　消炎止血。

应用　扁桃腺炎，妇女血崩，子宫颈炎，毒蛇咬伤，腰部扭伤，胃痛。

用量　二至五钱。

646

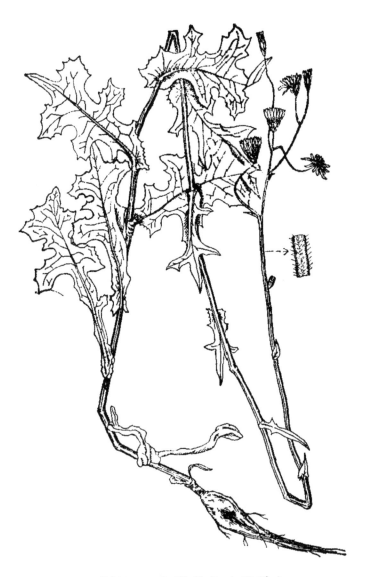

图273 台湾莴苣（菊科）
Lactuca formosana Maxim.

647

1949

新中国
地方中草药
文献研究
(1949—1979年)

1979

六 棱 菊

地方名 六棱菊(衢县、永康、武义),野红花(东阳)。

形态特征 有香气多年生草本,高1—3尺,全体密被淡黄色短腺毛及柔毛。叶互生,狭长椭圆形,先端钝,基部下延,在茎上成绿色翼状翅,边缘有疏锯齿。秋冬上部叶腋开淡绿白色或红紫色花,头状花序排列成圆锥状。瘦果顶端有白毛。(图274)

生长环境及采集期 常生在向阳山坡或路旁。夏秋采全草。

性味 甘、温。

功能 行气活血,祛风解毒,消肿止痛。

应用 跌打损伤,风湿关节痛,支气管炎,肺炎,口腔炎,眩晕,头痛,痈肿疮疖,痔疮。

用量 五至七钱。

648

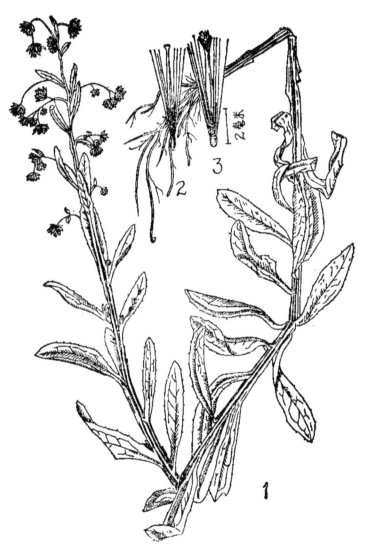

图274　六棱菊（菊科）
Laggera alata (Roxb.) Schultz.-Bip.
1.全株；2.雌花；3.两性花。

1949

新 中 国
地 方 中 草 药
文 献 研 究
(1949—1979年)

1979

稻 槎 菜

地方名　田荠(通称),乌里炎(衢县)。

形态特征　二年生有乳汁小草本,高3—6寸,稍有细毛。基生叶丛生,有柄,羽状分裂,顶端裂片较大,卵圆形,先端圆钝或短尖,边缘有波状齿;茎生叶1—2片,有短柄或近无柄。春季抽花茎,开黄色头状花。（图275）

生长环境及采集期　生于路旁、溪边及田埂上。夏秋采全草。

应用　麻疹不透。

用量　三至五钱。

650

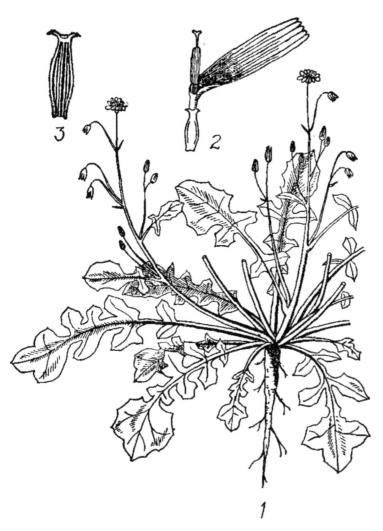

图275　稻槎菜（菊科）
Lapsana apogonoides Maxim.
1.全株；2.舌状花；3.果实。

651

1949

新　中　国
地 方 中 草 药
文 献 研 究
(1949—1979年)

1979

千　里　光

地方名　九里光、千里光(通称)。

形态特征　多年生蔓性草本。茎细长,曲折作之字形,上部多分枝。叶互生,有短柄, 长椭圆状三角形或卵状披针形,先端渐尖,基部戟形至截形, 边缘有不规则缺刻状牙齿或微波状或近全缘, 有时基部具深裂,二面有细毛。秋季开黄色头状花成疏散扩展的伞房花序。瘦果圆筒形,顶有白色毛。(图276)

生长环境及采集期　生长在沟边、路旁、或旷野间。夏秋采全草。

性味　苦辛、寒。

功能　清凉解毒,杀虫止痒,活血消肿, 清肝明目。

应用　结膜炎,痢疾,尿路感染,婴儿湿疹,疮疖痈肿。

用量　二至五钱。

652

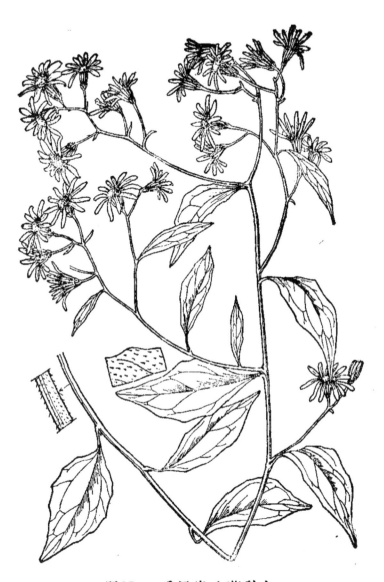

图276 千里光（菊科）
Senecio scandens Buch.-Ham.
花 枝

653

1949

新 中 国
地 方 中 草 药
文 献 研 究
(1949—1979年)

1979

毛豨莶（腺梗豨莶）

中药名　豨莶草。

地方名　豨莶草（通称），野向日葵（东阳），大前婆（开化），粘糊草（兰溪）。

形态特征　一年生草本，高2—3尺。地下根圆锥状，黄白色。茎直立，密生灰白色长柔毛或腺毛。叶对生有柄，阔卵形或卵状三角形，先端尖，基部楔形下延成翼柄，边缘有不规则锯齿，两面具柔毛，叶脉三出。夏季开黄色花，头状花序排成圆锥状，外层苞片5片，线状匙形，内层苞片及总花梗均具有柄的腺毛。蒴果黑褐色。（图277）

生长环境及采集期　多生于山坡、旷野及路旁草丛中。夏采花、叶及全草。

性味　苦、寒。有小毒。

功能　祛风湿，利筋骨。

应用　风湿关节痛，腰痛，感冒，痈疽，蛇虫咬伤。

用量　三至四钱。

654

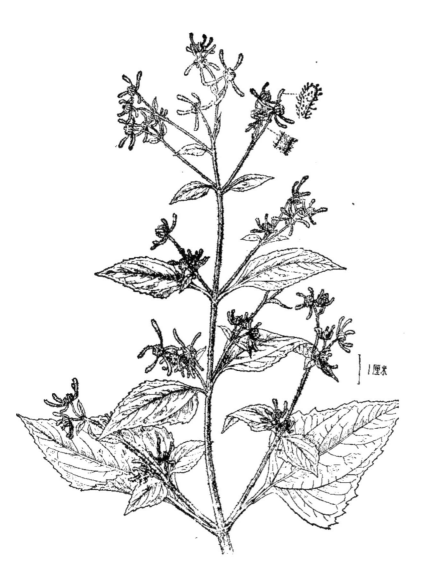

图277　毛稀莶（菊科）

Siegesbeckia pubescens (Mak.) Mak.

花　枝

655

1949

新　中　国
地 方 中 草 药
文 献 研 究
(1949—1979年)

1979

一 枝 黄 花

中药名　一枝黄花。

地方名　金锁匙（通称），满山黄（兰溪），白虎丹（金华），凤阳草（常山），野白术（东阳），九龙丹（浦江）。

形态特征　多年生草本，高0.5—2尺。茎直立，略带红色，下生多数黄褐色细根，老茎基部带木质。叶互生，卵圆形、椭圆形至披针形，先端尖，基部下延成柄，边缘具锯齿。秋季腋生黄色头状花序，排成总状。瘦果圆筒形。（图278）

生长环境及采集期　生于山坡、田野及林缘。秋采根及全草。

性味　辛微苦、温。

功能　疏风散火，消肿散结。

应用　感冒，扁桃腺炎，支气管炎，乳腺炎，结膜炎，口腔炎，面神经麻痹，急慢性肾炎，疖肿，痛经，湿疹，白喉。

用量　三至五钱。

656

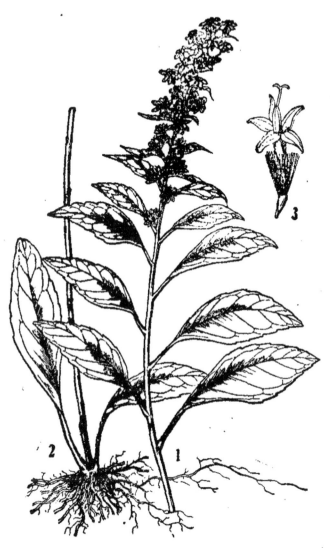

图278 一枝黄花（菊科）
Solidago decurrens Lour.
1.植株上部；2.根部；3.管状花。

657

1949

新 中 国
地 方 中 草 药
文 献 研 究
(1949—1979年)

1979

兔 儿 伞

地方名　铁凉伞（通称）。

形态特征　多年生草本，高 2 — 3.5 尺。地下有短根茎。茎单生，略带棕褐色。叶通常 2 片，下部叶有长柄，圆盾形，径 6 — 9 寸，掌状全裂，裂片 7 — 9，再作羽裂，小裂片宽 1.2 — 2.4 分，边缘有不规则的牙齿；上部叶较小，径 3 — 7 寸，裂片 4 — 5；花序下的叶披针形至线形，有短柄或无柄。头状花序多数，密集成复伞房状，形如扫帚，花带红色。（图279）

生长环境及采集期　生长于山坡林下。秋采根及全草。

应用　跌打损伤。

用量　三至五钱。

658

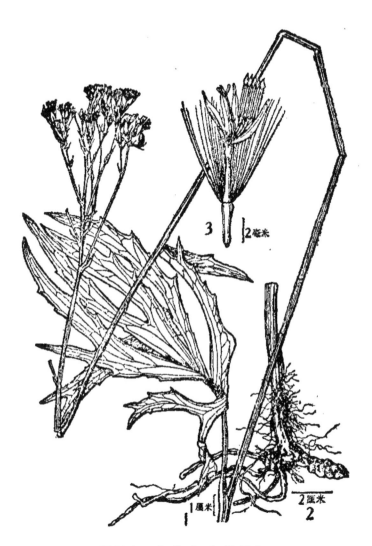

图279 兔儿伞（菊科）
Syneilesis aconitifolia Maxim.
1.植株的上部；2.植株的下部；3.花
展开示雌雄蕊。

659

1949

新 中 国
地 方 中 草 药
文 献 研 究
(1949—1979年)

1979

蒲 公 英

中药名 蒲公英。

地方名 黄花地丁（衢县），奶奶草（常山、永康），奶奶浆（东阳），雨伞花（金华），狗屎花（浦江），蒲公英（开化）。

形态特征 多年生草本，花期高 3 — 8 寸，茎叶折断有白色乳汁。地下有粗长肉质的主根，暗褐色。基出叶簇生，倒卵状披针形或倒披针形，叶缘形状多样，全缘，不规则的羽状浅裂或倒向的羽状深裂。春季叶丛中抽花茎，顶端单生黄色头状花。瘦果先端有细长的喙，生白色长毛，能随风飞散。（图280）

生长环境及采集期 生于路边、沟边及屋旁隙地上。春采全草，夏采根。

性味 苦、平。

功能 清热凉血，消肿散结。

应用 疮疖痈肿，乳腺炎，结膜炎，胃溃疡，白浊。

用量 三至七钱。

660

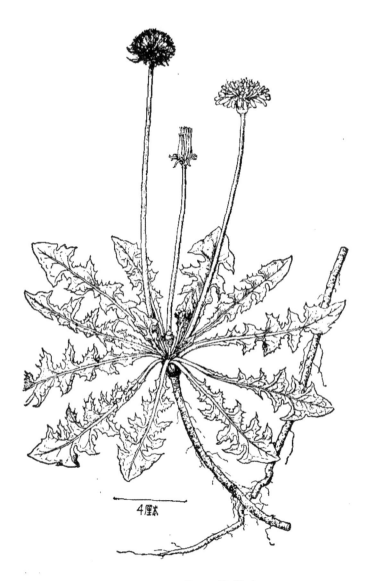

图280 蒲公英（菊科）
Taraxacum mongolicum Hand.-Mazz.

661

1949

新　中　国
地 方 中 草 药
文　献　研　究
(1949—1979年)

1979

苍　耳

中药名　苍耳子(果)。

地方名　铁落苏(通称)，野落苏(开化、东阳)，粘糖狗刺(江山)，苍耳刺(永康)，疔疮草(武义)。

形态特征　一年生草本，高 1 — 3 尺。茎粗壮，具短硬毛，常从基部分枝。叶互生，质粗糙，卵状三角形或阔三角形，长宽几相等，先端尖，基部浅心形或截形，边缘有不规则牙齿，二面有贴伏短粗毛，三出脉。夏季开黄绿色头状花序，花单性，雄花序生于上部，雌花序生于下部。花后结果，外包一个纺锤形总苞，密生多数钩状刺毛。（图281）

生长环境及采集期　生于荒坡草地或路旁。夏秋采根及全草，秋采果及茎中之虫。

性味　甘苦、温。有小毒。

功能　消热解毒。子：发汗通窍，散风去湿。

应用　痈肿疔毒，瘘管，骨髓炎，癞头，湿疹。子：副鼻窦炎，头痛，风湿痹痛，腮腺炎。取其梗内的虫外敷，治疔疮。

用量　一至三钱。

662

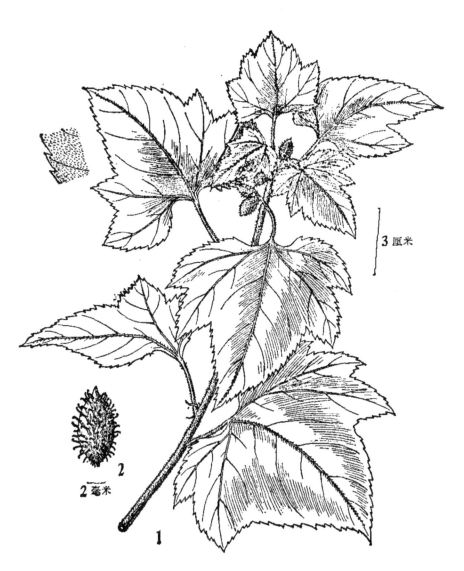

图281　苍耳（菊科）
Xanthium strumarium Linn.
1.果枝；2.果实。

663

1949

新 中 国
地 方 中 草 药
文 献 研 究
(1949—1979年)

1979

野 燕 麦

地方名　野麦（通称），老鸦麦（东阳），鹊雀麦（浦江），浆麦（江山），野大麦（武义）。

形态特征　一年生草本，高1—3尺。茎秆直立或基部稍膝曲。叶片线形与麦叶相似。春季开花，成散生的圆锥花序，每小穗上有细长而扭曲的芒。（图282）

生长环境及采集期　常杂生在麦地中及其他荒地草丛中。夏采果。

功能　利尿。

应用　肾炎，盗汗。

用量　五钱至一两。

664

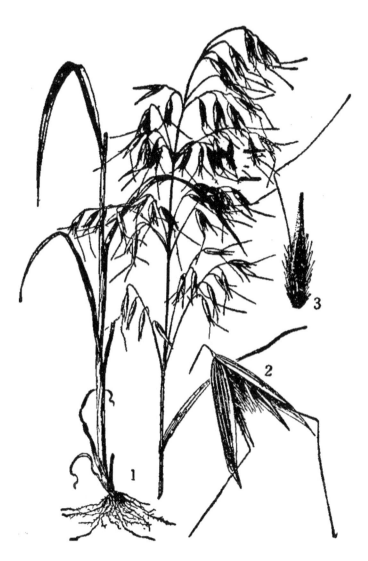

图282 野燕麦（禾本科）
Avena fatua Linn.
1.植株全形；2.小穗；3.小花。

665

1949

新中国
地方中草药
文献研究
(1949—1979年)

1979

川　谷

中药名　薏苡、米仁。

地方名　川谷、米仁（通称）。野米仁（武义、东阳），凉帽珠（常山、义乌），吃血珠（金华），水梢子（衢县），露苍子（江山）。

形态特征　多年生草本，高3—5尺。茎直立丛生，多分枝。叶扁平，长而阔，线状披针形，质较硬，边缘粗糙，基部成鞘状。夏季叶腋抽总状花序成束，雌花穗在花序下部，外包骨质珠状的总苞；雄花穗由硬苞内穿出，黄绿色。果卵球形，光滑，质坚硬。熟时灰白色。（图283）

生长环境及采集期　生于阴湿山野及溪涧边。秋末采根及种子。

性味　甘、微寒。

功能　健脾补肺，利尿渗湿。

应用　水肿，风湿痛，慢性肠炎，肋膜炎，肾炎，劳伤脱力，营养不良。根可驱蛔虫。

用量　一至二两。

666

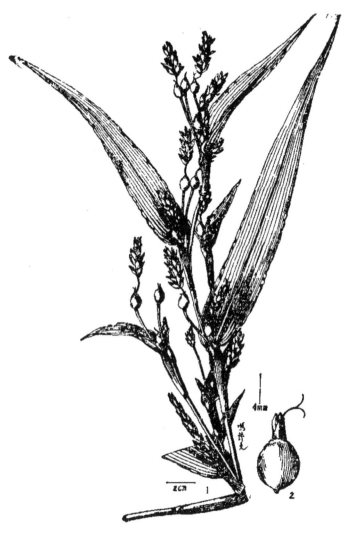

图283　川谷（禾本科）
Coix lacryma-jobi Linn.
1.植株全形；2.雌花。

667

1949

新 中 国
地 方 中 草 药
文 献 研 究
(1949—1979年)

1979

牛 筋 草

地方名 牛顿草(通称),千斤拔(金华、兰溪、东阳、永康)。

形态特征 一年生草本,高0.5—1.5尺。茎丛生,较粗壮,基部稍倾伏。叶线形,中脉显著突起,叶鞘边缘近膜质。秋季茎顶抽穗状花序,排列成指状;小穗绿色,着生在穗轴的一侧,成二行排列。(图284)

生长环境及采集期 普遍生于路边草丛中。夏秋采全草。

性味 甘、寒。

功能 清暑,解毒。

应用 中暑,小儿高热惊风,膀胱炎,肝脾肿大,肺结核,结膜炎,腰痛,扭伤,防治乙型脑炎。

用量 一至二两。

668

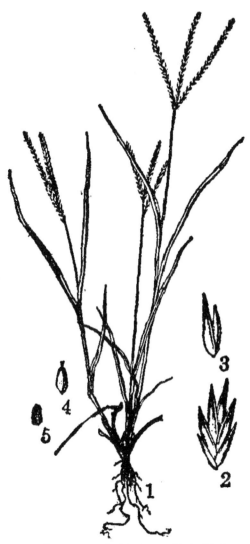

图284　牛筋草（禾本科）
Eleusine indica (L.) Gaertn.
1.植株全形；2.小穗；3.小花；4.颖
果；5.种子。

669

1949

新 中 国
地 方 中 草 药
文 献 研 究
(1949—1979年)

1979

白　茅

中药名　白茅根(根茎)。

地方名　黄茅草(通称)，白茅根(衢县)，茅草根(义乌、浦江、兰溪、东阳)，白茅草根(金华)，野糖秆(永康)。

形态特征　多年生草本，高1—3尺。地下有细长白色的肉质根茎，带甜味。秆丛生。叶集生于基部，二行排列，叶片线形或线状披针形，表面及边缘稍粗糙，往往带红色。夏季茎顶抽穗状花序，圆柱状，成熟时密被银白色软毛。（图285）

生长环境及采集期　常生于山坡、田边和旷野，而以瘠薄土壤更普遍。可在冬季至春间采根茎。

性味　甘、寒。

功能　清热利尿，凉血止血。

应用　水肿，肝硬化腹水，黄疸，急慢性肾炎，急性淋巴结炎，尿闭，尿路感染，疝气，牙痛，牙龈炎，月经不调，鼻衄，吐血。

用量　五钱至二两。

670

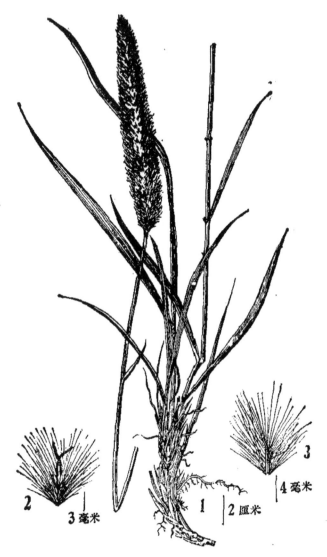

图285　白茅（禾本科）
Imperata cylindrica (Linn.) Beauv. var.
major (Nees) C. E. Hubb.
　　1.植株全形；2.小穗；3.穗轴。

671

1949
新　中　国
地 方 中 草 药
文　献　研　究
(1949—1979年)
1979

淡　竹　叶

中药名　淡竹叶。

地方名　淡竹叶（通称），竹叶麦冬（开化、常山、东阳），淡竹麦冬（金华、衢县）。

形态特征　多年生草本。高1—2尺，地下有块状根。茎直立，基部带木质化。叶二行排列，叶片广披针形，形如竹叶。夏季茎顶抽出稀疏分枝的圆锥花序，绿色。果纺锤形。（图286）

生长环境及采集期　生长在林下或阴湿地。夏秋采全草及根。

性味　甘淡、寒。

功能　除烦降火，清心利尿。

应用　热病烦渴，肺炎，尿路感染，小便不利，水肿，牙龈肿痛，口腔炎。

用量　五钱至一两。

672

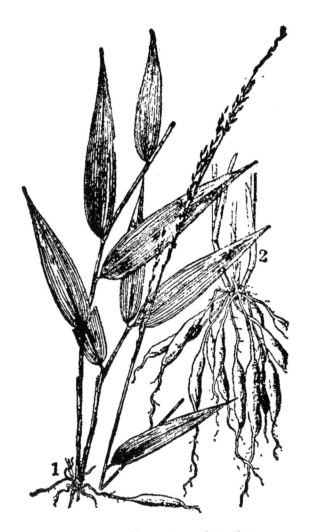

图286 淡竹叶（禾本科）
Lophatherum gracile Brongn.
1.植株全形；2.膨大的根（略放大）。

673

1949
新 中 国
地 方 中 草 药
文 献 研 究
(1949—1979年)
1979

芒

地方名　芒秆(通称)。

形态特征　多年生粗壮草本,高可达6尺。秆丛生。叶2行排列,叶片线状披针形, 长可达2尺,宽3—5分,二面都有毛,边缘具短刚毛,形成细齿状,很易割手。秋季, 茎顶抽主轴不明显的扇形圆锥花序,密生白色柔毛。近似种五节芒,植株高可达9尺,叶片较大,长可达3尺,宽0.5—1寸;叶两面无毛,花序主轴很明显,可与上种相区别。(图287)

生长环境及采集期　普遍生长于山坡、草丛、灌木丛中。夏秋采根。

性味　淡、温。

功能　发表消食。

应用　颈淋巴结核,消化不良,吐血,感冒。

用量　五钱至一两。

674

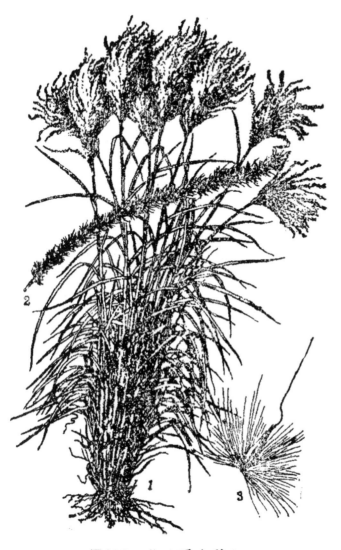

图287　芒（禾本科）
Miscanthus sinensis Anders.
1.植株全形；**2.**花序一分枝；**3.**小穗。

675

1949

新 中 国
地 方 中 草 药
文 献 研 究
(1949—1979年)

1979

芦 苇

中药名 芦根。

地方名 芦苇(通称)，芦竹（常山、武义、东阳）。

形态特征 多年生高大草本，高 0.6—1.2 丈。有粗壮的横走根茎，节间中空，黄白色。秆坚韧有光泽，节下有白粉。叶二行排列，线状披针形。春季，秆顶抽生大形圆锥花序，棕紫色或黄褐色。（图288）

生长环境及采集期 生长在池塘边、河边、沼泽湿地。夏秋采根茎。

性味 甘、寒。

功能 清热泻火，止渴除烦，利尿止呕。

应用 肺脓疡，热病烦渴，呕吐，尿路感染，黄疸，鱼蟹中毒。花：刀伤出血。

用量 五钱至一两。

676

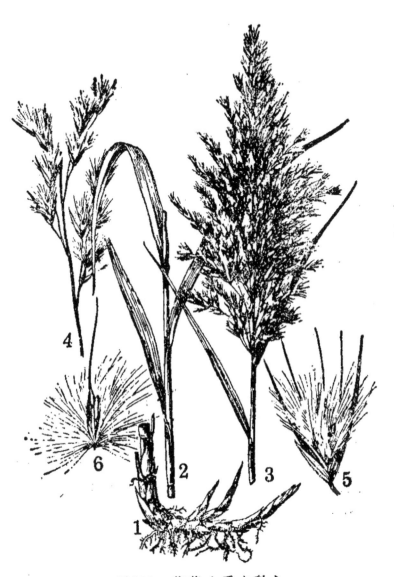

图288 芦苇（禾本科）
Phragmites communis (L.) Trin.
1.2.3.全株；4.花序分枝；5.小穗；6.小花。

677

1949
新中国
地方中草药
文献研究
(1949—1979年)
1979

香附子（莎草）

中药名　香附。

地方名　香附子（开化、常山、东阳），地狗姜（东阳），地九姜（永康、浦江、义乌），地荸荠（武义），紫荸荠（金华），猪姜芋（江山），三棱棕（衢县）。

形态特征　多年生草本，高1—2尺。地下有细长的匍匐茎，顶端膨大成黑褐色块茎，有香气。茎单生，三棱形，绿色。叶片线形，成3行排列。夏季茎顶抽3—8个长短不等的复穗状花序，穗红褐色。花序下有叶状苞片3—6片，通常比花序长。坚果三棱形。（图289）

生长环境及采集期　地间杂草，喜生于旷野、荒地及路边低湿处。秋采块茎。

性味　辛、微苦、微甘、温。

功能　理气解郁，调经止痛。

应用　月经不调，胸胁作痛，肠炎，肾炎水肿。

用量　五钱至一两。

678

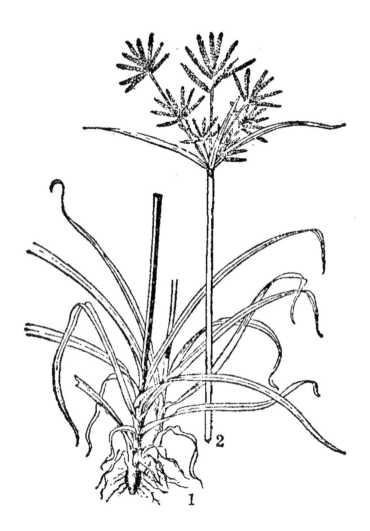

图289　香附子（莎草科）
Cyperus rotundus Linn.
1.植株下部；2.花枝。

679

1949
新中国
地方中草药
文献研究
(1949—1979年)
1979

水 蜈 蚣

地方名 地杨梅（金华、衢县、东阳），三角水杨梅（东阳）。

形态特征 多年生草本，高0.3—1尺。根茎细长蔓延，节上生根。茎细柔，三棱形。叶线形，质柔，基部具叶鞘包茎，三行排列。夏秋，茎顶生多数绿色小穗，集成球形，下有2—3个叶状苞片。小坚果扁平椭圆形。（图290）

生长环境及采集期 生于田边、湿地。夏秋采全草。

性味 辛、平。

功能 发散风寒，舒筋活血，消炎解毒。

应用 风湿痹痛，跌打损伤，痢疾，感冒，疟疾，口腔炎。

用量 一至二两。

680

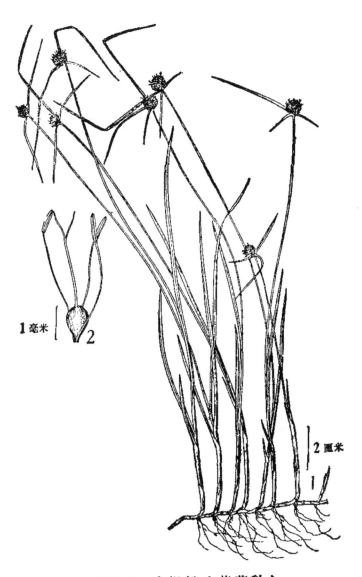

图290 水蜈蚣（莎草科）
Kyllinga brevifolia Rottb.
1.植株全形；2.花。

681

1949

新 中 国
地 方 中 草 药
文 献 研 究
(1949—1979年)

1979

石 菖 蒲

中药名　石菖蒲。

地方名　石菖蒲(通称),水菖蒲(义乌、东阳、永康)。

形态特征　多年生有香气草本。地下根茎细长匍匐,密具轮节。叶在基部成二行排列,线形,光滑而质韧,先端尖,中脉不明显。夏季,叶丛中抽生肉质穗状花序,上生多数小花,花序下有叶状苞片。果为浆果。近似种菖蒲,植株较大,叶有明显中脉,可以相区别。(图291)

生长环境及采集期　生于沼泽中或溪沟岩石上。常年可采全草及根茎。

性味　辛、温。

功能　辟秽开窍,解毒杀虫。

应用　热病昏厥,精神病,湿疹,胃痛,肾炎,耳鸣。外敷:齿龈出血,牙痛,疔疮,疥癣,痔疮。

用量　三至五钱。

682

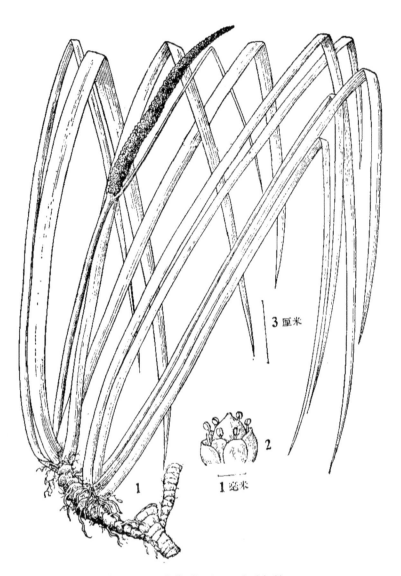

3厘米

2

1毫米

1

图291 石菖蒲（天南星科）
Acorus gramineus Soland.
1.植株全形；2.花。

683

1949

新　中　国
地方中草药
文　献　研　究
（1949—1979年）

1979

异叶天南星

中药名　天南星。

地方名　南星（兰溪、衢县、江山、东阳），野苞萝（衢县）。

形态特征　多年生草本，高2尺左右。下有扁球形球茎。叶单生，具长柄，基部扩大成鞘状，小叶9—17片，排列成鸟趾状；小叶片无柄，狭椭圆形或倒披针形，全缘，近中央一片小叶特小，长仅及邻近小叶的一半。夏季从叶鞘抽出稍高于叶的肉穗花序，外面包以微带紫纹的大形苞片，花序顶端伸长成鼠尾状。浆果红色。（图292）

生长环境及采集期　生于林荫下。夏末秋初采球茎。

性味　苦辛、温。有毒。

功能　燥湿，祛风，化痰，散结，消肿。

应用　面神经麻痹，半身不遂，破伤风，小儿惊风，癫痫。外敷痈肿。

用量　八分至一钱。

684

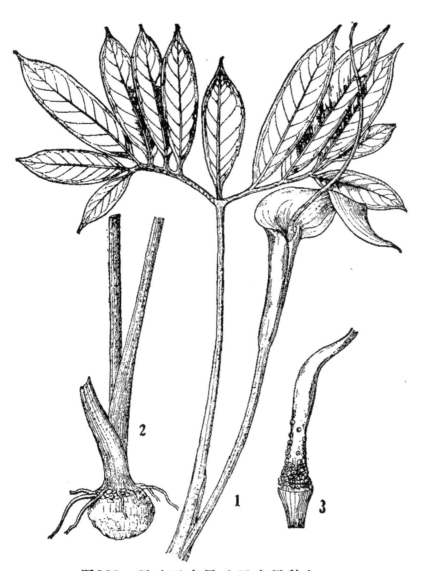

图292　异叶天南星（天南星科）
Arisaema heterophyllum Blume
1.植株的一部分；2.球茎；3.去佛焰
苞后的肉穗花序。

685

1949

新 中 国
地 方 中 草 药
文 献 研 究
(1949—1979年)

1979

滴 水 珠

地方名 滴水珠(通称),蛇珠(江山、浦江、武义),一粒珠(金华、兰溪、开化、永康),山半夏(东阳),石半夏(江山、东阳),克蛇珠(义乌)。

形态特征 多年生小草本。地下有小球茎,与半夏相似。叶一片,近戟形或卵心形,长 1 — 4 寸,背面绿色或淡紫色。(图293)

生长环境及采集期 多生在阴湿岩石边和陡峭的石壁上。全年采球茎。

性味 辛涩、温。有小毒。

功能 消肿解毒,止血止痛。

应用 毒蛇咬伤,骨髓炎,乳腺炎,无名肿毒,牙痛,跌打损伤,中耳炎。

用量 一至五粒

686

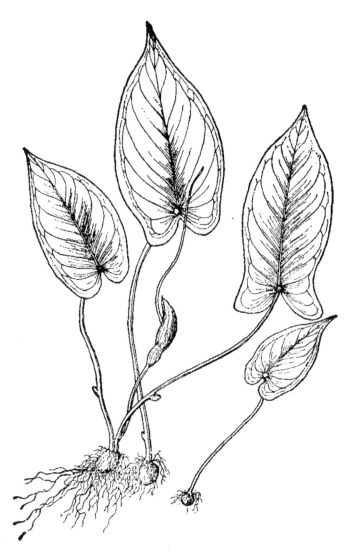

图293 滴水珠（天南星科）
Pinellia cordata N. B. Br.

687

1949

新 中 国
地 方 中 草 药
文 献 研 究
(1949—1979年)

1979

半　夏

中药名　半夏。

地方名　半夏(通称),独叶一枝花(金华)。

形态特征　多年生草本,地下有小球茎,径3—6分,白色。叶基出,具长柄,单叶或三出复叶,小叶卵圆形或披针形,中间一片较大;在叶片基部与叶柄交接处往往有一颗白色卵形珠芽。初夏从球茎上部生肉质穗状花序,花序顶端延伸成鼠尾状,外包黄绿色带紫色的细管状苞片。浆果绿色。(图294)

生长环境及采集期　生在山坡玉米地中、溪边的草丛或林下、屋旁墙边也有生长。夏季采球茎。

性味　辛、温。有小毒。

功能　化痰止咳,和胃健脾,降逆止呕,消肿散结。

应用　喘咳,胸膈胀闷,失眠, 止血止痛, 乳腺炎,无名肿毒,毒蛇咬伤。

用量　五钱至二两。

688

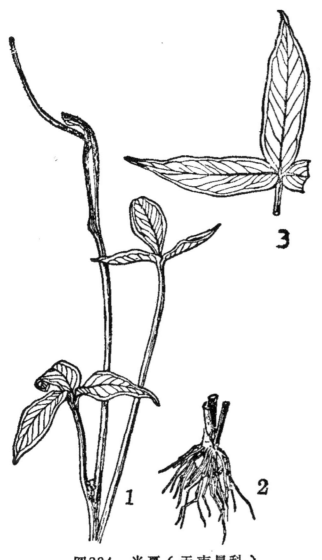

图294 半夏（天南星科）
Pinellia ternata (Thunb.) Breit.
1.植株地上部；2.植株地下部；3.掌状复叶。

689

1949

新 中 国
地 方 中 草 药
文 献 研 究
(1949—1979年)

1979

紫 背 浮 萍

中药名 紫背浮萍。

地方名 浮萍（武义、开化、东阳、兰溪），藻（衢县、东阳），紫背藻（江山、常山），红萍（义乌、永康），绿萍（金华）。

形态特征 飘浮水面的小草本。叶状茎扁平。1个或2—5个簇生，倒卵状圆形，长1.5—3分，上面深绿色，背呈紫红色。每一叶状茎下面生有一束细根。夏季开花。（图295）

生长环境及采集期 通常见于池沼及水田中。夏秋可采全草。

性味 辛、寒。

功能 发汗祛风，行水消肿。

应用 麻疹不透，风疹，丹毒，湿疹，水肿，感冒，淋巴结核，偏瘫，跌打损伤。

用量 二至五钱。

690

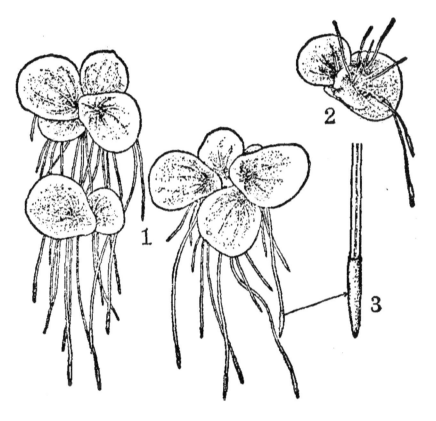

图295　紫背浮萍（浮萍科）

Spirodela polyrhiza (Linn.) Schleid.

1.叶状体；2.叶状体下面示根着生；

3.根冠。

1949

新 中 国
地 方 中 草 药
文 献 研 究
(1949—1979年)

1979

鸭 跖 草

地方名 老鸦青(东阳、永康、浦江、兰溪),鸭脚草(江山、东阳),菇菇草(金华),竹叶青(衢县),蟋蟀草(开化),营烛草(义乌)。

形态特征 一年生草本,高约1尺。茎肉质而柔弱,基部横卧地面,节上常生根。叶互生,广披针形至披针形,基部呈鞘状。夏日,茎的顶端开2—4朵蓝色花,成聚伞花序,花下有一片卵心形叶状苞。蒴果椭圆形。(图296)

生长环境及采集期 常生于田边、路旁、湿润草地上。夏秋采全草。

性味 甘、寒。

功能 清热凉血,利尿。

应用 高热惊厥,腮腺炎,阑尾炎,咽喉肿痛,脚气浮肿,小便不利,痢疾,疔疮,丹毒,蜈蚣咬伤,肺结核。

用量 五钱至二两。

692

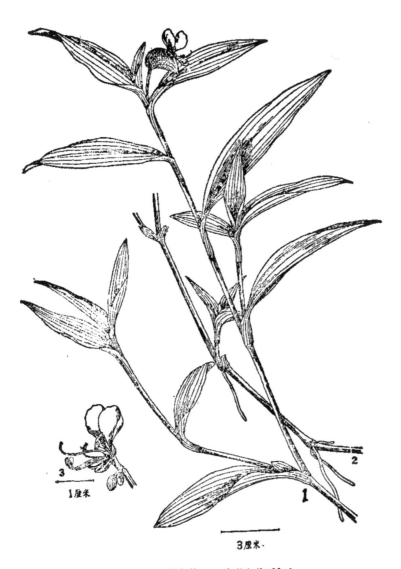

图296　鸭跖草（鸭跖草科）
Commelina communis Linn.
1.开花的枝；2.有气根的枝；3.花。

693

1949

新中国
地方中草药
文献研究
(1949—1979年)

1979

灯 心 草

地方名　马棕根（通称），野马棕（武义），灯心草（江山、开化、东阳），灯草（浦江），野席草（衢县），野灯草（常山）。

形态特征　多年生草本，高1—3尺，有匍匐根茎。茎丛生，细柱形，有棱，内有白色疏松的髓，在茎的基部有红褐色或黑色的鞘状鳞叶数片。春夏，茎的顶端簇生多数淡绿色小花，下有绿色圆柱状的苞片与茎连接，使花序似侧生状。蒴果长椭圆形。（图297）

生长环境及采集期　生在池沼边或低湿地。夏秋采根及全草。

性味　甘、寒。

功能　清热降火，利尿通淋。

应用　尿路感染，口腔炎，糖尿病，失眠，乙型脑炎，牙痛，疔疮，毒蕈中毒。

用量　五钱至二两。

694

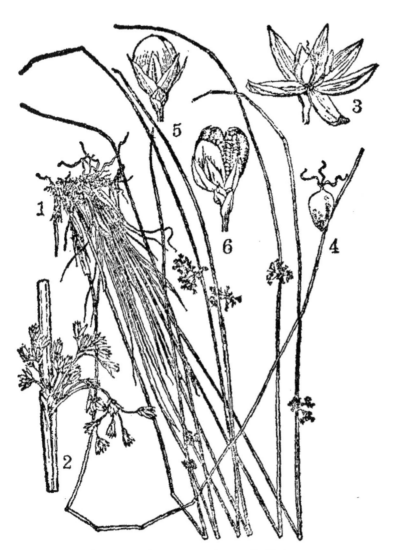

图297　灯心草（灯心草科）

Juncus effusus Linn.

1.全株；2.花序；3.花；4.雌蕊；
5.未开裂的蒴果；6.开裂的蒴果。

695

1949

新 中 国
地 方 中 草 药
文 献 研 究
(1949—1979年)

1979

百　　部

中药名　百部。

地方名　百部（通称），子葛（江山），十八桩（东阳）。

形态特征　多年生蔓性草本，全株光滑。块根簇生，纺锤形，长3—6寸，肉质，外皮淡黄白色。叶2—4片轮生，卵形至卵状披针形，先端渐尖，基部楔形至心形，全缘，基出脉5—9条。初夏，叶面上开1—2朵淡绿色小花。蒴果扁卵形。（图298）

生长环境及采集期　生于山坡及林下。夏秋采块根。

性味　苦、寒。

功能　润肺止咳，杀虫。

应用　肺痨咳嗽，百日咳，蛔虫，蛲虫。外用：疥癣，灭虱，灭蛆。

用量　二至三两。

696

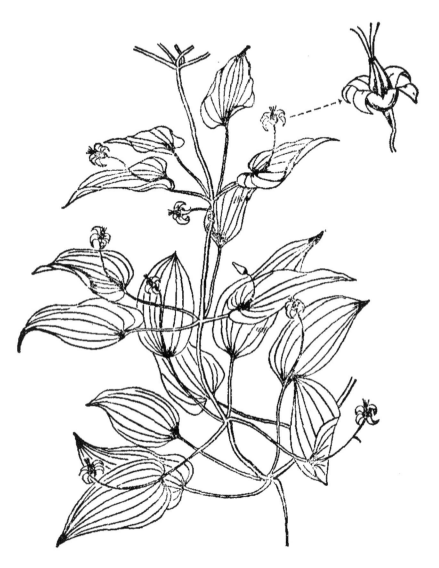

图298 百部（百部科）
Stemona japonica (Bl.) Miq.

697

1949

新　中　国
地方中草药
文　献　研　究
(1949—1979年)

1979

肺筋草（粉条儿菜）

地方名　金丝吊白米（金华、衢县、义乌），吊白米（东阳、武义），风气草（衢县），白荷草（开化）。

形态特征　多年生草本，根茎短，外部包以残存的旧叶纤维。须根细长，上生多数细块根，白色似米。叶丛生，基出，线形，质薄而软，长5—7寸，宽约1分。初夏，从叶丛中抽生直立的花茎，长1.2—1.8尺，疏生淡红色小花，成穗状花序，上部有粘质短毛。蒴果椭圆形。（图299）

生长环境及采集期　生于向阳的山坡及空旷草地。夏秋采根及全草。

性味　甘、平。

功能　润肺止咳，杀虫消积。

应用　感冒，咯血，脑膜炎，口腔炎，牙痛，蛔虫，疳积，毒蛇咬伤。

用量　五钱至一两。

698

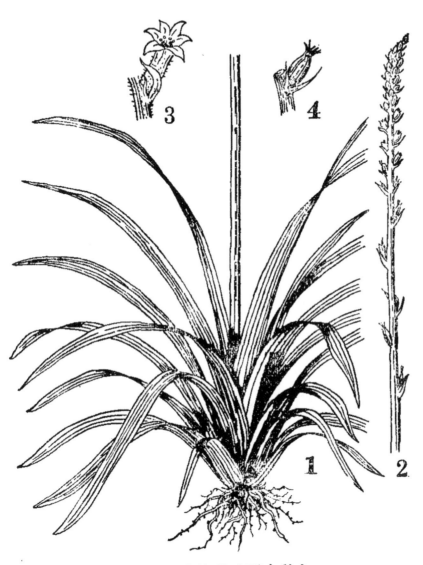

图299　肺筋草（百合科）
Aletris spicata Fr.
1.2.植株全形；3.花；4.果实。

699

1949

新 中 国
地方中草药
文 献 研 究
(1949—1979年)

1979

萱　草

地方名　金针花、金针菜、野金针(通称)，红花(衢县)。

形态特征　多年生草本，高 1 — 3 尺。地下有根茎及肉质须根，常膨大呈纺锤状，黄色。基生叶线形，质地较柔软，常成二行折合状排列。夏季，从叶丛中抽花茎，上开 6 —12朵桔红色大形漏斗状花。蒴果长圆形。近似种黄花萱草，俗称金针菜，其花为黄色，可以相区别。（图300）

生长环境及采集期　生于山坡、山谷、阴湿草地或林下。夏秋采根，花期采花。

性味　甘、凉。有小毒。

功能　化湿利尿，凉血止血，消肿止痛。

应用　小便不利，水肿，黄疸，尿路感染，鼻出血，吐血，胎动不安，失眠，乳腺炎，毒蛇咬伤。

用量　五钱至一两。

700

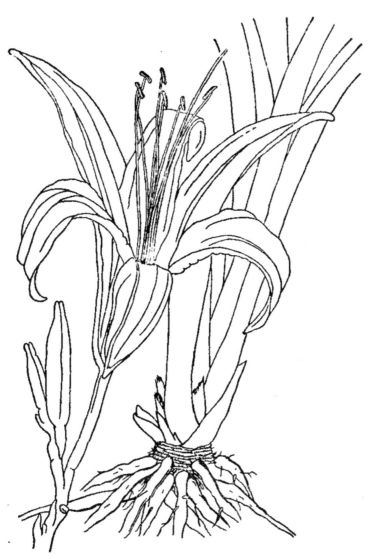

图300 萱草（百合科）
Hemerocallis fulva Linn.

701

1949

新 中 国
地 方 中 草 药
文 献 研 究
(1949—1979年)

1979

白 玉 簪

地方名　玉簪花、玉簪(通称)，麒麟尾(开化)。

形态特征　多年生草本,具粗壮根状茎。基生叶大形,卵心形,先端急尖,基部浅心形,全缘,具明显的主脉,侧脉约10对左右。夏秋,抽花茎,上开多数白色细长漏斗状花,有芳香。果为蒴果。近似种紫萼,叶片较小,侧脉约7对左右,花紫色可以相区别。(图301)

生长环境及采集期　生长林荫下,常见栽培。花期采花、全草及根。

性味　辛、寒。有小毒。

功能　清热解毒,消肿止痛。

应用　花：蛇虫咬伤,疔疮,顽固性溃疡,小儿疳积,咽喉肿痛。根：白带过多,血崩。

用量　一至二钱。

702

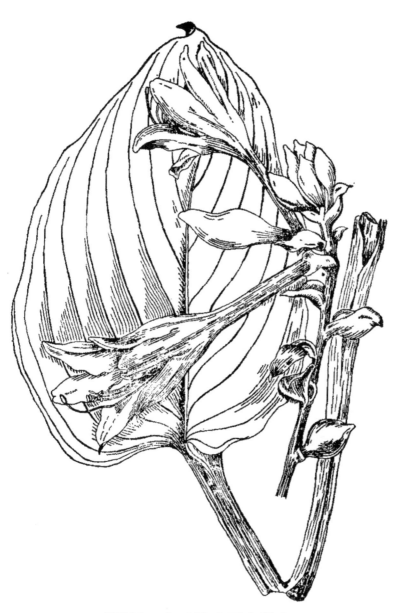

图301 白玉簪（百合科）
Hosta plantaginea Aschers.

703

1949

新　中　国
地 方 中 草 药
文　献　研　究
(1949—1979年)

1979

百合（白花百合）

中药名　百合。

地方名　百合、百合蒲（通称），野百合（衢县），山大蒜（永康）。

形态特征　多年生草本，高约3尺。具白色球形鳞茎，露出地面部分带紫色，可供食用。茎光滑无毛，常有褐紫色斑点。叶互生，倒披针形，先端尖，基部渐狭呈柄状，全缘，有5条弧状脉。夏季，茎顶单生大形漏斗状花，白色，背面带淡褐色。蒴果长卵圆形，具三棱。（图302）

生长环境及采集期　生在山地林下及草丛中。秋采鳞茎。

性味　苦、微寒。

功能　润肺止咳，清热利尿，宁心安神。

应用　气管炎，咯血，心悸不眠，大便秘结，小便不利，浮肿。

用量　三钱至一两。

704

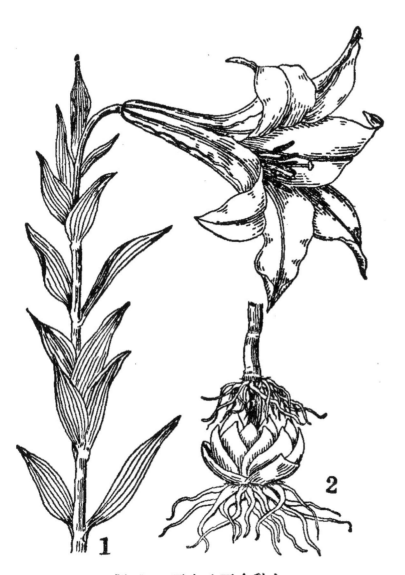

图302 百合（百合科）
Lilium brownii var. colchesteri Wilson
1.花枝；2.鳞茎及根。

705

1949

新 中 国
地 方 中 草 药
文 献 研 究
(1949—1979年)

1979

沿阶草（韭菜麦冬）

中药名 麦冬。

地方名 小叶麦冬（常山、义乌），韭叶麦冬（衢县、武义），麦冬（东阳、永康）。

形态特征 多年生常绿草本，具细长的匍匐枝，先端萌发成新株。须根多数，先端或中部常膨大成纺锤形块根。叶丛生，线形，长0.5—1.2尺，阔0.3—1.2分。夏季自叶丛中抽略弯曲的短总状花序，上开蓝紫色小花。浆果蓝碧色，常隐没在叶丛中。（图303）

生长环境及采集期 生在山坡林下及溪边，常栽培作中药麦冬。以夏季采收块根为最好。

性味 甘、微寒。

功能 清心除烦，生津解渴，润肺止咳。

应用 热病津枯，心烦口渴，气管炎，肺痨咳血，便秘，白带过多。

用量 一至二钱。

706

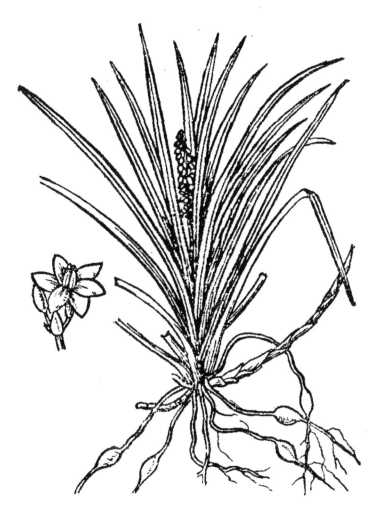

图303　沿阶草（百合科）
Ophiopogon japonicus (Thunb.) Ker.-Gawl.

707

1949

新 中 国
地 方 中 草 药
文 献 研 究
(1949—1979年)

1979

麦 冬

中药名 麦冬。

地方名 麦冬、麦门冬（通称），韭菜麦冬（开化），大叶麦冬（东阳、衢县、常山），金锁匙（兰溪）。

形态特征 多年生常绿草本，与沿阶草外形很相似。地下须根顶端或部分亦膨大成块状。但叶片较宽，线形或线状披针形，长0.5—1尺，阔0.7—2分，总状花序直立，长过于叶，可与沿阶草区别。（图304）

生长环境及采集期 与沿阶草同。

性味 甘微苦、微寒。

功能 清心润肺，化痰止咳，养胃生津。

应用 耳鸣，耳聋，肺痨咯血，心烦口渴，热病伤津，大便秘结，失眠，口腔炎。

用量 一至三钱。

708

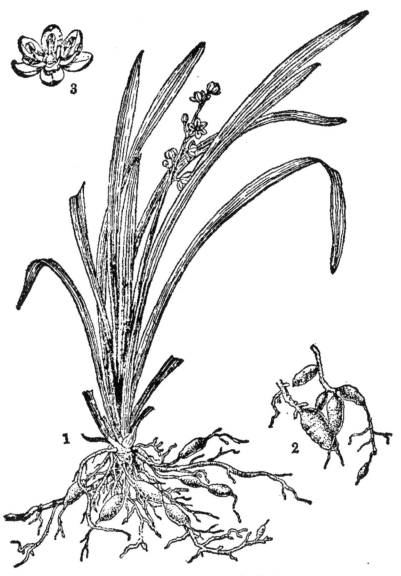

图304 麦冬（百合科）
Liriope spicata Lour.
1.全株；2.块根；3.花。

709

1949

新　中　国
地方中草药
文　献　研　究
(1949—1979年)

1979

七叶一枝花

中药名　重楼(根)。

地方名　七叶一枝花(通称)，金盘托荔枝（开化）。

形态特征　多年生草本,高1.5—3尺。根茎黄褐色,肥厚,有不规则的环形结节，节上生根。茎单生,光滑无节。上部轮生 5 — 8 片叶,长椭圆形或广拔针形。春季茎顶单生黄绿色花。蒴果浆果状,红紫色。（图305 ）

生长环境及采集期　喜阴性，多生于阴湿肥沃的山坡林下或溪边阴湿处。秋冬采根茎入药较好。

性味　苦、微寒。有毒。

功能　清热息风,消肿散结,解蛇毒。

应用　高热惊风,蛇虫咬伤,指头炎,骨髓炎,痈肿疔毒,痢疾,肠炎,颈淋巴结结核,中暑腹痛，中耳炎。

用量　吞服量五分至一钱。

710

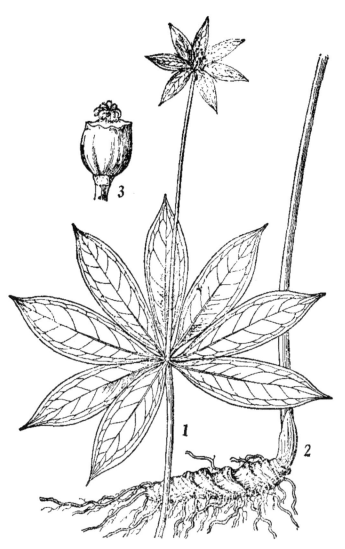

图305　七叶一枝花（百合科）
Paris polyphylla Smith
1.着花的植株的上部；2.植株的下部
及根茎；3.幼果。

711

1949
新 中 国
地方中草药
文 献 研 究
(1949—1979年)
1979

多花黄精（黄精）

中药名 黄精。

地方名 黄精（常山），九蒸九晒（义乌），野生姜（东阳），九蒸头（衢县），九蒸（江山），山生姜（永康）。

形态特征 多年生草本，高 1 — 2 尺。根茎横走，肥大，多肉，呈不规则圆柱形。茎向一边倾斜，光滑无毛。叶互生，无柄，椭圆形，有时为长圆状椭圆形或卵椭圆形，弧状脉 5 — 7 条。春季叶腋开 3 — 5 或更多绿白色小花，成伞形花序；花被筒状，长5—6分，总花梗长 6 分。果为浆果。近似种长叶黄精，叶披针形或长圆状椭圆形，叶脉 3 — 5 条；另外一种玉竹，植株较细柔，根茎较细，圆柱形，叶背粉绿色，花1—2朵，可以相区别。（图306）

生长环境及采集期 生于山坡林缘、灌木丛中的半阴处。夏秋采根茎。

性味 甘、平。

功能 滋润心肺，生津养胃，补精益髓。

应用 热病伤津，心烦口渴，肺痨咳嗽，支气管炎。

用量 三至五钱。

712

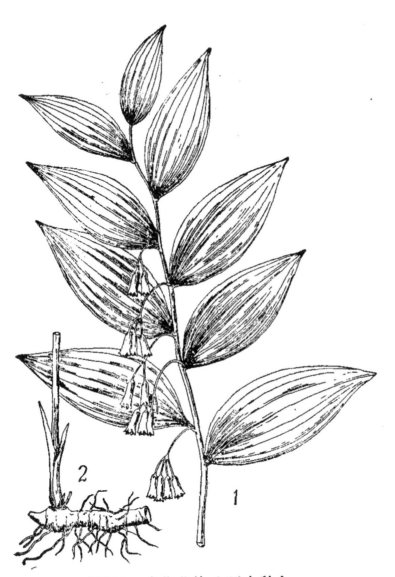

图306 多花黄精（百合科）
Polygonatum multiflorum All.
1.花枝；2.根茎及根。

713

1949

新 中 国
地 方 中 草 药
文 献 研 究
(1949—1979年)

1979

万 年 青

中药名 白重楼（根）。

地方名 万年青（通称）。

形态特征 多年生常绿草本。根茎粗短，有多数细长须根。叶基出，丛生，叶片大，厚革质，披针形，长可达 1 尺，阔1.5—2.5寸，深绿色，有明显的平行脉。夏季，叶丛中抽短粗的穗状花序，上生多数淡绿白色小花。浆果球形，熟时朱红色。（图307）

生长环境及采集期 生于阴湿的林下，常见栽培。常年可采全草及根。

性味 苦微甘、寒。有小毒。

功能 清热解毒，活血止血，强心利尿。

应用 扁桃腺炎，牙痛，黄疸，吐血，鼻出血，疝气，疔疮，深部脓肿，跌打损伤，毒蛇咬伤，狂犬咬伤，心脏病水肿，防治白喉引起的心肌炎。

用量 叶：一钱。根：二至五钱。

714

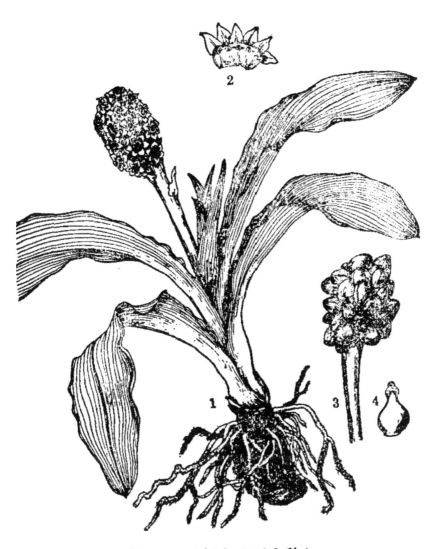

图307　万年青（百合科）
Rohdea japonica (Thunb.) Roth.
1.全株；2.花被展开；3.果序；4.雌蕊。

715

1949

新 中 国
地 方 中 草 药
文 献 研 究
(1949—1979年)

1979

光叶菝葜（土茯苓）

中药名　土茯苓、奇良（根）。

地方名　山奇良（兰溪、东阳、永康、武义），硬饭（开化、常山），连饭（江山），金刚大刺（金华、浦江），金刚刺（浦江），仙遗根（衢县），土茯苓（义乌）。

形态特征　攀援状灌木。根茎坚硬肥厚，扁圆，结节状，褐色。茎细长，光滑无刺，有棕褐色小斑点。叶互生，革质，披针形至长椭圆状披针形，全缘，通常有脉3条，背面常有白粉；托叶变为两条细长卷须。夏季，叶腋开淡黄色花，成短伞形花序。花单性，雌雄异株。浆果球形，蓝黑色。（图308）

生长环境及采集期　生长在山地林阴下。秋末至次春可采根茎。

性味　甘淡、平。

功能　清热解毒，利筋骨。

应用　梅毒，颈淋巴结核，痈肿疔疮，小儿流涎，麻疹后搔痒，汞、银中毒。

用量　五钱至一两。

716

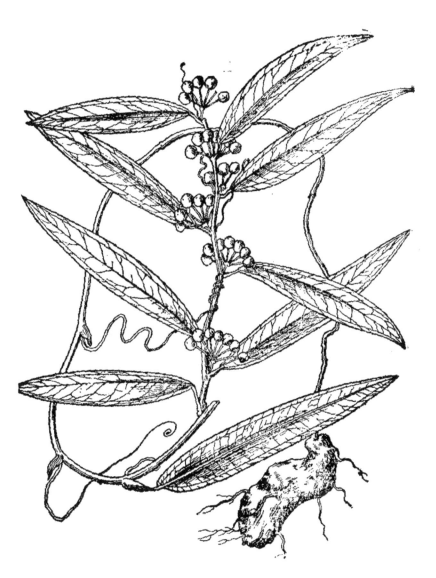

图308　光叶菝葜（百合科）
Smilax glabra Roxb.

717

1949
新 中 国
地 方 中 草 药
文 献 研 究
(1949—1979年)
1979

菝 葜

地方名　金刚刺（通称），磨苋刺（江山）。

形态特征　常绿蔓性灌木。根茎块状，木质坚硬，有不规则突起。叶互生，革质，有光泽，卵形，椭圆形或圆形，全缘，有 3 — 5 条弧状脉；托叶变成二条细长卷须状。春季，叶腋开黄绿色小花，成伞形花序。花单性，雌雄异株。浆果球形，熟时红色。（图309）

生长环境及采集期　生在山野灌木丛中或疏林下。秋末到次春采根茎。

性味　淡、平。

功能　清热，散结，消肿、排脓。

应用　肺痈，蜈蚣咬伤，中耳炎，痢疾，中暑。

用量　一至二两。

718

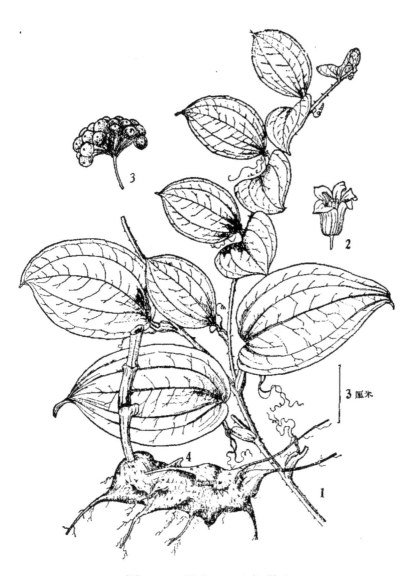

图309 菝葜（百合科）
Smilax china Linn.
1.茎叶；2.花；3.果序；4.根。

719

1949

新 中 国
地 方 中 草 药
文 献 研 究
(1949—1979年)

1979

牛 尾 菜

地方名　牛尾菜(兰溪、衢县)，鲤鱼须(衢县)，千层塔(开化)，山豇豆(武义)。

形态特征　多年生蔓性草本，茎光滑无刺。叶互生，纸质，卵披针形至披针状长椭圆形，有 3 — 5 条脉，叶面皱缩，有明显的细脉；托叶变成卷须状，能缠绕他物。夏季，在叶腋中开淡黄绿色小花，成伞形花序。花单性，雌雄异株。浆果黑色。（图310）

生长环境及采集期　生在山坡林下。夏秋采根茎。

应用　风湿痹痛，白带过多，淋巴结炎。

用量　三至五钱。

720

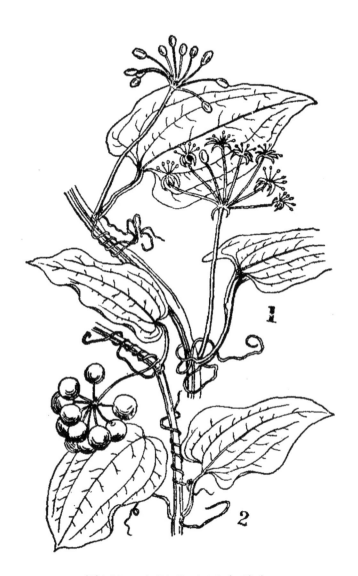

图310　牛尾菜（百合科）
Smilax riparia A. DC.
1.花枝；2.果枝。

1949

新 中 国
地 方 中 草 药
文 献 研 究
(1949—1979年)

1979

天 目 藜 芦

中药名 藜芦。

地方名 七里丹（通称），山棕衣（东阳），千年棕（江山、开化、东阳、武义），棕毛根（衢县），山棕榈（义乌），小棕榈（武义）。

形态特征 多年生草本，高3尺左右。须根细长，肉质。茎上部被短绵毛，基部残留棕毛状叶鞘。基生叶1一4片，叶片大，阔长卵形至椭圆形，有明显的平行脉；茎生叶披针形，至上部缩小呈苞片状。夏末开少数褐绿色小花成顶生圆锥花序。蒴果三角状卵形。（图311）

生长环境及采集期 生于高山林下腐殖质较多的地方。在抽花茎前采根及根茎。

性味 苦辛、寒。有毒。

功能 祛痰，杀虫，镇痛。

应用 风痰喉闭，癫痫，跌打损伤，疖疮，毒蛇咬伤。

用量 须根一至三分。

722

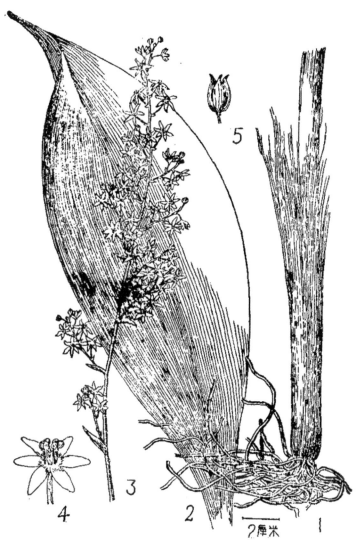

图311 天目藜芦（百合科）
Veratrum schindleri Loesen. f.
1.根及茎的基部；2.叶；3.花序；
4.花；5.果实。

723

1949

新　中　国
地方中草药
文　献　研　究
(1949—1979年)

1979

石　蒜

地方名　三十六桶(通称)。

形态特征　多年生草本,地下有广椭圆形鳞茎,外皮黑褐色。秋季抽花茎,高1尺左右,顶生5—6朵大形鲜红色花,呈伞形,下包有干膜质披针形苞片。花后生线形的叶5—6片,表面深绿色,中脉带白色条纹,至次夏枯萎。果为蒴果。(图312)

生长环境及采集期　生长在山地阴湿处,多在林缘、荒山或路旁。全年可采鳞茎。

性味　苦、温。有小毒。

功能　解毒利尿,催吐祛痰。

应用　为恶心性祛痰药,可作吐根代用品。外治疔疮肿毒。

用量　鲜:五分至一钱。

724

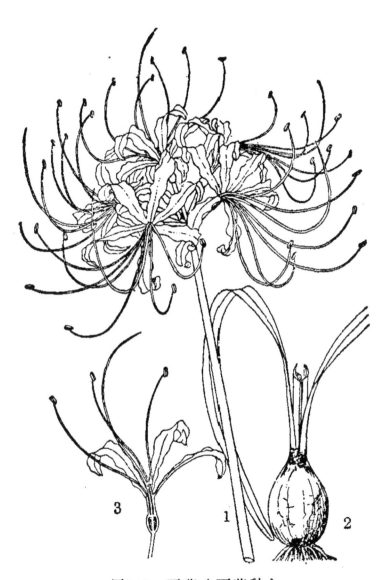

图312 石蒜（石蒜科）
Lycoris radiata (L'Her.) Herb.
1.花茎；2.鳞茎；3.花的纵切面，示胎座。

725

1949
新 中 国
地方中草药
文 献 研 究
(1949—1979年)
1979

黄独（黄药子）

中药名　黄药子。

地方名　金毛狮子(义乌、东阳、武义)，黄毛狮子(金华)，金丝吊蛤蟆(常山、永康)，金丝吊鳖(浦江)，狗卵袋(衢县、开化)，野薯(江山)。

形态特征　多年生草质藤本,块茎球形,径1—3寸,外皮暗黑色,内为黄色，其外密生多数细长须根。叶互生，叶腋常有黄褐色有疣状突起的球形珠芽;叶片呈心状卵形或呈圆心形,有7—9条明显的基出脉,叶柄基部扩大成耳状。秋季,叶腋开黄绿色小花成穗状花序，花单性，雌雄异株。蒴果长矩圆形,三棱有翅。（图313）

生长环境及采集期　山坡路旁、林缘、溪沟边都有生长。秋冬采块茎较好。

性味　苦辛涩、寒。有小毒。

功能　清热解毒,凉血止血。

应用　块茎：肠痈,背痈,肺痈,吐血,鼻出血,咽喉肿痛,甲状腺肿,毒蛇咬伤,下肢溃疡，鞘膜积液。子：百日咳,乳腺炎。

用量　三至五钱。

726

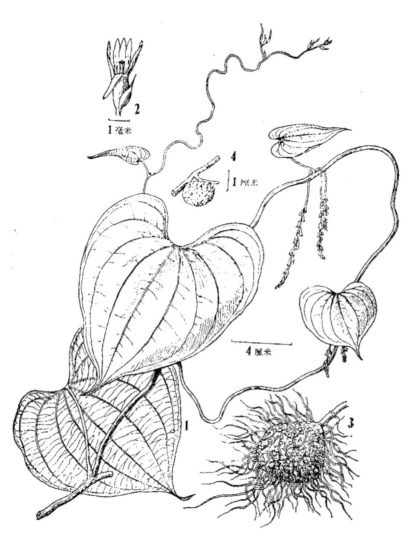

图313 黄独（薯蓣科）
Dioscorea bulbifera Linn.
1.花枝；2.雌花；3.块茎；4.珠芽。

727

1949

新 中 国
地 方 中 草 药
文 献 研 究
(1949—1979年)

1979

野 山 药

中药名 淮山药。

地方名 野番薯（通称），野山药（衢县），铁锹散（义乌）。

形态特征 多年生草质藤本，地下根茎圆柱形，垂直生长，肉质而粘滑。叶对生，有时一部分为互生，长椭圆状三角形，顶端尖，基部心形，叶腋中常生有珠芽。夏季开白色小花成穗状花序，花单生，雌雄异株。蒴果广椭圆形，有三翼，长阔儿相等。（图314）

生长环境及采集期 多生长在向阳山坡或灌木丛中，也常分布沟边及路边。秋采根茎。

性味 甘微涩、平。

功能 健脾止泻，补肺益肾，生津止渴。

应用 劳伤脱力，遗精，白带过多，遗尿，盗汗，慢性肠炎，肺痨咳嗽，蜂窝组织炎。

用量 三钱至一两。

728

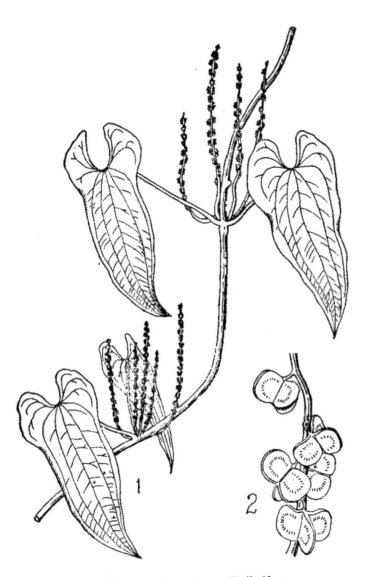

图314 野山药（薯蓣科）
Dioscorea japonica Thunb.
1.雄花枝；2.果枝。

729

1949

新 中 国
地 方 中 草 药
文 献 研 究
(1949—1979年)

1979

射 干

中药名 射干。

地方名 黄蝴蝶花(金华),射干(武义、浦江、东阳),蝴蝶花(兰溪、衢县、永康、义乌),金扁担(开化),铁扁担(常山)。

形态特征 多年生草本,高2—4尺。根茎鲜黄色。叶扁平剑形,在茎上左右排列成二行,基部嵌合抱茎。夏季,茎的上部2—3回叉状分枝,枝端着生数朵桔黄色上有桔红色斑点的花。蒴果三角状倒卵形。(图315)

生长环境及采集期 生长在山坡路旁、溪沟岩石旁,也常见栽培。全年可采根茎,以秋季掘取较好。

性味 苦、寒。有小毒。

功能 清热解毒,降气祛痰,散血消肿。

应用 咽喉肿痛,喘咳,痰涎壅塞,胸胁满闷。外敷:疮毒肿痛,毒蛇咬伤。

用量 一至二钱。

730

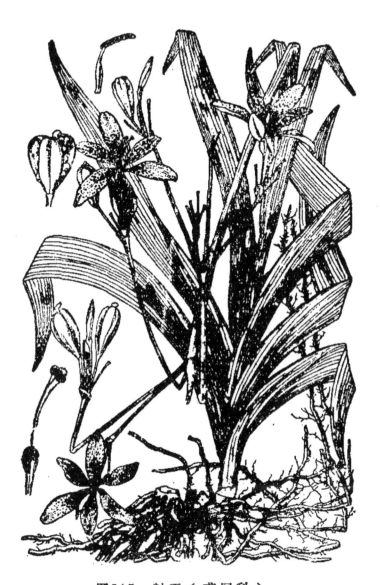

图315 射干（鸢尾科）
Belamcanda chinensis (L.) DC.

731

1949

新　中　国
地方中草药
文　献　研　究
(1949—1979年)

1979

华无柱兰（华雏兰）

地方名　独叶一支枪（衢县、东阳、永康），独叶一枝花（金华、兰溪、开化），独叶金枪（义乌）。

形态特征　多年生小草本，高2—4寸。根茎肉质，纺锤形，上生几条须根。叶1片，近基生，狭长椭圆形，长1—1.7寸，阔3—5分，基部鞘状抱茎。夏天抽花茎上开淡紫色小花，5—12朵成偏向的总状花序。蒴果长椭圆形。（图316）

生长环境及采集期　生长在高山阴湿的岩石上。全年可采根茎。

应用　毒蛇咬伤，无名肿毒。

用量　外用量不拘。

732

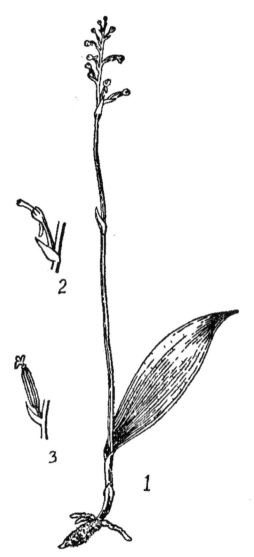

图316 华无柱兰（兰科）
Amitostigma chinense (Rolfe) Schltr.
1.植株全形；2.花；3.果实。

733

1949
新　中　国
地方中草药
文　献　研　究
(1949—1979年)
1979

白　芨

中药名　白芨。

地方名　白芨（通称），金虾蟆（开化），青蛤蟆（衢县），山田鸡（义乌）。

形态特征　多年生草本，高1—2尺。根茎肉质，压扁状卵形或不规则圆筒形，下生须根。叶3—6片，基生，阔披针形，平行脉，有纵向皱折，基部有管状鞘抱茎。夏季叶丛中抽花茎，开红紫色花，成顶生总状花序。蒴果长椭圆形，上有纵棱6条。（图317）

生长环境及采集期　生在荫蔽草丛中或林下湿地。夏秋采根茎。

性味　苦、平。

功能　补肺生肌，化瘀止血。

应用　吐血，咯血，鼻衄，肺结核。外治疔疮，痈肿，烫伤，下肢溃疡。

用量　三至五钱。

734

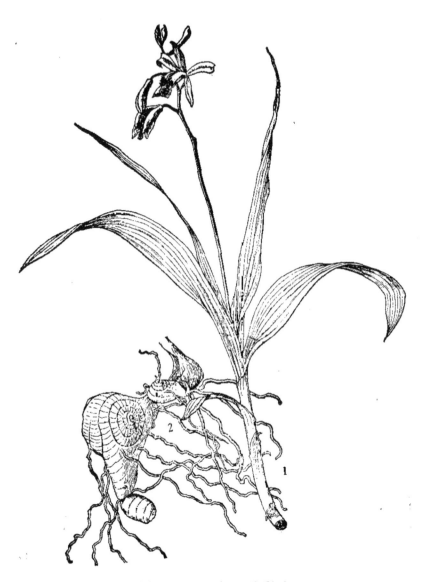

图317　白芨（兰科）
Bletilla striata Reichb. f.
1.植株的上部；2.块茎。

1949

新 中 国
地 方 中 草 药
文 献 研 究
(1949—1979年)

1979

石 豆 兰

地方名　石豆(常山)，岩豆(义乌)，岩珠(武义)，串珠兰(东阳)。

形态特征　多年生常绿小草本。根茎匍匐地面，节上生根及假鳞茎。假鳞茎狭长圆锥形，长3—5分，绿色；顶部生叶1片，叶片狭披针形到线形，长0.5—1寸，顶端钝圆，基部狭窄，全缘；有时叶脱落后仅留下假鳞茎。夏季开淡黄色小花成侧生的伞形花序。近似种麦斛，假鳞茎较小，卵圆形，叶片较肥厚而短，倒卵状椭圆形到卵状长椭圆形，花白色，可以相区别。（图318）

生长环境及采集期　生长在阴湿的悬崖石壁上。常年可采全草。

性味　甘辛、寒。

功能　滋阴降火，清热利湿。

应用　高热惊风，白喉，口腔炎，牙痛，乳痈，背痈，风湿痹痛。

用量　五钱至一两。

736

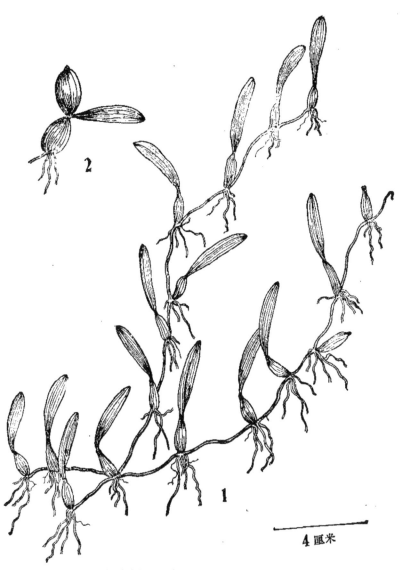

4厘米

图318 石豆兰（兰科）
Bulbophyllum radiatum Lindl.
1.植株全形；2.果实。

737

1949

新 中 国
地 方 中 草 药
文 献 研 究
(1949—1979年)

1979

二色虾脊兰

地方名　山荸荠(衢县)，金头蜈蚣(开化)，山万年(武义)。

形态特征　多年生常绿草本。根茎多节成连珠状，下生多数细长须根。叶 2 — 3 束生，初直立，后稍散开，有柄，叶片椭圆形或广椭圆形，长 4 — 8 寸。先端短尖。春末初夏，叶未充分开放前，叶丛中抽花茎。花黄色、黄褐色或黄白色。原种虾脊兰，叶为倒披针状长椭圆形，花紫褐色带红紫色或白色，可以相区别。（图319）

生长环境及采集期　生长在阴湿而肥沃的山坡林下。全年可采根茎。

应用　白喉，扁桃腺炎。

用量　二至三钱。

738

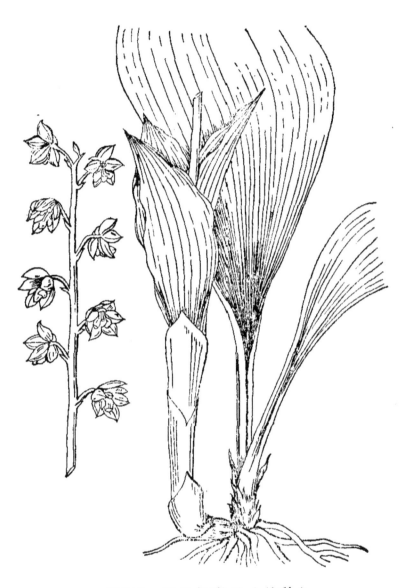

图319　二色虾脊兰（兰科）
Calanthe striata R. Br.

739

1949
新　中　国
地方中草药
文　献　研　究
(1949—1979年)
1979

斑　叶　兰

地方名　小叶青(通称)，小青(金华、浦江)。

形态特征　多年生常绿小草本，高4—6寸。叶近基生，狭卵形或卵形，先端急尖，基部有膜质的鞘包在茎上，全缘，表面暗绿色，有灰白色网状斑纹。秋间茎顶开5—10朵白色或带微红的小花成侧生的总状花序。(图320)

生长环境及采集期　喜生于山地、林下阴湿处及阴湿岩石上。夏秋采全草，一般随采随用。

性味　微苦、寒。

功能　清凉解毒，消炎退肿。

应用　肺病咳嗽，气管炎，吐血，小儿发热，暑热溃疡性口腔炎，痈肿疔毒，毒蛇咬伤。

用量　一至二钱。

740

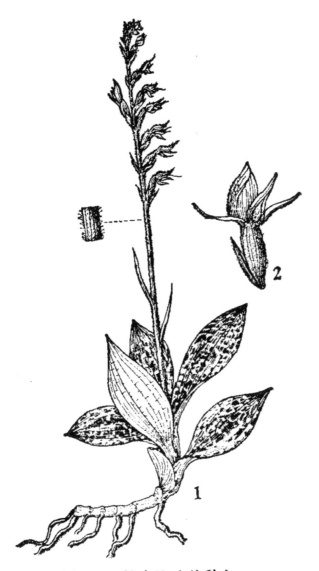

图320　斑叶兰（兰科）
Goodyera schlechtendaliana Reichb. f.
　1.开花的植株全形；2.花放大。

741

1949

新 中 国
地 方 中 草 药
文 献 研 究
(1949—1979年)

1979

蜈 蚣 兰

地方名 石蜈蚣（义乌、东阳、浦江），狗牙半枝（永康），齿牙半枝莲（浦江）。

形态特征 多年生常绿草本。茎细长匍匐，多节而质较硬，分枝少，在分枝上疏生条状气根。叶互生，肉质，成稀疏的二行排列，线状披针形，长 1 — 3 分，具有短的叶鞘与茎合生。初夏开淡红色小形花。蒴果长倒卵形。（图321）

生长环境及采集期 生长在岩石上或树皮上。常年可采全草。

性味 寒。

功能 清凉解毒。

应用 口腔炎。

用量 五分至一钱。

742

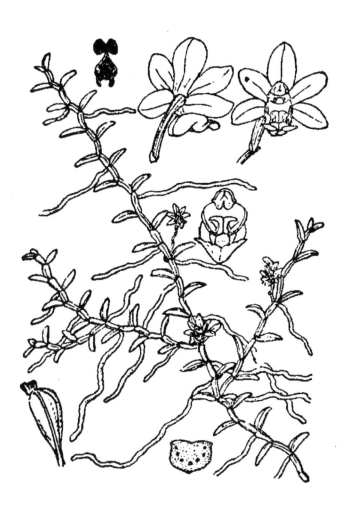

图321　蜈蚣兰（兰科）

Sarcanthus scolopendrifolius Makino

1949

新　中　国
地 方 中 草 药
文　献　研　究
(1949—1979年)

1979

春　兰

地方名　九头兰、兰花（通称）。

形态特征　常绿多年生草本，地下有丛生的短根茎及白色肉质条状的须根。叶丛生，深绿色，质硬，线形，边缘有微齿，基部急狭成短鞘。早春，叶丛中抽花茎，顶生一朵黄绿色的花，花有清香。（图322）

生长环境及采集期　生于阴湿林下，常见栽培。全年采根。

应用　外伤接骨。

用量　一至三钱。

744

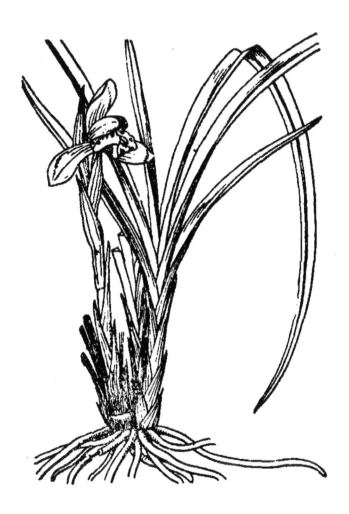

图322　春兰（兰科）
Cymbidium virescens Lindl.

745

1949
新　中　国
地 方 中 草 药
文 献 研 究
(1949—1979年)
1979

附录一　植物形态名词简释

乔木：有明显主干的高大直立树木。如松树、枇杷。

灌木：常从茎基部分枝，成为无明显主干的小树木。如山栀、木芙蓉、茶树。

亚灌木：茎的下部为木质，多年生。茎的上部为草质，冬季枯死。如茵陈蒿、蒴藋。

草本：茎柔软多汁，含木质少的植物。按其寿命长短可分为：

一年生草本：一年内生长，开花，结实，植株死亡。如丝瓜。

二年生草本：第一年生长茎、叶，越冬后再开花、结实，并死亡的草本植物。如萝卜、牛蒡。

多年生草本：植株多年生或地上部分当年死亡，留下地下部分，渡过冬季后再萌生新枝叶。如麦冬、七叶一枝花、一枝黄花。

746

藤本：茎不能直立，常缠绕或以特殊附属器（如卷须等），攀援其他物体上。按其质地可分为：

木质藤本：如葡萄、猕猴桃。

草质藤本：如何首乌、乌蔹莓。

蔓性灌木：灌木上部的枝梢带蔓性。如枸杞、五加。

须根：主根不明显，茎基向下生多数粗细几相等的根，成须状。如野燕麦、水稻。

块根：根或根尖膨大成块，以贮藏养分。如百部、麦冬。

匍匐茎：茎平卧地上，节处向下生根，向上萌发新株。如匍伏堇、蛇莓。

根茎：茎横行于地下，形似根，但有节和芽可与根相区别。如白茅、藕。

块茎：地下茎肥大成块，其上有芽，有节。如香附子、黄独。

球茎：地下茎肥大成球状，有轮状的节，节上有芽及鳞叶，其下有根。如荸荠、芋艿、半夏。

鳞茎：地下茎外包肉质的鳞叶。如百合、浙贝。

叶状茎：茎变态成扁平绿色叶状。如天门冬、紫背浮萍。

托叶：在叶柄基部的一对叶状附属物，有的亦可变成刺或卷须（如拔葜），有的形成膜质鞘状的

1949

新 中 国
地 方 中 草 药
文 献 研 究
(1949—1979年)

1979

托叶鞘如何首乌、水蓼。

叶鞘：叶的基部扩大包于茎成鞘状。如芹菜、小茴香。

基出叶：茎极度缩短，叶自地面附近丛生。如蒲公英。

单叶：一个叶柄上只有一片叶，叶腋间有芽。如大青。

复叶：一个叶柄上生多数小叶，小叶腋间无芽。复叶因排列方式不同可分为：

  1.羽状复叶：小叶排于总叶柄（叶轴）的左右成羽状。

    奇数羽状复叶：小叶成单数，5、7、9……片。如黄檀、野蔷薇。

    偶数羽状复叶：小叶排成羽状，顶小叶缺，小叶片成偶数4、6、8……片。如锦鸡儿。

    二回羽状复叶：总叶柄分枝一次，小叶着生在分枝上。如云实、合欢。

    三回羽状复叶：总叶柄分枝二次，小叶着生在第二次分枝上。如南天竺。

  2.掌状复叶：自叶柄顶端同一点着生5—7片小叶，成掌状。如木通。

  3.三出复叶：叶柄上着生三片小叶。如酢浆

748

草。

两性花：一花中有雄蕊也有雌蕊。如桃花、油菜花。

单性花：一花内仅有雄蕊为雄花,仅有雌蕊为雌花。如南瓜。

雌雄同株：雄花和雌花同生于一植株上。如板栗、丝瓜。

雌雄异株：雄花和雌花不在一植株上。如银杏、杨梅。

花序：花在总花柄(花轴)上的排列次序。分为：

1. 总状花序：花轴上着生多数花柄等长的花,开花次序由下而上。如荠菜。

2. 穗状花序：花轴上着生多数无柄的小花。如车前。

3. 肉穗花序：穗状花序的花轴肥厚肉质。如半夏。

4. 柔荑花序：花轴上着生多数无柄单性的小花,花序常下垂,整个花序一起脱落。如柳树。

5. 圆锥花序：为复式的总状花序。如南天竺。

6. 伞房花序：总状花序的花轴稍缩短,小花排成平头状,下部花柄长,向上花柄渐缩短。如野山楂。

1949

新　中　国
地方中草药
文　献　研　究
(1949—1979年)

1979

7.伞形花序：花轴顶端生出花柄等长的多数小花。如五加、中华常春藤。

8.头状花序：多数无柄小花生于花轴顶端成球形。如水杨梅。或小花着生于扁平肥大的花轴上。如向日葵。

9.隐头花序：小花着生于肉质且凹陷成瓶状的花轴之内。如薜荔。

10.聚伞花序：花轴顶端的小花先开放，两侧或外方的花后开，如卷耳、卫矛。

苞片：长在总花柄或花柄上的叶。

总苞：在花序基部集生或单生的苞片。

750

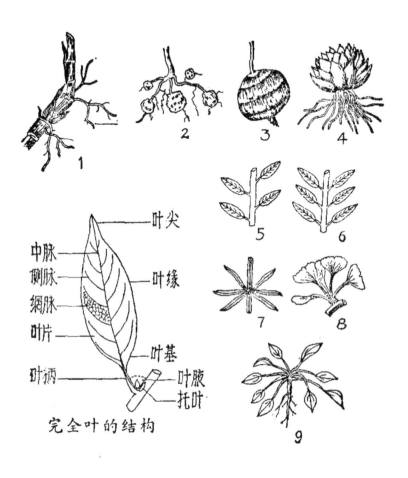

完全叶的结构

地下茎：1.根茎；2.块茎；3.球茎；4.鳞茎。

叶　序：5.互生；6.对生；7.轮生；8.丛生；9.基出
　　　　叶。

751

1949

新 中 国
地 方 中 草 药
文 献 研 究
(1949—1979年)

1979

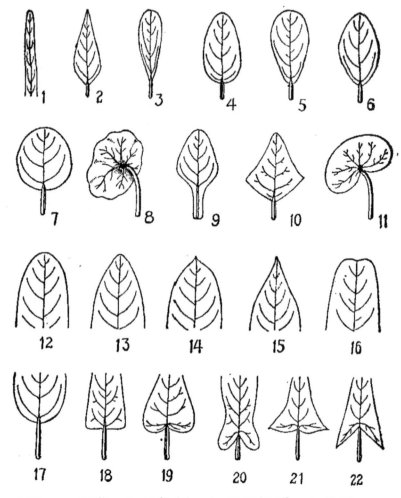

叶形：1.线形；2.披针形；3.倒披针形；4.卵形；
5.倒卵形；6.椭 圆 形；7.圆 形；8.盾形；
9.匙形；10.菱形；11.肾形。

叶尖：12.圆；13.钝；14.急尖；15.渐尖；16.微凹。

叶基：17.圆形；18.截 形；19.心形；20.耳形；
21.戟形；22.箭形。

752

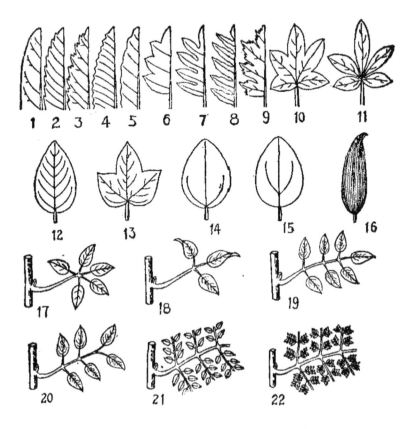

叶缘：1.全缘；2.锯齿；3.重锯齿；4.齿牙；5.波状；
　　　6.羽状浅裂；7.羽状深裂；8.羽状全裂；9.缺
　　　刻；10.掌状深裂；11.掌状全裂。

叶脉：12.羽状脉；13.掌状脉；14.基三出脉；15.亚
　　　基三出脉；16.平行脉。

复叶类型：17.掌状复叶；18.三出复叶；19.奇数羽
　　　状复叶；20.偶数羽状复叶；21.二回羽状复
　　　叶；22.三回羽状复叶。

753

1949

新 中 国
地 方 中 草 药
文 献 研 究
(1949—1979年)

1979

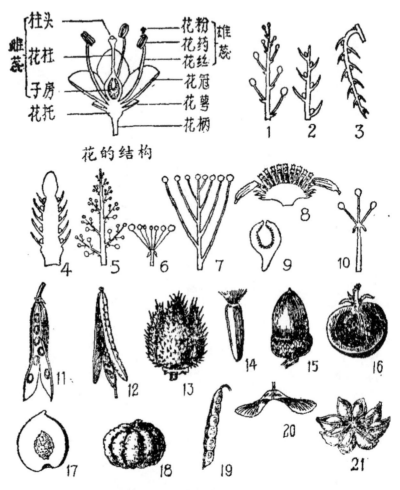

花的结构

花序：1.总状花序；2.穗状花序；3.柔荑花序；4.肉穗花序；5.圆锥花序；6.伞形花序；7.伞房花序；8.头状花序；9.隐头花序；10.聚伞花序；

果实：11.荚果；12.角果；13.蒴果；14.瘦果；15.坚果；16.浆果；17.核果；18.瓠果；19.节荚；20.翅果；21.蓇葖果。

754